|任应秋医学丛书|

伤寒论语译

任应秋 著

刘晓峰 整理

任廷革 张帆 孙燕 协编

中国中医药出版社
·北京·

图书在版编目（CIP）数据

伤寒论语译 / 任应秋著；刘晓峰整理 .—北京：中国中医药出版社，2019.5（2023.3重印）

（任应秋医学丛书）

ISBN 978 – 7 – 5132 – 5474 – 8

Ⅰ . ①伤⋯　　Ⅱ . ①任⋯　②刘⋯　　Ⅲ . ①《伤寒论》—译文

Ⅳ . ① R222.22

中国版本图书馆 CIP 数据核字（2019）第 025475 号

中国中医药出版社出版

北京经济技术开发区科创十三街 31 号院二区 8 号楼

邮政编码　100176

传真　010-64405721

唐山市润丰印务有限公司印刷

各地新华书店经销

开本 850 × 1168　1/32　印张 14.5　字数 320 千字

2019 年 5 月第 1 版　2023 年 3 月第 2 次印刷

书号　ISBN 978 – 7 – 5132 – 5474 – 8

定价　68.00 元

网址　www.cptcm.com

服 务 热 线　010-64405510

购 书 热 线　010-89535836

维 权 打 假　010-64405753

微信服务号　zgzyycbs

微商城网址　https://kdt.im/LIdUGr

官 方 微 博　http://e.weibo.com/cptcm

天猫旗舰店网址　https://zgzyycbs.tmall.com

如有印装质量问题请与本社出版部联系（010-64405510）

内 容 提 要

　　《伤寒论》是中医诊疗方面的一部经典著作，内容丰富，文义含蓄深奥，初学者往往感觉不容易习读。为此，任应秋在20世纪50年代编著了《伤寒论语译》，于1957年由上海科学技术出版社出版。作者以明赵开美复刻、宋林亿校本作蓝本，去其重复，正其错简，分篇分条进行讲解，同时提供了相关的参考文献，因此每条分作"校勘""音义""句释""串解""语译""释方"等项内容。在每一段落后，作者将该篇的内容重行组织，附以"表解"，使读者更易了解该段落的知识结构。历来《伤寒论》注家虽多，在20世纪50年代，用现代汉语翻译尚属新创，也是本书的重要特点之一，任应秋把条文的含义，用现代语言的方式，做了深入浅出的讲解，大大减轻了学习者阅读的负担，为学习中医经典提供了有效的参考。此次整理，立足于不改变作者的原意，而就文字、标点、行文、引文、体例等方面进行了规范处理。尤其是在"引文"方面，原作者引用的文献版本不详，因此以现可查阅到的文献为准进行了校对。

本书适合各中医院校师生、中医爱好者阅读参考。

　　任应秋 (1914—1984) 是著名的中医学家和中医教育家，一生论著等身，其学术研究涉及医史、文献、方药、医古文、中医基础理论、中医各家学说等诸多领域，特别是在《黄帝内经》《伤寒论》《金匮要略》等经典著作的研究方面，不论是研究方法，还是研究成果，对业界的影响都是历史性的。2015 年 1 月，《任应秋医学全集》在中国中医药出版社出版，2017 年此书获得第四届中国出版政府奖。《任应秋医学全集》全面展示了任应秋先生的学术思想、治学的方法和成果，但因价格较高、部头较大，普通读者不易购买阅读，为了弘扬优秀的中医文化，传承中医，满足广大普通读者的需求，现将任应秋先生的著作重新进行整理分类，陆续出版单行本。单行本之前均加了简单的整理说明，内容基本保持原貌，总名为《任应秋医学丛书》。

整理者

2019 年 1 月

学习中医学，尤其是系统地学习中医学，《伤寒论》是必读的典籍，大多数人都有此主张。理由：一是，《伤寒论》最有系统，便于学习；二是，《伤寒论》最实用，有理论，有实践经验；三是，学通了《伤寒论》，溯由而上，进一步可以再读《内经》，如要旁窥博览，亦易于理解唐宋以后的各家学说。因此，学好《伤寒论》，是为学习中医学打下基础，无论做研究整理工作，或者做临床工作，胸中有一部《伤寒论》，便绰绰然有余裕了。

但是，学习《伤寒论》究不能说完全没有困难。宋元以后注解《伤寒论》的二百余家，究竟选择谁的注本较好呢？我的意见是：读林校单论本最好（即宋林亿等校订的，一般称作"白文"本），因为从宋文宪承丹溪绪论起，硬说《伤寒论》已非仲景真本，以后方中行、喻嘉言等便各自删改，程应旄、柯韵伯更是改得厉害，这样东删西改以后，是否就改出了仲景的真面目来呢？可能是问题更多，距离愈远了，倒不如林校的单论本还可靠些。如第 141 条："寒实结胸，无热证者，与三物小陷胸汤，白散亦可服。"柯韵伯说："黄连、巴豆，寒热天渊"，便把条文改成"寒实结胸，无热证，与三白小陷胸汤，为散亦可服。"他却没有看到林校单论本有"一云与三物小白散"八字，是《伤寒论》原本如此。《千金翼方》第九卷云："寒实结胸无热证者，与三物小白散"，方药即为桔梗、巴豆、贝母三味。《伤寒论》之所以如此，是由于钞胥者在"三物小"下误写了"陷胸汤"三字，"白散"下又臆增了"亦可服"三字。方治相反，糅在一证，成无己还是因循了这个错误，没有多检异本勘校，也没有参证《千金翼方》，所以便引起柯韵伯的疑窦了。总之，林亿等校雠的《伤寒论》，好比徐鼎臣校雠的《说文解字》，文简质朴，绝非泛泛，遍读诸家本以后，才知道林校的精审。

自然，选择几家注本来读，也有助于学习的领会。我认为柯韵伯的《伤寒论翼》十四篇，疏发大义，确可以解决在学习《伤寒论》中所遇到的许多困难，无怪叶桂亦不能不点头说："予深得其味"了。至于他的《论注》，点窜得厉害，可谓功不补过。章炳麟曾说："柯氏之于《伤寒论》，犹近代段氏之于《说文解字》也，聪明特达，于作者真为素臣，而妄改亦滋多矣。"因此，我们选读《来苏集》，应取他的《论翼》，不取他的《论注》。至于张志聪、黄坤载、陈念祖之流，自然是依据旧编，未曾变改。但黄氏偏主辛热，刚愎自用，所造天魂、地魄、黄芽等方，只是怪诞有加，没有什么取义。张氏、陈氏又惯谈标本胜复，满纸空言，不着实际，其文则是，其义多乖。陈氏到了晚年，再作"串解"，虽然有很大的进步，词语也渐臻于精审，但与柯氏的《论翼》较，仍不及多多。我浏览过许多家注本，改编的，固满足不了我们的要求，仍旧的，亦瑕疵很多，求得一种合乎理想的注本，真是曳曳乎其难。不得已，唯有尤在泾的《伤寒贯珠集》，他以为"大论"的条例隐奥，很难寻绎，便自为类次，但他绝不说仲景的原本就是这样。所注的亦义精文洁，很少枝叶浮辞，较喻、柯、张、陈诸注，实过之无不及，虽不尽如理想，却是一种较好的参考读物。近人注解《伤寒论》的也不在少数，唯陆渊雷的《伤寒论今释》，多用现代医学浅显理论来解释论中所举的证治，颇有帮助对内容的理解，引用各家的"注解"和"病案"也较多，在学习中可以进行比较、分析和归纳，而易于深入，所以亦算是学习《伤寒论》较好的一本参考书。

这本书，是我学习《伤寒论》的笔记，基本是以林校本为蓝本，不敢稍加窜改，选用诸家注义，总求其平易通达，而合乎临床实际者用之，文质如何，究竟不是我选择的目标。我学习《伤寒论》的方法，是从基础起步的，所以我极珍重异本。先从事校勘，使大家都能够通过各种异本的比较来阅读条文，解决问题；渐次而音义，而句释，而串解，而用现代语翻译出来，达到对每一条文的初步理解；每篇又略为分段，并加以表解，把各个不同性质的条文都联系起来，更易于对《伤寒论》做全面的体会。存心虽如此，学力究有限，是乎否乎，终不敢必，还是盼望大家对我提出批评吧！

任应秋

一九五六年一月八日

于重庆

时山城大雪未已

一、本书旨在平易通达，使大家易学易懂，打下学习《伤寒论》的初步基础，便于逐步深入。

二、本书以明赵开美复刻宋林亿等校雠的单论本为蓝本，去掉了"辨脉法""平脉法""伤寒例""辨痓湿暍病脉证""辨不可发汗病脉证并治""辨可发汗病脉证并治""辨发汗后病脉证并治""辨不可吐""辨可吐""辨不可下病脉证并治""辨可下病脉证并治""辨发汗吐下后病脉证并治"等十二篇，因为"辨脉""平脉"两篇，辞句既多不类"太阳"等篇文字，义理亦概为凿空臆说。"痓湿暍"篇，已收入《金匮要略》了，"不可发汗"以下八篇的内容，无非是"太阳"等篇的重复罢了。

三、全书三百九十八条，均按次第编号，前后引用时，亦迳指号码数字，便于检阅。

四、就每篇各条文性质的同异，分作若干段，便于学习时的分类理解，又容易联系，但只是在分段的

I

地方加以一、二、三等番号数字，并不直称作"章"或"节"，以免硬性地割裂，也就是说，这样分段，并不是绝对的。

五、每条分作"校勘""音义""句释""串解""语译"等各项，分别解释。

六、校勘，系以《金匮玉函经》《金匮要略》《注解伤寒论》《千金要方》《千金翼方》《外台秘要》《仲景全书》等别本为依据，各家注本概不引用。

七、串解，主要是选择引用各注家的精义，必要时亦把我自己学习的体会做补充说明，没有必要时，便不另作补充语。

八、所引各注家均直指其名，惟省略了他的著作名称，如成无己为《注解伤寒论》，王宇泰为《伤寒准绳》，方有执为《伤寒论条辨》，喻嘉言为《尚论篇》，徐彬为《伤寒原方发明》，程应旄为《伤寒论后条辨》，钱潢为《伤寒溯源集》，柯韵伯为《伤寒论注》，周扬俊为《伤寒论三注》，张璐为《伤寒缵论》，尤在泾为《伤寒贯珠集》，张志聪为《伤寒论集注》，张锡驹为《伤寒论直解》，魏荔彤为《伤寒论本义》，汪琥为《伤寒论辨证广注》，吴仪洛为《伤寒分经》，舒驰远为《伤寒集注》，陆渊雷为《伤寒论今释》，祝味菊为《伤寒新义》，惟《医宗金鉴》是多人编辑的，便迳用书名，不用人名。如沈明宗、程知等，则系据《医宗金鉴》所引。

九、用现代语翻译条文，是本书的创作，亦是初步试尝，旨在把条文的意义，用通俗的语言表达出来，借以加速读者对条文的领悟。

十、各段后都有"表解"，把这一段总的内容组织起来，并予以简化，使读者更容易了解和掌握。这样做，可能各表之间有些矛盾、有些重复，或者在一个"表"里面表达某一证治的精神不能具体，这是在所难免的。因此，一个"表"的内容只限于这一段的范围，不能以通盘的内容来衡量。

　　十一、本书各方的煮服法中"右几味"的"右"字，因限于横排版，均改为"上"字，不是存意改篡古书，附此说明。

论曰：余每览越人入虢之诊，望齐侯之色，未尝不慨然叹其才秀也。怪当今居世之士，曾不留神医药，精究方术，上以疗君亲之疾，下以救贫贱之厄，中以保身长全，以养其生，但竞逐荣势，企踵权豪，孜孜汲汲，惟名利是务，崇饰其末，忽弃其本，华其外而悴其内，皮之不存，毛将安附焉？卒然遭邪风之气，婴非常之疾，患及祸至，而方震栗，降志屈节，钦望巫祝，告穷归天，束手受败，赍百年之寿命，持至贵之重器，委付凡医，恣其所措。咄嗟呜呼！厥身已毙，神明消灭，变为异物；幽潜重泉，徒为啼泣。痛夫！举世昏迷，莫能觉悟，不惜其命，若是轻生，彼何荣势之云哉！而进不能爱人知人，退不能爱身知己，遇灾值祸，身居厄地；蒙蒙昧昧，蠢若游魂。哀乎！趋世之士，驰竞浮华，不固根本，忘躯徇物，危若冰谷，至于是也。

余宗族素多，向余二百，建安纪年以来，犹未十稔，其死亡者，三分有二，伤寒十居其七。感往昔之沦丧，伤横夭之莫救。乃勤求古训，博采众方，撰用《素问》《九卷》《八十一难》《阴阳大论》《胎胪》《药录》并平脉辨证，为《伤寒杂病论》合十六卷。虽未能尽愈诸病，庶可以见病知源，若能寻余所集，思过半矣。

夫天布五行，以运万类；人禀五常，以有五脏；经络府俞，阴阳会通；玄冥幽微，变化难极。自非才高识妙，岂能探其理致哉！上古有神农、黄帝、岐伯、伯高、雷公、少俞、少师、仲文，中世有长桑、扁鹊，汉有公乘阳庆及仓公，下此以往，未之闻也。

观今之医，不念思求经旨，以演其所知，各承家技，终始顺旧；省疾问病，务在口给；相对斯须，便处汤药；按寸不及尺，握手不及足，人迎趺阳，三部不参；动数发息，不满五十，短期未知决诊，九候曾无仿佛；明堂阙庭，尽不见察，所谓窥管而已。夫欲视死别生，实为难矣。孔子云，生而知之者上，学则亚之，多闻博识，知之次也。余宿尚方术，请事斯语。

【语译】我每每读《史记·扁鹊仓公列传》，见到秦越人诊疗虢太子和判断齐桓侯疾病的故事，不由我不赞赏他才学的优秀啊！可是现在的士大夫们，都不重视医药卫生这门科学，来解决各界人士的疾苦，保持大众的健康，只是奔走权贵，一心一意地向上爬，贪图名利地位。像这样舍本逐末，讲究虚荣，不重实际的行为，正如虢射所说的话一样，"皮肤都不存在，毛发从哪里生长呢"？直到遭受了疾病，才心里作慌，束手无策，甚至请教巫神，祷告上帝，把人生最可宝贵的生命，和最有希望的前途，断送在庸医手里。唉！一个人没有了生命，就和泥土木石一般，纵然还有灵魂，亦只能在地下感伤哭泣一番就算了。最可痛惜的是，一般争名夺利的人，偏抵死执迷不悟；我不理解的是，连生命都没有了，荣利还有什么用呢！完全没有体会到人生在世，既不能做些有益人类的事，又不能把自己的身体搞得很好，随时都要遭受灾害的威胁，这样蒙蒙昧昧地活着，好比行尸游魂似的，哪里有人生真趣呢？像这样，趋炎附势，讲求虚荣，不重实际，连最宝贵的性命都不加以爱惜的人，真是糊涂极了！

在我们宗族间，向来有两百多户，但从建安元年（公元196年）到现在，不满十年，竟死亡了三分之二，害"伤寒病"死的约占十分之七，死亡率这样高，我内心里感到无限的悲伤，于是才发奋钻研医术，搜集经验良方，学习了《素问》《九卷》《难经》《阴阳大论》《胎胪》《药录》这几部经典著作，并通过我历年来平脉辨证的临床经验，著成《伤寒杂病论》十六卷。读了这部书，虽不能说所有疾病都可以治疗了，但对辨识病原和确定治疗方案，却会有大半的把握了。

自然界的种种现象，总是由五种元素的变化而产生的，人体内脏腑、经络的生理机能，也和这五种元素的变化息息相关。这样，人体与自然界相互关联、相互依存，时时刻刻都在演变和发展着，这其中的道理是很复杂和细微的，没有很好的学养功夫，是很难懂得的。如上古时的神农、黄帝、岐伯、伯高、雷公、少俞、少师、仲文，中世纪的长桑君、扁鹊，汉代的公乘阳庆和仓公等，都有很好的学问，但从仓公以后，便没有听到有很好学问的人了。

我看时下的医生们，都不曾研究典籍，局限于一家之言，而且思想非常保守，诊断时仅凭病人主诉，便马马虎虎地处方下药，不仅头（人迎）、手（寸口）、足（跌阳）三部脉法不讲究，就是诊察寸口的脉搏，也没有候到五十动，这样短暂的时间，不仅三部九候只在依稀仿佛之间，连鼻准（明堂）、眉间（阙）、颜部（庭）等的色诊，又何尝弄清楚了呢？知识这样简陋，诊断又如此荒疏，哪里会有起死回生的疗效来？孔仲尼说：生来就很聪明固然顶好，其次就要靠努力钻研，就是能广见多闻，也算不错。我生性并不聪明，但经过不断地勤苦学习，还是具备了一定的医药知识，请大家在这些方面多留意吧！

目录

辨太阳病脉证并治上

机体开始抵抗疾病的初期，便叫作"太阳"。"太"与"大"同义（见《礼记·文王世子》），作"初"字解。《释名》云："阳，扬也。气在外发扬也。"是"阳"字的本义便有"亢奋"的意思。所以机体亢奋反映出的初期抵抗疾病的证候群，便是"太阳病"。仲景临床最注重辨识每一疾病的病变、脉搏、治疗等这不可分割的整个体系，因而在他的著作里，每篇的开端，都以"辨病脉证并治"作题目。疾病在"太阳期"的变化很大，讨论的内容当然多，所以把它分作上、中、下三篇来叙述。这是上篇。——从第1条至第30条。

一、第1至11条

第1至11条，辨论太阳病的纲领和认识寒热证候的概要。

原文1

太阳之为病，脉浮，头项强痛而恶寒。

【音义】强，疆上声。恶，乌去声。以下恶风、恶寒字均同。

【句释】"脉浮"，脉管充血，轻按即觉察到脉搏的波动，便是浮脉。"头项强痛"，头部和项部运动不自然，强直而痛，是由于充血刺激中枢神经的反射性感觉。"恶寒"，一般叫作"作惊寒"，为

1

兴奋性冲动，经血管运动神经，传递给皮肤血管壁，引起血管腔狭窄缺血而造成，常为发热初期的感觉，所以下面第 3 条说："或已发热，或未发热，必恶寒。"

【串解】柯韵伯说："太阳主表，故表症表脉，独太阳得其全，如脉浮为在表……头项主一身之表……恶寒为病在表……后凡言太阳病者，必据此条脉症。"即是说机体在抗病的初期（太阳），首先唤起循环系统兴奋性的冲动（主表），如脉浮，头项强痛等，无一不由血循环的兴奋性（表症表脉）而来，甚且在发热的初期（病在表），常常会发生恶寒的感觉。所以陆渊雷说："恶寒既常与发热同时发作，且伤寒以发热为主证，则知经文恶寒二字，即含发热在内。"

【语译】疾病之所以叫作"太阳"，是包括临床时诊察得"浮"性的脉搏，同时患者主诉有头痛、项强、恶寒等症状而言。

原文 2

太阳病，发热，汗出，恶风，脉缓者，名为中风。

【校勘】《玉函经》《千金翼方》："汗出"下有"而"字；"脉缓者"句作"其脉缓"；"为中风"句上没有"名"字。

【音义】中，读如"仲"，以下中风、中寒等字均同，喻嘉言云："中字与伤字无别。"

【句释】"发热"，是体温调节有障碍，热产生比热放散占优势，所导致的体温升高。"汗出"，即是热升高后，汗腺扩张，不断地排汗。"恶风"的道理与"恶寒"同。"脉缓"，是脉搏浮缓，即脉搏宽缓有神，为血管扩张，体温在持续放散，尚未至于高度充血的现象。"中风"，并不是脑卒中，就是一般所谓的"伤风"。

【串解】太阳病有"中风""伤寒"两大类型，凡太阳病而有发热、汗出、恶风、脉缓等症象的，便叫作"中风"。柯韵伯说："阳浮故热自发，阴弱故汗自出，中风恶风，类相感也。风性散漫，脉应其象，故浮而缓，若太阳初受病，便见如此脉症，即可定其名为中风。"这些症状之所以要叫作"风"，就是古人见到风是流动的（风性散漫），如比附到病人的出汗、脉缓，也正如风的流动一般而来。

【语译】患"太阳病"，而有发热、出汗、恶风等症状，诊察他的脉搏，又呈浮缓表现时，这便是中风（伤风）的证候。

原文3

太阳病，或已发热，或未发热，必恶寒、体痛，呕逆，脉阴阳俱紧者，名为伤寒。

【校勘】成无己本："逆"作"噫"；"名为"作"名曰"。《玉函经》："脉"字上有"其"字；"俱紧"下无"者"字；"为伤寒"上无"名"字。

【句释】"体痛"，为汗腺闭止，发热汗不出，末梢神经受到酸刺激的反应。"脉阴阳俱紧"，柯韵伯云："阴阳指浮沉而言，不专指尺寸也。"即是说无论用轻重手法诊察脉搏，脉管壁都有紧张的现象，仍为浅层血管收缩的结果。"伤寒"，犹言感寒，既不同于书名"伤寒论"代表广泛热性病的伤寒，更不是肠热病的伤寒。

【串解】柯韵伯云："发热之迟速，则其人所禀阳气之多寡，所伤寒邪之浅深，因可知矣。然虽有已发未发之不齐，而恶寒、体痛、呕逆之症，阴阳俱紧之脉先见，即可断为太阳之伤寒，而非中风矣……中风因见风而兼恶寒，伤寒则无风而更恶寒矣。寒邪外束故体痛，寒邪内侵故呕逆，寒则令脉紧。”

因为有这一系列的寒象症状，便可认为是感寒的的证。于此可知伤风、感寒两证的分别，只是机体不同的反应症状，并不是致病因子的有所悬殊。为什么把这些症状叫作"伤寒"呢？古人以"寒"属冬，冬主敛藏，发热、恶寒、无汗、皮肤紧缩，好像冬令的寒冷敛藏一样，所以叫作"伤寒"，这名称仍然是对事物的比附得来的。

【语译】所患的太阳病，姑无论已经发热，或者还没有发热，只要是有恶寒、身体疼痛，甚或呕吐等症状，脉搏亦呈现紧张状态时，这便是伤寒（感寒）的主要证候。

原文4

伤寒一日，太阳受之，脉若静者，为不传；颇欲吐，若躁烦，脉数急者，为传也。

【校勘】成无己本："躁"作"燥"。《玉函经》："躁烦"上，无"若"字；"为传也"句，作"乃为传"。

【音义】颇，略也。若，作"或"字解。数，读如"硕"，以下脉数、小便数等字均同。

【句释】"伤寒"，这是书名"伤寒论"的伤寒，是广义的。"受之"，犹言受病。"脉若静"，即病变较轻，脉搏安静如常，没有变动。"传"，即传变，就是病理的变化。"颇欲吐"，为胃神经受到刺激的反射现象。"躁烦"，是脑神经受刺激所呈显的不安状态。"脉数急"，即是脉搏的至数加快了。

【串解】方有执云："一日二日三四五六日者，犹言第一第二第三四五六之次序也，大要譬如计程，如此立个前程的期式约摸耳，非计日以限病之谓。"

柯韵伯云："太阳主表，故寒邪伤人，即太阳先受……脉静证亦静，无呕逆烦躁可知……正此不传之谓也。若受寒之日，颇有吐意，呕逆之机见矣。若见烦躁，阳气重可知矣。脉急数，阴阳俱紧之互文，传者，即《内经》'人伤于寒而传为热'之传。"

因此，伤寒一日，即是伤寒初期，初期即太阳期，所以叫作"太阳受之"。这时脉搏安静，可能病变不会演变严重，假设有躁烦欲吐等现象，而脉搏亦加快了，这说明病势不轻，机体抵抗力也会不断地加强而演变下去。

【语译】伤寒病开始的时候，适当太阳初期，这时如脉搏安静，是疾病不会演变严重的征象，假使有欲吐、躁烦等现象，脉搏至数又加快而"数急"了，这说明疾病和机体抵抗力都在不断地演变和发展着。

原文5

伤寒二三日，阳明、少阳证不见者，为不传也。

【句释】"伤寒"，同前条。"阳明证"，是指以下180、186、182、212、224等条的症状而言。"少阳证"，主要是指以下96、263、266几条的症状。"二三日"，是概括之词，《医宗金鉴》云："伤寒二日，阳明受之，三日少阳受之。"最为不通，所以方有执云："要皆以脉证所见为准，若只蒙龙拘拘数日以论经，则去道远矣。"

【串解】方有执云："不传有二：一则不传而遂自愈，一则不传而犹或不解，若阳明少阳虽不见，太阳亦不解，则始终太阳者有之。"

这说明病的变化是极不一致的，既不能以日数限定它，也不可能凭空臆测它未来的传变，所以要是某些"证不见"才能确定它"为不传"，因为见症才是真凭实据。

【语译】 患伤寒病已有了两三天以上，既没有出现"阳明"症状，也没有出现"少阳"症状，一直还是在初期的"太阳"阶段停顿着，是这病不会有严重演变的征象。

原文6

太阳病，发热而渴，不恶寒者，为温病。若发汗已，身灼热者，名风温。风温为病，脉阴阳俱浮，自汗出，身重，多眠睡，鼻息必鼾，语言难出。若被下者，小便不利，直视失溲；若被火者，微发黄色，剧则如惊痫，时瘛疭；若火熏之，一逆尚引日，再逆促命期。

【校勘】《玉函经》："恶寒"下无"者"字。成无己本：从"若发汗已"句起，析为另条；"名风温"句，作"名曰风温"；"息"字上无"鼻"字。《玉函经》："被下者"作"下之"；"被火"下无"者"字；"发黄"下无"色"字；"瘛疭"作"瘛纵发作"。成无己本："瘛疭"作"瘛疭"。《玉函经》："若火熏之"句，作"后以火熏之"。

【音义】 鼾，音憨，卧息也，鼻声为鼾。溲，音搜，小便也。瘛，音赤。疭，音纵。瘛疭，是小儿惊风病，乍掣乍纵，抽搐不安的状态。引，延长也。促，迫也、近也。

【句释】 "灼热"，方有执云："热转加甚也""脉阴阳俱浮"和第3条"脉阴阳俱紧"句同。"身重"，体温升高，肌肉弛缓，脊神经疲乏，便见身重。"多眠睡"，脑神经疲乏，因而多眠睡。"鼻息必衄"，体温太高了，营养消耗过甚，氧气不够，肺呼吸加强，所以"鼻息必鼾"。"语言难出"，舌咽神经疲乏，患者感觉说话吃力，不想多讲话。"小便不利"，并不是小便不通，而是神经疲乏，不能完全随意的意思。"直视"，是由眼运动神经的失常，仍为高热的刺激所引起。"失溲"，乃因于误下，而使膀胱括约肌麻痹，尿道的知觉消失的缘故。"火"，是古人治病方法之一，如"烧地卧炭"（见第48条句释）"烧瓦熨背"等类的方法都是。"微发黄色"，持续不断地加以高热，可能使血球破坏，色素溢于肤表，而成为溶血性黄疸。"惊痫""瘛疭"，为脑神经症状，古时小儿称"惊"，大人曰"痫"，"瘛疭"即抽搐，也就是痉挛。"火熏"，亦为发汗法之一，见第48条句释。

【串解】柯韵伯云："太阳病而渴，是兼少阴矣，然太、少两感者，必恶寒而且烦满，今不烦满，则不涉少阴，反不恶寒，则非伤寒，而为温病矣。温病内外皆热，所以别于中风、伤寒之恶寒发热也。"又云："发热者，病为在表，法当汗解，然不恶寒，则非麻黄桂枝所宜矣，风与温相搏，发汗不如法，风去而热反炽，灼热者，两阳相熏灼，转属阳明之兆也。"

温病的主要症状为发热、口渴、不恶寒，再加上出汗，便叫"风温"，与发热、恶风、出汗，叫作"中风"，同一意义，仍以风的流动性比附于"出汗"的现象的缘故，并不是真有"风与温相搏"。无论温病和风温，都为高热病，所以用轻重手法诊察脉搏，都有充血的浮象，由于高热不断的刺激，影响于脊神经则"身重"，影响于脑神经则"多眠睡"，影响于呼吸道则"鼻息必鼾"，影响于舌咽神经则"语言难出"。已经高热出了很多汗，不能再用夺取水分的下法，以致动眼神经失掉营养而"直视"，小便不正常而"失溲"。已经高热，再不能用高热的"火法"刺激它，以致有"发黄"和"惊痫"等的演变。

【语译】患太阳病，发高热、口渴、并不恶寒，这是温病的症状。如经过发汗的治疗，出了汗热反而升高了，这是风温坏证。风温的主要症状是：脉搏浮大，出汗，周身有沉重的感觉，没有精神，喜欢睡觉，呼吸迫促，鼻腔时作鼾声，不爱说话等。这时在治疗上假如错用了泻下法，便会引起小便的不正常，甚至遗尿，两眼直视；假如错用了"火法"，轻的可能发现黄疸，严重的还会引起惊痫般的脑症状发作，时而痉挛抽搐；假如更错误地用"熏法"刺激它，即或是偶然用过一次，也会影响机体，延误病程，假如是一而再地错误治疗，患者就会发生性命的危险了。

原文7

病有发热恶寒者，发于阳也；无热恶寒者，发于阴也。发于阳，七日愈，发于阴，六日愈，以阳数七阴数六故也。

【校勘】《玉函经》《千金翼方》："病"字上均有"夫"字；两"热"字下都有"而"字；"无热"作"不热"；"阳""阴"两字下都有"者"字，成无己本同。

【句释】"发热恶寒"，多为阳性病，是机体抗力还能抵抗疾病的时期，这叫作"发于阳"；"无热恶寒"，多为阴性病，是心脏衰弱，体温低落的时期，这叫作"发于阴"。"七日愈""六日愈"，成无己、柯韵伯都附会于水火玄说，并非临床事实，不可强从。

【串解】成无己云："阳为热也，阴为寒也，发热而恶寒，寒伤阳也，无热而恶寒，寒伤阴也。"成氏所谓的"寒伤阳""寒伤阴"，即是受病则一，而个别机体反应的病变不同，有的为阳性反应，有的为阴性反应，并不是真有"寒"在"伤阳""伤阴"。

《外台秘要》云："王叔和曰……夫病发热而恶寒者，发于阳；无热而恶寒者，发于阴，发于阳者，可攻其外，发于阴者，宜温其内，发表以桂枝，温里宜四逆。"庞安时《总病论》亦同，并没有"七日愈""六日愈"等字，是"七日愈""六日愈""阳数七""阴数六"的说法，可能是后来迷信运气之流所涂改的。

【语译】凡对一般病理变化的观察，发热恶寒的，属于阳性，不发热恶寒的，属于阴性。阳性病的愈期，往往在七天左右，阴性病的愈期，往往在六天左右，这是因为七数属阳六数属阴的缘故。

原文 8

太阳病，头痛至七日以上自愈者，以行其经尽故也。若欲作再经者，针足阳明，使经不传则愈。

【校勘】《玉函经》《千金翼方》：无"以行"两字；"尽"字并作"竟"。

【句释】"头痛"，陆渊雷说："太阳病不传者，至六七日，头痛、项强，恶寒、发热，皆以渐自退。独举头痛者，省文也。""太阳病，头痛至七日以上自愈者"，说明病变始终羁留在太阳这一时期，没有恶化，到了一个星期以上，机体抗力战胜了疾病，便自然好转。"其经"，即指太阳经。"欲作再经"，为病机再作演变的倾向。"针足阳明"，从庞安时起，一般注家均指"足三里"穴，《天星秘诀》云："伤寒过经不出汗，期门三里先后看。"太阳期病不解，如已发现阳明期的症状时，自然可针足三里，如没有阳明症状，便没有选择针刺足三里经穴的指征了。

【串解】柯韵伯云："曰头痛者，是未离太阳可知；曰行，则与传不同；曰其经，是指本经而非他经矣。发于阳者七日愈，是七日乃太阳一经行尽之期，不是六经传变之日，岐伯曰'七日太阳病衰，头痛少愈'，有明证也，故不曰传足阳明，而曰欲再作经，是太阳过经不解，复病阳明而为并病也，针足阳明之交，截其传路，使邪气不得再入阳明之经。"柯说颇合理，可以冰释迷信传经的疑团了。

【语译】太阳病的头痛项强等症，到了一周以上，便逐渐好转了，这是在病变过程中，抵抗力战胜了疾病的缘故。假如继续发高热，而有演变成阳明经的症状时，可以针刺阳明经穴"足三里"，协助抵抗力，阻止病机的演变，而归于治愈。

原文 9

太阳病欲解时，从巳至未上。

【校勘】《玉函经》《千金翼方》："至"字作"尽"，没有"上"字。

【串解】成无己云："六经各以三时为解，而太阳从巳至未，阳明从申至戌，少阳从寅至辰；至于太阴，从亥至丑，少阴从子至寅，厥阴从丑至卯者，以阳行也速，阴行也缓，阳主于昼，阴主于夜。"但这不是临床事实，无所征验，因此，以下各篇的"欲解"条文，都不释不解。

原文 10

风家表解而不了了者，十二日愈。

【句释】"风家"，即指太阳中风病的患者。"表"，一般指太阳病而言，因太阳病系机体抵抗力亢盛于肌表，有驱除病邪从外表而出的机势，所以称为"表"证，以后所有的表证，都含有这个意义。"了了"，是了然轻快的意思，《诸病源候论·寒食散发候》云：

"了者，是瑟然病除，神明了然之状也。""十二日"，柯韵伯云："七日表解后，复过一候，而五脏元气始充，故十二日精神慧爽而愈。"是"十二日"系指整个病程，并不是表解后还迁延了十二天。

【串解】方有执云："中风之病，外证俱罢，大热已除，余邪未尽，犹未复初也。十二日，经尽之时也，言至此时，则余邪当悉去，而初当复也。盖晓人当静养以待，勿多事反扰之意。"

方氏之说极允当，惟"十二日"还是不能用机械的看法去解释它，病人体力好，几天就可以复元，如体力差，或许十二天以后还是不能复元，绝不能一律。"十二日"仅是一个概计数字。

【语译】患太阳中风病，经过几天，表证已经解除了，即或还有点感觉不太舒适，也用不着服药，不过再经过几天的休养就会好的。

原文11

病人身太^{原注：太通大。}热，反欲得衣者，热在皮肤，寒在骨髓也；身大寒，反不欲近衣者，寒在皮肤，热在骨髓也。

【校勘】成无己本："得"字下有"近"字。

【句释】"皮肤"，指外表而言，不一定是指皮肤组织；"骨髓"，指内在而言，不一定是指骨骼里的骨髓。即是说，皮肤为表，骨髓为里。所以成无己说："皮肤言浅，骨髓言深，皮肤言外，骨髓言内。"表热里寒，为虚性兴奋，表寒里热，是循环障碍，热结在里面，而体温不得外达的缘故。

【串解】程应旄说："寒热之在皮肤者，属标属假；寒热之在骨髓者，属本属真。本真不可得见，而标假易惑，故直从欲不欲处断之，情则无假也，不言表里，言皮肤骨髓者，极其浅深，分言之也。"

寒热，是辨证的关键，而寒热的真假尤其是辨证的关键。第

317 条云："少阴病，下利清谷，里寒外热，手足厥逆，脉微欲绝，身反不恶寒，其人面色赤，或腹痛，或干呕，或咽痛，或利止脉不出者，通脉四逆汤主之。"就是表热里寒，真寒假热，因而要用附子、干姜、炙草等组合的强心剂。第 350 条云："伤寒脉滑而厥者，里有热，白虎汤主之。"就是表寒里热，真热假寒，所以要用石膏、知母等的清热剂。

【语译】病人虽然发着高热，但他还想多穿几件衣服，这是表面有热，里面为寒的真寒假热证；假如病人虽然相当的畏冷，但他却穿不住多的衣服，这是表面为寒，里面有热的真热假寒证。

表1 第1至11条内容表解

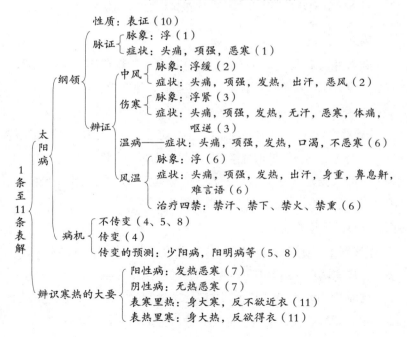

🌸 **复习题**

1. 太阳病包括哪些主要症状？根据这些症状，它应属于哪种性质的证候？

2. 中风、伤寒、温病、风温等有哪些共通症状？有哪些不同症状？

3. "热在皮肤，寒在骨髓；寒在皮肤，热在骨髓"，在临床上究竟应该怎样理解？

二、第 12 至 30 条

第 12 至 30 条等 19 条，辨识太阳中风证的变化，以及施用桂枝汤随证加减出入的方法。

原文 12

太阳中风，阳浮而阴弱，阳浮者，热自发，阴弱者，汗自出，啬啬恶寒，淅淅恶风，翕翕发热，鼻鸣干呕者，桂枝汤主之。

桂枝汤方

桂枝 三两，去皮　芍药 三两　甘草 二两，炙　生姜 三两，切　大枣 十二枚，擘

上五味，㕮咀三味，以水七升，微火煮取三升，去滓，适寒温，服一升。服已须臾，歠热稀粥一升余，以助药力。温覆令一时许，遍身漐漐微似有汗者益佳，不可令如水流漓，病必不除。若一服汗出病差，停后服，不必尽剂；若不汗，更服，依前法；又不汗，后服小促其间。半日许，令三服尽。若病重者，一日一夜服，周时观之。服一剂尽，病证犹在者，更作服，若汗不出，乃服至二三剂。禁生冷、黏滑、肉面、五辛、酒酪、臭恶等物。

【校勘】《玉函经》《脉经》《千金翼方》："阴弱"均作"阴濡弱"。《千金翼方》："啬啬"作"涩涩"；"翕翕"作"噏噏"。

桂枝汤方。《玉函经》："擘"作"劈"。成无己本：无"三味"两字；"离"作"漓"；"小促"下有"役"字；"不出"下有"者"字。《金匮要略·呕吐哕下利病脉证治》："流离"作"淋漓"；《仲景全书》："遍身"作"通身"；"小促"上有"当"字。《玉函经》："小促"上亦有"当"字；"周"作"晬"；没有"禁生冷"以下十五字。"若病重"以下，《千金翼方》为："重病者，一日一夜乃差，当晬时观之，服一剂汤，病证犹在，当复作服之，至有不汗出，当服三剂乃解。"《外台秘要》则为："若病重者，昼夜服，特须避风，若服一剂，晬时不解，病证不变者，当更服之。"王宇泰云："小促，宋版作少从容"，但赵复宋本，并不如此，是王氏所见为另一宋本。

【音义】啬啬，音色，悭吝怯退貌。淅淅，音锡，微风的音响，谢惠连诗："淅淅振条风。"翕翕，音吸，轻附浅合貌。

桂枝汤方。炙，音治，加热炮制也。擘，音簸，分裂也。㕮咀，读如府举，碎药成粗块之意。滓，音子，淀也，浊也。歠，音啜，饮也。温复，即服药后，以衣被覆盖病人全身，使其出汗。漐漐，音直，小雨不辍貌。似，音嗣，续字解，有持续之意，《诗经·周颂》："以似以续。"两、升，章太炎云："以汉钱计算，武帝三铢钱最重，一两当今之五钱一厘一毫，王莽货泉最轻，一两当今之三钱四厘八毫，又以王莽的大泉寸法来计算，汉的一斗，当今之一升八合三勺强。"陆渊雷云："从章先生所考，而折取其中，则汉之一两，当今之四钱二厘九毫半，汉之一斗，当今之一升六合五勺也。又《唐新本草》苏恭曰：古称皆复，今南秤是也，后汉以来，分一斤为二斤，一两为二两，古方惟张仲景而已涉今秤，若用古秤则水为殊少矣。据此，则药秤又当折半计算，然则桂枝汤桂、芍、姜各三两，分为三服，今当每服用各二钱，三服之水七升，今分三次煮，则每服用水三合八勺半也。"

【句释】"阳浮而阴弱"，轻诊脉搏，则现浮象，稍重按，则感到脉的搏动不太鼓指。"阳浮者，热自发"，应解释为因为充血发热，所以轻诊脉搏则现浮。"阴弱者，汗自出"，应解释为因为不断的出汗，所以重按脉搏，则搏动力不足。"啬啬""淅淅"，都是病人怕冷的表现。"翕翕"，即由恶寒而转变到发热时的形容。"鼻鸣"，为鼻黏膜充血发炎，呼吸障碍发生的音响。"干呕"，由发热刺激呕吐神经使然，即一般所谓的胃气上逆。

【串解】程应旄云："阴阳以浮沉言，非以尺寸言，观伤寒条，只曰脉阴阳俱紧（按：第3条），并不着浮字可见。惟阳浮同于伤寒，故发热同于伤寒；惟阴弱异于伤寒，故汗自出异于伤寒，虚实之辨在此。热自表发，故浮以候之；汗自里出，故沉以候之，得其同与异之源头，而历历诸证，自可不爽。"

即是说太阳中风的桂枝证，表现在症方面，为热自发，汗自出；表现在脉方面，为浮而弱，这是与太阳伤寒大不同处。而鼻鸣、干呕，并不是桂枝汤证的主要症状。喻嘉言云："后人相传，谓伤风恶风，伤寒恶寒，苟简率易，误人多矣。"的确，这里既谈"恶风"，又谈"恶寒"，可见恶风、恶寒只是主观感觉上的轻重不同而已。

【语译】在太阳期的伤风症状，脉搏往往是浮而弱，因为发热，所以脉浮，又因为不断地出汗，所以浮中见弱。在还没有发热之先，常呈显一番啬啬、淅淅的恶寒状态，一会儿又翕翕然发起热来了，如热高时，亦有出现鼻道的呼吸障碍和干呕症状的，但都可以"桂枝汤"为主方进行治疗。

【释方】"桂枝"是发表解肌的必需药，即是能鼓舞血行，抵抗疾病。"芍药"，《本草经》称芍药除血痹；《名医别录》谓通顺血脉，散恶血，逐贼血；《本经疏证》说能破阴凝，布阳和。芍药同样能亢奋血行，协合桂枝，增加抵抗力，排除病毒。甘草和中助液，大枣培中和血，生姜暖胃，这些作用都能够补偿自汗的消耗。

原文 13

太阳病，头痛，发热，汗出，恶风，桂枝汤主之。

【校勘】《脉经》："风"字下有"若恶寒"三字。成无己本："风"字下有"者"字。

【串解】柯韵伯云："此条是桂枝本证，辨证为主，合此证即用此汤，不必问其为伤寒、中风、杂病也。今人凿分风寒，不知辨证，故仲景佳方，置之疑窟。四证中头痛是太阳本证，头痛、发热、恶风，与麻黄证同，本方重在汗出，汗不出者便非桂枝证。"

柯氏之说，极有见地，这条等于是第 12 条的重点提出，互相发明，有"是症"用"是药"，最是《伤寒论》本色。

【语译】凡患太阳病，只要有头痛、发热、出汗、恶风这几个症状，便是服桂枝汤的主要证候。

原文 14

太阳病，项背强几几，反汗出恶风者，桂枝加葛根汤主之。

桂枝加葛根汤方

葛根四两　麻黄三两，去节　芍药二两　生姜三两，切　甘草二两，炙　大枣十二枚，擘　桂枝二两，去皮

上七味，以水一斗，先煮麻黄、葛根，减二升，去上沫，内诸药，煮取三升，去滓，温服一升，覆取微似汗，不须歠粥，余如桂枝法将息及禁忌。臣亿等谨案：仲景本论，太阳中风自汗用桂枝，伤寒无汗用麻黄，今证云汗出恶风，而方中有麻黄，恐非本意也。第三卷有葛根汤证，云无汗、恶风，正与此方同，是合用麻黄也。此云桂枝加葛根汤，恐是桂枝中但加葛根耳。

【校勘】程应旄本："几几"作"兀兀"。《玉函经》："反"字上有"而"字；末句为"桂枝汤主之，论云桂枝加葛根汤主之"十五字。《千金翼方》：同《玉函经》，惟"论云"作"本论云"。

桂枝加葛根汤方。《玉函经》：方中没有麻黄；"一斗"作"九升"；并无"将息及禁忌"五字，成无己本同。"可发汗篇"：芍药作"三两"；《玉函经》《仲景全书》：桂枝作"三两"。

【音义】几几，成无己本音殊殊，并解为"伸颈之貌也"，成氏是据《说文》解释的；陆渊雷说："《说文》之几，所以状短羽之飞，非所以状项背之强，且项背强者，不得伸摇，成氏乃谓伸颈摇身，伸引其头，非也。《豳风》'赤舄几几'，《毛传》云：几几，绚貌。释文不出音，则当读如几案之几，绚者，履头饰。郑注《士冠礼》云：绚之言拘也，以为行戒，状如刀衣鼻，在履头，然则《豳风》之几几，所以状绚之强，《伤寒论》之几几，亦所以状项背之强，其读皆当如几案矣。"陆说似较成说为胜。反，作复字解。

桂枝加葛根汤方。内，读如纳，义同。沫，音末，即凝于水面

的泡沫。

【句释】"项背强几几",是由于肌肉里的末梢神经失掉濡养而发生的拘急现象。"反汗出恶风",即是说,又有出汗恶风等的症状。这时既要解表,又不宜多出汗,还要维护其体液,所以用桂枝加葛根汤。

【串解】成无己云:"项背几几者,当无汗,反汗出恶风者,中风表虚也。与桂枝汤以和表,加麻黄葛根以祛风。"成氏加"麻黄"之说不妥。

【语译】患太阳病,已经出现了颈项和背部强直拘急的情况,而又有出汗恶风等症状时,这便是桂枝加葛根汤的主症。

【释方】据《本草经》载,葛根能起阴气,张洁古说葛根升阳生津,这说明葛根确能输送津液,对于肌肉神经失掉濡养而强直时,当有效验,其余桂枝汤仍为解表作用,汗出恶风不应有麻黄,当从《玉函经》改正。

原文 15

太阳病,下之后,其气上冲者,可与桂枝汤,方用前法。若不上冲者,不得与之。

【校勘】《玉函经》《千金翼方》:没有"后"字和"方用前法"四字;"得"作"可",成无己本同。

【句释】"气上冲者",这是对病变机转的概括认识,"气"即正气,指机体的调节机能,调节功能不断地和疾病做斗争,有趋上向外排除病毒的机势,便是正气"上冲",如太阳病的发热脉浮,汗出恶风,头痛项强,鼻鸣干呕等,都是正气上冲的具体表现。

【串解】成无己云:"太阳病属表,而反下之,则虚其里,邪欲乘虚传里，若气上冲者，里不受邪，而气逆上，与邪争也。则邪仍在表，故当复与桂枝汤解外，其气不上冲者，里虚不能与邪争，邪气已传里也，故不可更与桂枝汤攻表。"

凡治病，正气上冲时，便不可抑之使下，向外时，也不可遏之使内，这是最基本的原则，表证之所以要解表，就是在这原则上确定的。假使正气向外向上的，不解表而攻里，这无异是给正气以打击，如身体健壮，虽遭到打击而不败，便应抓紧时间，赶快协助正气解表；如身体不健，已经因误治而变坏，便当随机应变，不要还是机械地执着于"解表"这一方面了。

【语译】太阳病本应该用解表的疗法，假如误用了下法，只要观察病变的机势仍还向外向上，欲从表解时，仍当给桂枝汤以解表，并照着原方的方法服用。假设病机已经因误下而改变了其他的趋势，没有表证的征候时，便不必一成不变地服用桂枝汤了。

原文 16

太阳病三日，已发汗，若吐、若下、若温针，仍不解者，此为坏病，桂枝不中与之也，观其脉证，知犯何逆，随证治之。桂枝本为解肌，若其人脉浮紧，发热汗不出者，不可与之也。常须识此，勿令误也。

【校勘】《玉函经》《千金翼方》："仍"字作"而"；"不中与"句作"不复中与也"；"桂枝"下有"汤"字；"汗不出"作"无汗"；"不可与"下无"之"字。成无己本："不可与"下无"之"字。"桂枝"以下，《玉函经》、成无己本，分作两条。

【音义】中，读如仲，作合字解。

【句释】"温针",《明医杂著》云:"近有为温针者,乃楚人法,其法,针于穴,以香白芷作圆饼,套针上,以艾蒸温之,多取效。""坏病",柯韵伯云"坏病者,即变症也",败坏之义。"解肌",犹言解散肌表之邪气,即是"发汗"的另一名称,有人说桂枝解肌,麻黄发汗,也不尽然,如《名医别录》称麻黄解肌,《外台秘要》有麻黄解肌汤,而《伤寒论》本身又常常有"可发汗,宜桂枝汤"的记载,均足说明。

【串解】张志聪云:"太阳病至三日,而已发汗,则肌表之邪已去,假使里证未除,若吐之而治其中膈,若下之而清其肠胃,若温针而理其经脉,里证仍不解者,此为坏病,夫自败曰坏,言里气自虚,而自败也。"柯韵伯云:"坏病者,即变症也。若误汗,则有遂漏不止,心下悸,脐下悸等症;妄吐,则有饥不能食,朝食暮吐,不欲近衣等症;妄下,则有结胸痞硬,协热下利,胀满清谷等症;火逆,则有发黄圊血,亡阳奔豚等症,是桂枝症已罢,故不可更行桂枝汤也。"这说明病有变例,不可执着,"知犯何逆,随证治之"最是要紧。

成无己云:"脉浮发热,汗出恶风者,中风也,可与桂枝汤解肌,脉浮紧发热,不汗出者,伤寒也,可与麻黄汤,常须识此,勿妄治也。"

这里主要提出桂枝证和麻黄证的鉴别法,即在于脉缓自汗,与脉紧无汗,假如是脉紧无汗的伤寒证,桂枝汤的力量太和缓了,不能开发汗腺的闭塞,而使其放汗,所以是不中用的。

【语译】患太阳病两三天以上,表证已经发汗解除了,而所余的里证,虽使用了吐、下、温针几种方法,仍没有解决,这可能是变坏了的证候，不仅桂枝汤已不合用，还要仔细地凭脉辨证，审查其变坏的所在，而随证施治。本来桂枝汤是发表剂，但只适应于脉缓、发热、汗出的伤风证，而不适应于脉浮紧、发热、不出汗的冒寒证。治疗时一定要掌握这个原则，才不会犯错误。

原文 17

若酒客病，不可与桂枝汤，得之则呕，以酒客不喜甘故也。

【校勘】《玉函经》《千金翼方》：没有"若""病""以"三字。成无己本："得之"作"得汤"。

【句释】"酒客"，即是有饮酒嗜好的人。"酒客病"，犹言嗜酒的人患了太阳中风病。

【串解】成无己云："酒客内热，喜辛而恶甘，桂枝汤甘，酒客得之，则中满而呕。"嗜酒的人，好吃辛辣刺激品，不喜甜食，一部分人有这情形，但不可能一概而论，假如有这情形时，富含甜味的桂枝汤，似不很适合。

柯韵伯说："仲景用方慎重如此，言外当知有葛根连芩以解肌之法矣。"

【语译】平素嗜酒的人患了太阳中风病，不要毫不考虑地便给以桂枝汤，桂枝汤味很甜，有些嗜酒人不欢喜吃甜的，甚至于有的吃了还要发呕。

原文 18

喘家作桂枝汤，加厚朴、杏子佳。

【校勘】《玉函经》《千金翼方》："杏子"作"杏仁"。

【音义】佳，音家，美好的意义。

【句释】"喘家"，即指平时有喘息病的人。"喘家作桂枝汤"，犹言有喘息病的人又感受了太阳中风证，应服桂枝汤的时候，要注意他的喘病。厚朴、杏仁都有降气定喘的作用，可以适当地加进汤方里。这说明治病要灵活兼顾。

【串解】钱潢云："气逆喘急之兼症者，皆邪壅上焦也，盖胃为水谷之海，肺乃呼吸之门，其气不利，则不能流通宣布，故必加入浓朴杏仁乃佳。"

【语译】平素有喘息的人，如患桂枝汤证，要服桂枝汤的时候，应适当加入厚朴、杏子等降气定喘的药，就比较妥善些。

原文 19

凡服桂枝汤吐者，其后必吐脓血也。

【校勘】《玉函经》《千金翼方》：没有"凡"字和"也"字。

【句释】"其后必吐脓血"，钱潢云："乃未至而逆料之词也"，吐脓血的症状，多见于肺坏疽、肺脓肿、肺结核等病，假如服桂枝汤后，便吐出脓血，必然先有这一类的疾病存在，桂枝汤绝不是吐脓血的原因，即或桂枝性热，可能遭致吐血，也不会即时便有脓。

【串解】钱潢云："各注家俱言胃家湿热素盛，更服桂枝则两热相搏，中满不行，势必上逆而吐，热愈淫溢，蒸为败浊，必吐脓血，此一大禁也。不知桂枝随已吐出，何曾留着于胸中，岂可云更服桂枝，两热相搏乎。"是吐脓血另有原因，已在钱氏言外了。

【语译】凡患有肺胃出血病的人，虽有太阳中风证，应审慎用辛温性的桂枝汤，以免引起出血。

原文 20

太阳病，发汗，遂漏不止，其人恶风，小便难，四肢微急，难以屈伸者，桂枝加附子汤主之。

桂枝加附子汤方

桂枝三两，去皮　芍药三两　甘草三两，炙　生姜三两，切　大枣十二枚，擘　附子一枚，炮，去皮，破八片

上六味，以水七升，煮取三升，去滓，温服一升。本云，桂枝汤今加附子，将息如前法。

【校勘】《玉函经》《脉经》《千金翼方》："汗"字上有"其"字；"漏"字下有"而"字。

桂枝加附子汤。《玉函经》：甘草作"二两"；"味"字下有"㕮咀三物"四字；"本云"作"本方"。成无己本：不载本方，只于第十卷云："于桂枝汤方内，加附子一枚，炮去皮，破八片，余依前法。"

【音义】漏，音陋，渗泄不止的意义。难，不通畅。急，拘急，即屈伸运动不自如。

【句释】"发汗，遂漏不止"，为发表太过，汗腺过分兴奋，不能遏止，而失去平衡的现象。"小便难"，正是水分损失的结果。"四肢微急，难以屈伸"，由于水分损失太多，体液缺乏，运动神经失掉濡养，便使四肢屈伸不自如，而微现强直拘急。

【串解】成无己云："太阳病，因发汗遂汗漏不止而恶风者，为阳气不足，因发汗阳气益虚，而皮腠不固也……小便难者，汗出亡津液，阳气虚弱，不能施化……四肢微急，难以屈伸者，亡阳而脱液也……与桂枝加附子汤以温经复阳。"

凡发表药分两失当，服不如法，或者药不对证，均能够使水分脱失，体温耗散，而造成阳虚脱水的证候，所以桂枝汤的煮服法云："遍身漐漐，微似有汗者益佳，不可令如水流离，病必不除。"这条的"遂漏不止"，也就是成了如水流离的大汗，以至于有阳虚脱水的演变，所以急用桂枝加附子汤扶阳生津。

【语译】太阳病本应当发汗解表，假如发汗太过，汗出多了，而造成体温耗散，水分脱失的阳虚证候时，病人便越是恶风，小便也不通畅了，四肢运动拘急，屈伸不自如，这时只有急用"桂枝加附子汤"来扶阳生津。

【释方】陆渊雷云："此方以桂枝汤畅血运，敛汗，即所谓调和营卫也，以附子恢复细胞之生活力，即所谓回阳，所谓温经也。附子为兴奋强壮药，能兴奋全身细胞之生活力，起机能之衰弱，救体温之低落……至桂枝加附子汤之证，本不甚剧，不过津液略伤，阳气微损而已。若真正伤津亡阳，又非此汤之所主矣。又，此条药证相对，丝丝入扣，汗漏者，桂枝、芍药、附子所主。恶风者，附子、桂枝、生姜所主。小便难者，桂枝、附子所主，四肢微急，难以屈伸者，附子、芍药、甘草、大枣所主，学者于此等处，最宜体味。"

总之，本方的基本精神，是以桂枝汤调和营卫，加附子的温经回阳。

原文 21

太阳病，下之后，脉促胸满者，桂枝去芍药汤主之。促，一作纵。

桂枝去芍药汤方

桂枝三两，去皮　　甘草二两，炙　　生姜三两，切　　大枣十二枚，擘上四味，以水七升，煮取三升，去滓，温服一升。本云，桂枝汤今去芍药，将息如前法。

【校勘】《玉函经》《脉经》《千金翼方》："后"字均作"其"，并连下句读。

桂枝去芍药汤方。《玉函经》："味"字下有"㕮咀"两字，"本云"作"本方"。成无己本不载本方，仅于第十卷云："于桂枝汤方内去芍药，余依前法。"

【句释】"脉促"，高阳生《脉诀》云："促者，阳也，指下寻之极数，并居寸口，曰促。"即是脉搏很急促的样子，诊察时手指下感觉脉搏的波动相当躁急，也是机体正气向外向上趋势的表现之一。"胸满"，仍为正气亢奋，可能胸腔里有充血的情况。

【串解】成无己云："太阳病，下之，其脉促，不结胸，此为欲解（按：第140条）。此下后脉促，而复胸满，则不得为欲解，由下后阳虚，表邪渐入，而客于胸中也。"

太阳病之所以禁下，是为了不要抑止正气的趋向，而违反治疗的根本原则，时或有因于误下而愈的，究不能轻率试尝。误下了而脉促胸满，说明正气还没有受到太大的损失，还有向外和亢奋的趋势，这时仍应从表解，惟胸部已因下药的刺激而引起充血，则于桂枝汤内减去能亢奋血行的芍药，以达到解表而不妨碍胸满的目的。

【语译】太阳病误用泻下药以后，病人的脉搏现促急，主诉胸部膨满时，这是病仍有从表解的机势，可以用桂枝去芍药汤治疗。

【释方】陆渊雷云："胸之所以满，盖因胸腔内充血之故，芍药阴药，作用于内部，《药徵》谓其主治挛急，可知能扩张内部血管，血管扩张，则愈益充血，此胸满之所以忌芍药欤。"

原文 22

若微寒者，桂枝去芍药加附子汤主之。

桂枝去芍药加附子汤方

桂枝三两，去皮　甘草二两，炙　生姜三两，切　大枣十二枚，擘　附子一枚，炮，去皮，破八片

上五味，以水七升，煮取三升，去滓，温服一升。本云，桂枝汤今去芍药加附子，将息如前法。

【校勘】《玉函经》、成无己本："微"字下有"恶"字。成无己本：无"桂枝"两字；"去芍药"下有"方中"两字。

桂枝去芍药加附子汤方。《玉函经》："味"字下有"哎咀"两字；"本云"作"本方"。成无己本：不载本方，仅于第十卷云："于桂枝汤方内去芍药，加附子一枚，炮去皮，破八片，余依前法。"

【句释】"微寒"，应补成微恶寒，这是因误下而虚其阳，心脏衰弱，体温低降的缘故。

【串解】这是承接第21条的变证而言。沈明宗云："若脉促胸满，而微恶寒，乃虚而踟蹰，阳气欲脱，又非阳实之比，所以加附子固护真阳也。"去芍药汤是实证、阳证，去芍药加附子汤是虚证、阴证，所以沈氏说："乃虚而踟蹰，阳气欲脱，非阳实之比。"

【语译】太阳病，经过误下，由脉促胸满等症，又演变而有恶寒症状时，宜用桂枝去芍药加附子汤强其心脏。

【释方】附子能强壮心脏，温经扶阳，因此本方的适用标准，

是桂枝去芍药证而见体温低落，有恶寒症状者。

原文 23

太阳病，得之八九日，如疟状，发热恶寒，热多寒少，其人不呕，清便欲自可，一日二三度发，脉微缓者，为欲愈也；脉微而恶寒者，此阴阳俱虚，不可更发汗、更下、更吐也；面色反有热色者，未欲解也，以其不能得小汗出，身必痒，宜桂枝麻黄各半汤。

桂枝麻黄各半汤方

桂枝一两十六铢，去皮　芍药　生姜切　甘草炙　麻黄各一两，去节　大枣四枚，擘　杏仁二十四枚，汤浸，去皮尖及两仁者

上七味，以水五升，先煮麻黄一二沸，去上沫，内诸药，煮取一升八合，去滓，温服六合。本云，桂枝汤三合，麻黄汤三合，并为六合，顿服，将息如上法。臣亿等谨按：桂枝汤方，桂枝、芍药、生姜各三两，甘草二两，大枣十二枚。麻黄汤方，麻黄三两，桂枝二两，甘草一两，杏仁七十个。今以算法约之，二汤各取三分之一，即得桂枝一两十六铢，芍药、生姜、甘草各一两，大枣四枚，杏仁二十三个零三分枚之一，收之得二十四个，合方。详此方乃三分之一，非各半也，宜云合半汤。

【校勘】《玉函经》《千金翼方》："发热""热多"下，都有"而"字；"欲自可"作"自调"；"必"字下有"当"字。"不可发汗篇"、《脉经》："欲自可"作"续自可"。《脉经》《千金翼方》："此"字下有"为"字。

桂枝麻黄各半汤方。《千金翼方》："杏仁"下无"汤浸"二字。《玉函经》："七味"下有"㕮咀"二字；"云"作"方"；"顿服"

下有"今裁为一方"五字。

【音义】沸，音费，流质受热至发气泡时，叫作"沸"。铢，音殊，古衡名，汉、晋制十黍为絫，十絫为铢，二十四铢为两，唐、宋四分为两，药秤一两，相当于现在的二钱一厘五毫弱，是一铢便等于八厘四毫弱。

【句释】"如疟状，发热恶寒"，为血管扩张神经与收缩神经交互兴奋的结果，扩张兴奋的时候便发热，收缩兴奋的时候便恶寒，这便形成如疟状的间歇型热，也就是少阳病的往来寒热。"清便欲自可"，《释名》云："圊，清也，至秽之处，宜常修治，使洁清也"，因而《伤寒论》里的清便、清谷、清血等，都是这个"圊"字的假借，"圊"为厕所的旧称，"清便自可"即指正常的大小便而言。"脉微"，是心脏衰弱，脉跃不足的脉搏。"脉微缓"，是脉搏虽弱，而至数很调匀，这说明心弱并不严重。"阴阳俱虚"，指脉微恶寒的症状，体温低落恶寒为阳虚，血少脉微为阴虚。"面色反有热色"，为充血发热的征象。"不能得小汗出，身必痒"，为汗液潴留汗腺末梢，不断地刺激末梢神经的感觉。

【串解】本条应分作三段：①成无己云："发热恶寒，而热多寒少，为阳气进而邪气少也，里不和者，呕而利，今不呕，清便自调者，里和也。"病到八九天以上，机体抵抗力还能维持，虽然一日二三度发热恶寒，而热多寒少，象征着抗力有余，不呕便调，说明胃肠机能亦很好，脉搏虽微，却调匀舒缓，这是病机快要好转的现象。②假如脉搏微弱而恶寒，是血气两虚，心脏已经相当衰弱了，汗吐下等法都要慎重，所以成无己说："阳，表也，阴，里也。脉微为里虚，恶寒为表虚，以表里俱虚，故不可更发汗更下更吐也。"③颜面潮红，而有热色，热为抗病的现象，同时皮肤开始发痒，说明八九天的太阳病，仍将从汗而解，这时正好用各半汤轻剂发汗，促其好转。

【语译】太阳病到了八九天以上，一日二三度呈间歇型发热，热发作比冷发作多，不呕不泄，脉搏虽微弱，却很调匀，这是病快要好转的现象。假使脉搏微弱，体温低落而恶寒特甚，这是气血两虚，汗法、下法、吐法都不要轻率使用，避免再损伤气血。如病人面色逐渐潮红，是血行已趋畅旺，同时皮肤发痒，是汗腺已开始排汗，病将从表解，这时正合用桂枝麻黄各半汤，协助抗力，轻微发汗。

【释方】本方药味极轻，为轻度的发汗剂，适用于太阳病欲解未解，汗腺排汗微有障碍的时候。

原文24

太阳病，初服桂枝汤，反烦不解者，先刺风池、风府，却与桂枝汤则愈。

【校勘】《玉函经》《千金翼方》："先"字上有"当"字。《脉经》："先"字上为"法当"两字。

【音义】却，还也。烦，闷也。

【句释】"风池"，穴位名，在枕骨下际，即枕三角的顶点，分布着枕大小神经。"风府"，穴位名，在项上入发际约一寸，枕骨与第一颈椎之间，分布着第三枕神经和枕大神经，两穴对于头痛、颈项部神经痛、感冒发热和热性病炎症等，刺三四分深，有解热消炎镇痛的作用。

【串解】柯韵伯云："此条治中风之变，桂枝汤煮取三升，初服者，先服一升也，却与者，尽其二升也。热郁于心胸者，谓之烦，发于皮肉者，谓之热，麻黄症发热无汗，热全在表；桂枝症发热汗出，便见内烦，服汤反烦，而外热不解，非桂枝汤不当用也，以外感之风邪重，内之阳气亦重耳。"

其实即病势重，药力轻，杯水不熄车薪之火，因而出现烦闷的瞑眩现象，也就是中枢神经兴奋的结果，刺风池、风府两穴，先抑制神经之亢奋，再给以桂枝汤就能受药见效了。

【语译】患太阳中风证，初次服桂枝汤不惟不轻快，反而有烦闷不安的感觉，这是中枢神经高度亢奋的缘故，应先用针刺颈后的风池、风府两穴，使它转向抑制后，再服用桂枝汤就好了。

原文 25

服桂枝汤，大汗出，脉洪大者，与桂枝汤，如前法。若形似疟，一日再发者，汗出必解，宜桂枝二麻黄一汤。

桂枝二麻黄一汤方

桂枝一两十七铢，去皮　芍药一两六铢　麻黄十六铢，去节　生姜一两六铢，切　杏仁十六个，去皮尖　甘草一两二铢，炙　大枣五枚，擘

上七味，以水五升，先煮麻黄一二沸，去上沫，内诸药，煮取二升，去滓，温服一升，日再服。本云，桂枝汤二分，麻黄汤一分，合为二升，分再服，今合为一方，将息如前法。臣亿等谨按：桂枝汤方，桂枝、芍药、生姜各三两，甘草二两，大枣十二枚。麻黄汤方，麻黄三两，桂枝二两，甘草一两，杏仁七十个。今以算法约之，桂枝汤取十二分之五，即得桂枝、芍药、生姜各一两六铢，甘草二十铢，大枣五枚。麻黄汤取九分之二，即得麻黄十六铢，桂枝十铢三分铢之二，收之得十一铢，甘草五铢三分铢之一，收之得六铢，杏仁十五个九分枚

之四，收之得十六个。二汤所取相合，即共得桂枝一两十七铢，麻黄十六铢，生姜、芍药各一两六铢，甘草一两二铢，大枣五枚，杏仁十六个，合方。

【校勘】《玉函经》、《脉经》、成无己本："似"字作"如"。成无己本："一日"作"日"。《玉函经》："脉洪大者"作"若脉但洪大者"。《脉经》："再"字下有"三"字。

桂枝二麻黄一汤方。《千金翼方》：杏仁"去皮尖"下有"两仁者"三字。成无己本："日再服"无"服"字；没有"本云"下二十九字。《玉函经》："本云"作"本方"。

【句释】"脉洪大"，是血管扩张，血液充实的脉搏，诊察时常鼓指而有力。"形似疟"，即发热、恶寒的间代发作。

【串解】柯韵伯云："服桂枝汤，取微似有汗者佳，若大汗出，病必不除矣。"陆渊雷云："大汗而脉洪大，疑似阳明白虎汤证，脉但洪大，则无白虎证，而桂枝证未解也。盖汗出是桂枝、白虎共有之证，洪大是白虎独有之脉，惟白虎尚有以烦渴为主要证，今汗出脉洪大而不烦渴，与桂枝则对证不对脉，与白虎则对脉不对证，是二汤者，皆非的当之剂也。仲景竟与桂枝，不从其脉之洪大，而从其证之不烦渴，可知诊治之法，证重于脉矣。"

总之，服桂枝汤后大汗出，脉洪大，是体温升高，循环亢奋，血液充足，虽分泌稍多，不致于损伤津液，因而仍然与"桂枝汤"以解表。至于一日再发间歇型热，势必浅层血管乍张乍缩，当其收缩时，必复闭汗，所以于三分之二的桂枝汤中再配伍以三分之一的麻黄汤，使其汗彻。所以柯韵伯说："服桂枝汤后而恶寒发热如疟者，是本当用麻黄发汗，而用桂枝，则汗出不彻故也。"

这条说明服桂枝汤后可能有这两种变证的处理方法。

【语译】患太阳中风证，服了桂枝汤后，出了大量的汗，同时脉搏亦洪大有力，这样体力强的人，只要表证未解，仍可再用桂枝汤以解表。假设服桂枝汤后，并没有大量出汗，反而一天再度发作间歇热型，这是汗没有出好的缘故，用桂枝二麻黄一汤继续发汗，并调和营卫，病必然就会好转了。

【释方】本方亦由桂枝汤、麻黄汤合组而成，不同之点，就是麻黄、杏仁两味的分量较各半汤轻，于此说明，药的用量是随证而轻重，不可能执泥古方的定量。本方的适用标准，为间歇型热的发作而自汗出者，正是柯韵伯所谓"再解其肌，微开其表，审发汗于不发之中"。

原文 26

服桂枝汤，大汗出后，大烦渴不解，脉洪大者，白虎加人参汤主之。

白虎加人参汤方

知母六两　　石膏一斤，碎，绵裹　　甘草炙，二两　　粳米六合　　人参三两

上五味，以水一斗，煮米熟，汤成去滓，温服一升，日三服。

【校勘】《玉函经》《脉经》："脉"字上有"若"字。《脉经》《千金翼方》：作"白虎汤"。

白虎加人参汤方。《外台秘要》：煮服法为"右五味切，以水一斗二升，煮米熟，去米，内诸药，煮取六升，去滓，温服一升，日三服。"成无己本云："于白虎汤方内加人参三两，余依白虎汤法。"

【音义】粳，音精，本应作"秔"，米之不黏者为粳，黏者为糯，粳为饭米，糯为酒米。

【串解】成无己云："大汗出，脉洪大，而烦渴不解者，表里有热，不可更与桂枝汤，可与白虎加人参汤，生津止渴，和表散热。"

所谓表里有热，也就是高热和新陈代谢亢进的迭为因果，这时汗腺虽尽量排汗，仍不能抵消热的来源，所以汗出虽多，身反壮热，热高了，心脏张缩短而速，浅层动脉扩张，使热血充分输送到肌表，放散体温，因而脉搏洪大，脏器神经受到高热的刺激，故有烦闷的感觉。汗出多了，新陈代谢亢盛，津液的消耗也愈多。热高了，也阻碍胃肠的消化，食纳减少，这又减少了津液的来源，以致唾液腺不能照常分泌，而唇舌干燥口渴。钱潢云"以白虎汤解胃中之烦热，加人参以补其大汗之虚，救其津液之枯竭也"，信然。

【语译】病太阳中风，服了桂枝汤后，汗出得很多，高热仍不止，烦闷口渴，脉搏洪大，这是高热和新陈代谢亢盛的表里皆热证，应该给以白虎加人参汤解热生津。

【释方】陆渊雷云："白虎汤之主药，为石膏知母，知母解热生津，治阳明病阳盛津伤，最为适当。石膏系硫酸钙之含水结晶体，有碱性反映，其治效当与西药之诸钙盐类似。约而言之，胃肠内发生过剩之酸液时，用钙盐为制酸剂，或慢性胃肠炎，黏液分泌过多，沉淀而蔽其黏膜，阻碍其消化吸收时，用钙盐类溶解之，此皆作用于胃肠，古人以石膏为清胃药，有以也。新陈代谢疾患，如糖尿病等，血液有酸性反应时，用钙盐类中和之。劳动过度，亚砒酸及磷之中毒，或热性传染病之经过中，体内发生乳酸时，亦为钙盐类之适应证。此外又有止血消炎镇静强心强壮诸作用……中医用石膏，则以唇舌干燥，小便赤浊，烦渴引饮为标准……用粳米者，殆因伤津之故，盖以知母石膏清其热，恢复其胃肠之机能，而以粳米滋养之也，合知母、石膏、粳米、甘草，治大热汗出，脉洪烦渴，是为白虎汤，若因胃机能衰弱，致心下痞硬者，则加人参，人参主胃机能衰弱，其证候为心下痞硬，亦能兴奋新陈代谢机能。"

原文 27

太阳病，发热恶寒，热多寒少，脉微弱者，此无阳也，不可发汗，宜桂枝二越婢一汤。

桂枝二越婢一汤方

桂枝 去皮　芍药　麻黄　甘草 各十八铢，炙　大枣 四枚，擘　生姜 一两二铢，切　石膏 二十四铢，碎，绵裹

上七味，以水五升，煮麻黄一二沸，去上沫，内诸药，煮取二升，去滓，温服一升。本云，当裁为越婢汤、桂枝汤，合之饮一升，今合为一方，桂枝二分，越婢一分。臣亿等谨按：桂枝汤方，桂枝、芍药、生姜各三两，甘草二两，大枣十二枚。越婢汤方，麻黄二两，生姜三两，甘草二两，石膏半斤，大枣十五枚。今以算法约之，桂枝汤取四分之一，即得桂枝、芍药、生姜各十八铢，甘草十二铢，大枣三枚。越婢汤取八分之一，即得麻黄十八铢，生姜九铢，甘草六铢，石膏二十四铢，大枣一枚八分之七，弃之。二汤所取相合，即共得桂枝、芍药、甘草、麻黄各十八铢，生姜一两二铢，石膏二十四铢，大枣四枚，合方。旧云桂枝三，今取四分之一，即当云桂枝二也，越婢汤方，见仲景杂方中，《外台秘要》一云起脾汤。

【校勘】《千金翼方》："者"字作"则"。《玉函经》："发汗"上有"复"字。《仲景全书》："发汗"作"更汗"。

桂枝二越婢一汤方。《玉函经》《千金翼方》："煮麻黄"上有"先"字。成无己本："味"字下有"㕮咀"两字；"以水五升"作"以五升水"。《玉函经》、成无己本："本云"作"本方"。《玉函经》：煮服法里两个"婢"字都作"脾"。成无己本：煮服法无两个"分"字。

【音义】越婢，成无己云："胃为十二经之主，脾治水谷，为卑藏，若婢，《内经》曰：脾主为胃行其津液，是汤所以谓之越婢者，以发越脾气，通行津液。《外台》方一名越脾汤，即此义也。"

【句释】"宜桂枝二越婢一汤"句，应移在"热多寒少"句下。不然，正如柯韵伯所说："不烦不躁，何得妄用石膏……言不可发汗，何得妄用麻黄。"

【串解】舒驰远云："热多寒少四字，是条中关键，必其人平素热盛津衰，故方中用石膏，以保其津液也。"

可见舒氏已经见到桂枝二越婢一汤是热多寒少的主方。既言脉微弱，又说无阳，当是用附子的寒多热少证，至少不会是热多寒少，如此阴证，当然不能发汗了。要之，发热恶寒，热多寒少，是阳证、表证、热证，故用桂枝二越婢一汤解表清热，脉微弱的无阳证，是阴证、里证、寒证，因而便不可发汗。

【语译】患太阳病，发热的时间多，恶寒的时间少，这是表实证，宜用桂枝二越婢一汤发汗解热。假使脉搏微弱，而体温低落，这是阴证，便不应当再用发汗法。

【释方】柯韵伯云："考越婢方，比大青龙无桂枝、杏仁，与麻黄杏子石膏汤同为凉解表里之剂，此不用杏仁之苦，而用姜、枣之辛甘，可以治太阳阳明合病，热多寒少而无汗者，犹白虎汤证背微恶寒之类，而不可以治脉弱无阳之证也。"

其实本方与桂枝汤比较，只多麻黄、石膏，因此，它除有桂枝汤的解肌作用而外，还能够开表解热，也就是说桂枝二越婢一汤证的发热比桂枝汤证高，"汗"没有桂枝汤证多，甚而"无汗"，脉搏也应比桂枝汤证浮大。

原文 28

服桂枝汤，或下之，仍头项强痛，翕翕发热，无汗，心下满微痛，小便不利者，桂枝去桂加茯苓白术汤主之。

桂枝去桂加茯苓白术汤方

芍药三两　甘草二两，炙　生姜切　白术　茯苓各三两　大枣十二枚，擘

上六味，以水八升，煮取三升，去滓，温服一升，小便利则愈。本云，桂枝汤今去桂枝，加茯苓、白术。

【校勘】《脉经》《千金翼方》：无"或"字"仍"字。《玉函经》："满"字下有"而"字。《脉经》：无"白"字。

桂枝去桂加茯苓白术汤方。《玉函经》："六味"下有"㕮咀"二字；"八升"作"七升"；"云"作"方"。成无己本：不载本方，仅于第十卷云："于桂枝汤方内，去桂枝加茯苓白术各三两，余依前法煎服，小便利则愈。"

【句释】"心下满"，钱潢云："心下，心之下，胃脘之分也。"陆渊雷云："仲景书凡言心下者皆指胃。"是"心下满"即指胃部的胀满，为有水饮的症状，机体内毛细动脉常滤出许多液状物体，以渗润组织，而供其营养，这就是淋巴，假使这时毛细管滤出过多，淋巴管又不能尽量吸收，势必停潴于组织或体腔里，这些被停潴的

液体，就是水饮。

桂枝去桂加茯苓白术汤，《医宗金鉴》云："去桂当是去芍药，此方去桂，将何以治头项强痛，发热无汗之表乎……论中有脉促胸满，汗出恶寒之证，用桂枝去芍药加附子汤主之。去芍药者，为胸满也，此条证虽稍异，而其满则同，为去芍药可知矣。"

【串解】成无己云："头项强痛，翕翕发热，虽经汗下，为邪气仍在表也。心下满微痛，小便利者，则欲成结胸，今外证未罢，无汗，小便不利，则心下满微痛，为停饮也，与桂枝汤以解外，加茯苓白术利小便行留饮。"

表证不解而遂有水饮，是水饮为患者的宿疾，太阳表证是新感，因新感而引发宿疾，所以用"桂枝汤"治新感的太阳病，加茯苓、白术治引发的水饮，与"喘家作桂枝汤加厚朴杏子"条，同一方法。

【语译】太阳病，经过桂枝汤解表，或经过用下剂，仍然头痛项强，翕翕发热，不出汗，同时胃部胀满作痛，小便不畅利，这不仅是表证不解，而且还引发了水饮证，因而要用"桂枝去芍药加茯苓白术汤"发表利水。

【释方】据以上解释，方名应改称为"桂枝去芍药加茯苓白术汤"，方中的"芍药三两"，应为"桂枝三两"。

陆渊雷云："凡西医所称水肿之病，倘不用手术放水，惟有使组织自吸收之，从小便排出体外，然后其病可愈，此方之所以用苓术也。《别录》云：术消痰水，逐皮间风水结肿，可知术能使组织吸收液体，术以吸收之，茯苓以利其小便，则水饮除，而心下之满痛愈。一面仍用桂枝汤，治头项强痛、翕翕发热之表证，去芍药者，不欲扩张内部之血管也，血管扩张而充血，则水饮之漏出不止矣。"

原文 29

伤寒脉浮，自汗出，小便数，心烦，微恶寒，脚挛急，反与桂枝，欲攻其表，此误也。得之便厥，咽中干，烦躁吐逆者，作甘草干姜汤与之，以复其阳；若厥愈足温者，更作芍药甘草汤与之，其脚即伸；若胃气不和，谵语者，少与调胃承气汤；若重发汗，复加烧针者，四逆汤主之。

甘草干姜汤方

甘草四两，炙　干姜二两

上二味，以水三升，煮取一升五合，去滓，分温再服。

芍药甘草汤方

白芍药　甘草各四两，炙

上二味，以水三升，煮取一升五合，去滓，分温再服。

调胃承气汤方

大黄四两，去皮，清酒洗　甘草二两，炙　芒消半升

上三味，以水三升，煮取一升，去滓，内芒消，更上火微煮令沸，少少温服之。

四逆汤方

甘草二两，炙　干姜一两半　附子一枚，生用，去皮破八片

上三味，以水三升，煮取一升二合，去滓，分温再服。强人可大附子一枚，干姜三两。

【校勘】《玉函经》："自汗"下无"出"字；"小便数"句下有"颇微恶寒，论曰"六字，下接"心烦"句。《脉经》：作"小便数，颇复"（原注云："仲景颇复字作心烦"）。成无己本："桂枝"下有

"汤"字。《玉函经》："脚挛急"上有"两"字。《脉经》："承气汤"上无"调胃"二字。

甘草干姜汤方。《玉函经》：甘草作"二两"。成无己本：干姜下有"炮"字。《玉函经》、成无己本："味"字下均有"㕮咀"两字。

芍药甘草汤方。《玉函经》："芍药"上无"白"字；"味"字下有"㕮咀"两字，成无己本同。成无己本："五合"作"半"；"服"字下有"之"字。

调胃承气汤方。"阳明篇"、《玉函经》："大黄"下都没有"去皮"二字。《玉函经》、成无己本：大黄"酒洗"作"酒浸"。《外台秘要》：甘草"二两"作"三两"。《千金翼方》：芒消"半升"作"半两"。"阳明篇"云："右三味切，以水三升，煮二物至一升，去滓，内芒消，更上微火一二沸，温顿服之，以调胃气。"《玉函经》、成无己本："味"字下有"㕮咀"二字。

四逆汤方。《千金翼方》：甘草作"一两"。《玉函经》：附子作"生去皮破"。成无己本："味"字下有"㕮咀"二字。

【音义】挛，拳曲不能伸也。谵，音詹，神昏妄言也。承，音丞，受也，继也。

【句释】"小便数"，即尿意频数，小便反少。"厥"，为体温低落，手足发冷。"咽中干"，是津液缺乏，唾腺分泌减少。"烦躁吐逆"，为胃机能衰弱的反应。"谵语"，是脑神经紊乱而发的半意识梦呓，在热病经过中，往往发现。"烧针"，见第117条。

"承气汤"，柯韵伯云："名承气者，调胃即所以承气也。经曰：'平人胃满则肠虚，肠满则胃虚，更虚更实，故气得上下。'今气之不承，由胃家之热实，必用硝、黄以濡胃家之糟粕，而气得以下；

同甘草以生胃家之津液，而气得以上。推陈之中，便寓致新之义，一攻一补，调胃之法备矣。"

"四逆汤"，钱潢云："四逆汤者，所以治四肢厥逆而名之也。"通常为高度心脏衰弱之征，所以四逆汤为强心主剂。

【串解】成无己云："脉浮自汗出，小便数而恶寒者，阳气不足也，心烦脚挛急者，阴气不足也，阴阳血气俱虚，则不可发汗，若与桂枝汤攻表，则又损伤阳气，故为误也。"

其实，脉浮自汗出，小便数，心烦，微恶寒，脚挛急等症，与第20条的太阳病，发汗，遂漏不止，其人恶风，小便难，四肢微急，难以屈伸等症，基本是一致的。这是桂枝加附子汤证，所以成无己认为是阴阳气血两虚，当然不能再发表了。假使误表了，阳再受伤，而体温低落，便会四肢厥冷，阴再耗损，而津液缺乏，便会咽干烦躁。这时最低限度要用甘草干姜汤强心健胃，复其阳气，俟手足转温以后，再用芍药甘草汤弛缓痉挛，益其阴气。

陆渊雷云："凡阴证叠用干姜、附子，阳回之后，往往转为胃燥……故用调胃承气汤。"这时的胃燥，津液缺乏，仍是一大原因，所以调胃承气，宜少不宜多。假使当误汗时，是用烧针等的重汗法，诚恐亡阳太甚，便不能不用四逆汤这一类的回阳重剂。

【语译】患急性热病，而呈现脉浮、出汗、烦闷、小便困难、恶寒、两脚痉挛等症时，这是阴阳两虚的现象，万不能用桂枝汤去发表。假设误表了，亡了阳，便会四肢厥冷，伤了阴，便会咽干烦躁，甚至呕吐，这时轻则用甘草干姜汤，重则用干姜附子汤强心回阳，等到阳回足温以后，再以芍药甘草汤弛缓其痉挛。假设连服回阳药后，又引起胃燥，呈现谵妄症时，只少少给以调胃承气汤就行了。当误汗时，如果使用的是烧针等重发汗的方法，亡阳已甚，这时还是应该以四逆汤为主要的回阳方剂。

【释方】甘草干姜汤方。吴遵程方注云："甘草干姜汤，即四逆汤去附子也，辛甘合用，专复胸中之阳气。"据赵燏黄译"甘草成分甘草酸对于心脏之药理作用"一文称："用甘草酸钠盐进行 Clark 氏离体蛙心灌流试验，结果与肾上腺素的强心作用相似。"（《医药学》第五卷九期）证明吴氏所谓专复胸中之阳，也就是本方的强心作用。用甘草强心，炙甘草汤、桂枝甘草汤都是例子，本方重用甘草四两，其作用可知。干姜，甄权《本草》称"宣诸络脉"，李时珍说："能引血药入血分，有阳生阴长之意，故血虚者用之。"可见干姜不仅散胃寒，亦是有效的强心药，所以四逆汤里终究少不了它。

芍药甘草汤方。柯韵伯云："脾不能为胃行其津液，以灌四旁，故足挛急，用甘草以生阳明之津，芍药以和太阴之液，其脚即伸，此亦用阴和阳法也。"甘草强心，芍药扩张血管，血行畅旺，神经得到濡养，便弛缓了痉挛，所谓"行其津液，以灌四旁"，可能就是这个道理。"脾""胃"不过是抽象的形容词。

调胃承气汤方。陆渊雷云："大黄系植物性下剂，其作用为刺激肠黏膜，使肠蠕动亢进，且制止结肠首端之逆蠕动，则肠内容物移运迅速，水分未及吸收，已达直肠，故令粪便中富有液体也。芒硝为硫酸钠之含水结晶体，系盐类下剂，内服之后，绝难吸收，故无刺激作用，不过在消化器内，保有其溶解本药之水分，勿令吸收，故能保持小肠内容物之液状形态直至直肠，粪便即成溏薄，古人谓大黄荡涤，芒硝软坚，信不诬也。由是言之，临诊上之应用，若欲急速排除肠内容物者，宜大黄，若因肠内容干燥而便秘者，宜芒硝，若二者合用，则泻下之力尤大，调胃承气汤是也。又大黄刺激肠管之结果，能引起腹腔内骨盆腔内之充血，为月经过多，子宫出血等症。在孕妇，或致流产早产，故肠及下腹部有充血炎性机转者，大黄亦须慎用，调胃承气汤合大黄、芒硝以攻下，加甘草以治急迫，故能治便秘便难，涤除食毒，其在急慢性肠炎，肠内容物起异常发酵，产生有害物，刺激肠黏膜，使炎症转剧时，用此方以助其排除，则肠炎自止，故又能治下利、大便绿色等证。肠蠕动亢进，使腹腔脏器充血，则以诱导方法，能平远隔脏器之炎症充血，故又能治谵语发狂（脑部充血）、发斑面赤、龈肿出血（患部充血）、疔疮痈疽（患部炎症）等证，此皆古人所实验，证之今日之药理学而符合者也。于此须注意者，硝黄俱属寒药，宜于阳证，切忌误施于虚寒证耳。"

四逆汤方。干姜、附子，为纯阳大热药，能振奋机能的衰减，干姜尚偏重于温运消化器官，而附子竟及于整个机体。凡心脏衰弱，细胞生活力减退时，附子有极大的振奋作用，与甘草、干姜配合，力量更强。据临床经验，四逆汤的效用，实优于毛地黄、樟脑诸剂，因为连续应用，阳回之后，疾病遂愈，没有什么流弊。

原文 30

问曰：证象阳旦，按法治之而增剧，厥逆，咽中干，两胫拘急而谵语，师曰言夜半手足当温，两脚当伸，后如师言。何以知此？答曰：寸口脉浮而大，浮为风，大为虚，风则生微热，虚则两胫挛，病形象桂枝，因加附子参其间，增桂令汗出，附子温经，亡阳故也，厥逆，咽中干，烦躁，阳明内结，谵语烦乱。更饮甘草干姜汤，夜半阳气还，两足当热，胫尚微拘急，重与芍药甘草汤，尔乃胫伸，以承气汤微溏，则止其谵语，故知病可愈。

【校勘】《玉函经》：无"师曰"的"曰"字；"知此"作"知之"；两"为"字上都有"即"字；"参"字作"于"字；没有"重"字。成无己本：两"为"字上部有"则"字；"病形"作"病证"；"躁"作"燥"。

【音义】胫，音敬，膝以下骨名。象，与像字同义，肖似也。溏，溏泄也，有稀释的意义。

【句释】"阳旦"，成无己云："阳旦，桂枝汤别名也"，《千金要方》《外台秘要》另有"阳旦汤"方，即桂枝汤加黄芩，不知孰是。"寸口"，为两手的桡骨动脉，即一般诊脉处。"亡阳"，为体温高度的脱失，一般叫虚脱，用强壮药物，强心和振奋细胞生命力，统叫作"温经"，或者叫作"回阳"。

【串解】程应旄云："此条即上条注脚，借问答以申明其义也。证象阳旦句，应前条伤寒脉浮自汗出，小便数，心烦微恶寒，脚挛急一段。按法治之句，应前条反与桂枝汤，欲攻其表一段。而增剧至拘急而谵语句，应前条此误也，得之便厥，咽中干，烦躁吐逆者一段。师言夜半手足当温，两胫当伸，后如师言，何以知此句，应前条已用甘草汤，并调胃承气汤一段。答曰，寸口脉浮而大，浮则为风，大则为虚，风则生微热，虚则两胫挛，证象桂枝，因加附子参其间，增桂令汗出，附子温经，亡阳故也数句，发明以补出前证病源，及用桂枝之误。见证象桂枝而实非桂枝证，将成亡阳，虽附子可加于本汤，奈何于本汤加黄芩乎？厥逆，咽中干，烦躁，阳明内结，谵语烦乱，申叙前证，以著亡阳之实，更饮甘草汤，夜半阳气回，两足当温，重应前条甘草干姜汤一段。胫尚微拘急，重与芍药甘草汤，尔乃胫伸，重应前条芍药甘草汤一段。以承气汤微溏，则止其谵语，重应前条调胃承气汤一段。故知其病可愈，亦非泛结，见其愈也，由于救之得法，万一为烦躁谵语等证所惑，而大青龙之见，不无交互于胸中，欲其病之愈也得乎。"

程氏的解释虽不无理由，究不是临床事实，如"大脉"为什么可以代表虚证，本条既在解释前条，前条回阳是用的甘草干姜汤，而这里说"附子温经，亡阳故也"。前条用附子是四逆汤，这里说"证象桂枝，因加附子参其间"，也没有这经过。总之，语无精要，反觉支离。舒驰远、尤在泾疑不是《伤寒论》的本文，柯韵伯删去了这一条，都不无见地。

【语译】问：有个病人患的很像阳旦汤证，医生按照用阳旦汤的方法进行治疗，结果病情变严重了，四肢现厥冷，咽喉干燥，两脚拘挛，时而神昏谵语，这样严重的情况，他认为并无妨害，还说：到了半夜手足自然会转温暖的，两脚的痉挛现象也会消失的，后来果然应验了。他为什么有这样准确的预见呢？答：病人发微热，自汗，脉浮大，恶风，这完全是太阳中风证，不过病人体力本虚，又服阳旦汤后多出了汗，因而体液消失，四肢厥冷拘挛，大有亡阳的征象，便于方中加入附子，温经回阳，并先后给以甘草干姜汤和芍药甘草汤，温中存津，因而厥冷、拘挛、咽干等症状才逐渐得以消退。但阳回以后，燥气又动，大便秘结，时而烦乱谵语，经适当的给以调胃承气汤，润燥通便后，谵语才停止下来，症状逐渐好转，这些随证施治的过程，就是他能够对病人做正确预后判断的基础。

表2　第12至30条内容表解

12条至30条表解

太阳中风

- 本证
  - 脉象：浮弱（同浮缓）（12）
  - 证候
    - 主症：头痛，项强，发热，恶风，或恶寒，汗自出（12、13）
    - 副症：鼻鸣干呕（12）
  - 治疗：桂枝汤（12、13）
- 变证
  - 误汗
    - 桂枝加附子汤证：汗漏不止，小便难，四肢微急（20）
    - 桂枝二麻黄一汤证：形似疟，一日再发（25）
    - 白虎加人参汤证：大汗出，大烦渴不解，脉洪大（26）
    - 甘草干姜汤证：咽中干，烦躁，吐逆（29）
    - 芍药甘草汤证：脚挛急（29）
    - 调胃承气汤证：胃气不和，谵语（29、30）
    - 四逆汤证：汗出，亡阳，厥冷（29）
  - 误下
    - 桂枝去芍药汤证：脉促胸满（21）
    - 桂枝去芍药加附子汤证：微寒（22）
    - 桂枝去桂加茯苓白术汤证：头项强痛，发热，无汗，心下满微痛，小便不利（28）
  - 热甚
    - 桂枝麻黄各半汤证：面有热色，不得小汗（23）
    - 刺风池风府证：反烦不解（24）
    - 桂枝二越婢一汤证：热多寒少（27）
- 转机
  - 脉象：微缓（23）
  - 证候：热多寒少，清便自可，不呕（23）

桂枝汤

- 主要作用：解肌（16）
- 加减用法
  - 加
    - 加葛根（14）
    - 加厚朴、杏子（18）
    - 加附子（20）
  - 减——去芍药（21）
  - 加减
    - 去芍药加附子（22）
    - 去桂加茯苓白术（28）
- 禁忌
  - 不上冲者，不得与之（15）
  - 已发汗，若吐、若下、若温针，仍不解者，此为坏病，桂枝不中与之也（16）
  - 脉浮紧，发热，汗不出者，不可与之也（16）
  - 酒客病，不可与桂枝汤（17）
  - 凡服桂枝汤吐者，其后必吐脓血也（19）
  - 小便数，心烦，微恶寒，脚挛急，反与桂枝，欲攻其表，此误也（29）
  - 脉微而恶寒者，此阴阳俱虚，不可更发汗（23）

❀ **复习题**

1.桂枝汤究竟应该用于哪些症状所构成的何种疾病？使用桂枝汤的关键究竟在什么地方？

2.桂枝加葛根汤、桂枝加附子汤、桂枝去芍药汤、桂枝去芍药加附子汤、桂枝麻黄各半汤、桂枝二麻黄一汤、桂枝二越婢一汤、桂枝去桂加茯苓白术汤，都是以桂枝汤为主加减出入的，它们都有桂枝汤的共通症吗？它们个别所治不同的主要症状是什么？

3.使用桂枝汤的禁忌有哪些是值得我们注意的？

辨太阳病脉证并治中

——从第 31 条至第 127 条。

三、第 31 至 41 条

第 31 至 41 条等 11 条，讨论辨识麻黄汤证一类的证治。

原文 31

太阳病，项背强几几，无汗恶风，葛根汤主之。

葛根汤方

葛根 四两　麻黄 三两，去节　桂枝 二两，去皮　生姜 三两，切　甘草 二两，炙　芍药 二两　大枣 十二枚，擘

上七味，以水一斗，先煮麻黄、葛根，减二升，去白沫，内诸药，煮取三升，去滓，温服一升，覆取微似汗，余如桂枝法将息及禁忌，诸汤皆仿此。

【校勘】《外台秘要》："无汗"作"反汗不出"。《外台秘要》、《玉函经》、"可发汗篇"："风"字下都有"者"字。

葛根汤方。《外台秘要》：麻黄作"四两"；"桂枝"作"桂心"。成无己本："芍药"下有"切"字。《玉函经》、成无己本："味"字下有"㕮咀"两字。《外台秘要》："味"字下有"切"字。《玉函经》《千金翼方》《外台秘要》："白沫"都作"上沫"。成无己本：

"去白沫"作"去沫"。《玉函经》、《千金翼方》、成无己本："似汗"句下有"不须啜粥"四字。《外台秘要》："似汗"句下有"出，不须喫热粥助药发"九字。成无己本：没有"诸汤皆仿此"五字。

【串解】陆渊雷云："葛根汤为发热头痛，脉浮无汗之主方，应用最广，不必见显著之项强也，其异于麻黄汤证者，麻黄证有喘，葛根证无之；麻黄证身疼腰痛，骨节疼痛，葛根证纵有骨楚，亦颇轻微。病有汗者，麻黄汤绝对禁用，若有咳嗽，或胃肠证时，虽有小汗，葛根汤犹为可用，若不咳，汗较多者，当然属桂枝加葛根汤。"

桂枝加葛根汤证在上篇第14条，两证的主要不同点，即在有汗无汗，所以魏荔彤云："其辨风寒，亦重有汗无汗，亦不以畏恶风寒多少为准。"

【语译】患太阳病，颈项连肩背部都有拘急强直的感觉，不出汗，怕风，这是恰好用葛根汤的证候。

【释方】柯韵伯云："葛根味甘气凉，能起阴气而生津液，滋筋脉而舒其牵引，故以为君，麻黄、生姜，能开玄府腠理之闭塞，祛风而出汗，故以为臣，寒热俱轻，故少佐桂芍，同甘枣以和里，此于麻桂二汤之间，衡其轻重，而为调和表里之剂也……桂枝、葛根，俱是解肌和里之剂，故有汗无汗，下利不下利皆可用，与麻黄专于治表者不同。"因此使用葛根汤的标准，似比桂枝汤证为重，较麻黄汤证为轻。

原文 32

太阳与阳明合病者，必自下利，葛根汤主之。用前第一方，一云用后第四方。

【校勘】《玉函经》：无"者"字；无"下"字。《脉经》：作

"太阳与阳明合病，而自利不呕者，属葛根汤证"。《千金翼方》：注云"一云用后葛根黄芩黄连汤"。

【句释】"合病"，成无己云："伤寒有合病，有并病，本太阳病不解，并于阳明者，谓之并病，二经俱受邪，相合病者，谓之合病，合病者，邪气甚也"，成氏最后一句话颇中肯，所谓合病，就是比较不单纯而重笃的疾病，即或是某病并发某病，也可以称为合病，不必局限于文字的面貌。论中谈合病的有第32、33、36、172、219、256、268条共七条，可以相互参看。"阳明"，为高热里实证，说已见前，并详阳明病篇。"下利"，即是腹泻。

【串解】《医宗金鉴》云："太阳与阳明合病者……表里之气，升降失常……治法解太阳之表，表解而阳明之里自和矣。"

即是说在患太阳表证的同时，胃肠的机能亦发生了障碍，尤其表现在吸收机能的障碍，因而腹泻下利，而成为表里俱病时，给以葛根为主药的葛根汤，能输达津液，使消化道中的营养液吸收入血管，灌输于肌表，则项强消失，下利自止。

【语译】太阳病与阳明病合并出现时，而有腹泻症状的，应该以葛根汤为主方。

原文33

太阳与阳明合病，不下利但呕者，葛根加半夏汤主之。

葛根加半夏汤方

葛根四两　麻黄三两，去节　甘草二两，炙　芍药二两　桂枝二两，去皮　生姜二两，切　半夏半升，洗　大枣十二枚，擘

上八味，以水一斗，先煮葛根、麻黄，减二升，去白沫，内诸药，煮取三升，去滓，温服一升，覆取微似汗。

【校勘】《玉函经》：无第一句，与第32条合成一条。

葛根加半夏汤方。《玉函经》：麻黄作"二两"。成无己本："麻黄"下有"汤泡去黄汁焙干称"八字。"可发汗篇"、成无己本："生姜"都作"三两"。《玉函经》："白沫"，作"上沫"。

【串解】陆渊雷云："胃肠为津液之策源地，在肠之津液被迫，则下注而为利，在胃之津液被迫，则上逆而为呕，各从其近窍出也，下利者，得麻桂之启表，葛根之升津，而利自止，呕者，犹恐升津之力助其逆势，故加半夏以镇之。"

本条着重在"呕"，表邪不解，热刺激呕吐中枢，势必作呕，半夏虽镇呕，只是治标，葛根汤解表散邪，才是治本。

【语译】太阳病与阳明病合并出现时，并没有腹泻症状，而仅现呕吐的，只在葛根汤这主方里加"半夏"一味就行了。

【释方】《神农本草经》称半夏主"胸胀咳逆"，呕，亦属于咳逆一类，《名医别录》以后，都有半夏治呕逆的记载，现在药理实验证明，半夏确有抑制呕吐中枢，镇静呕吐的作用。

原文 34

太阳病，桂枝证，医反下之，利遂不止，脉促者，表未解也，喘而汗出者，葛根黄芩黄连汤主之。促，一作纵。

葛根黄芩黄连汤方

葛根半斤　甘草二两，炙　黄芩三两　黄连三两

上四味，以水八升，先煮葛根，减二升，内诸药，煮取二升，去滓，分温再服。

【校勘】《玉函经》《脉经》《千金翼方》："遂"字在"利"字上；"脉"字上有"其"字。

葛根黄芩黄连汤方。《千金要方》《外台秘要》：方名作"葛根黄连汤"。《外台秘要》：葛根"半斤"作"八两"；"黄芩"下有"切"字。成无己本：葛根作"二两"。《外台秘要》："黄连"下有"金色者"三字。《玉函经》："味"字下有"㕮咀"二字。《外台秘要》："味"字下有"切"字；"二升"下，有"掠去沫"三字。

【句释】"桂枝证"，即是用桂枝汤的证候，也就是太阳中风证。医反下之，桂枝证是表证，便应用桂枝汤解表，这是治疗的原则，表证不解表而用下剂，便违反了治疗原则，这不合理的疗法，便称作"反"。

【串解】成无己云："桂枝证者，邪在表也，而反下之，虚其肠胃，为热所乘，遂利不止，邪在表，则见阳脉……促为阳盛，虽下利而脉促，知表未解也。"

要知道体温和血循环是分不开的，太阳病桂枝证，本是肌表充血，血热在表，用发表解肌的方法，便热散而病减，今反用下剂，便引起腹腔里的充血，便由表热一变而为里热的腹泻症。虽如此，脉搏还有促急的现象（参看第21条），是机体的正气仍有趋于体表的机势，这时应该对准证候，适当地选用桂枝汤、葛根汤、桂枝加葛根汤等，仍从表解。假使误下后，脉不促，而有喘息、出汗等情况时，这是热已陷里了，便只有用清里法，而选用葛根黄芩黄连汤，所以成无己说："喘而汗出者，为因喘而汗出也，即里热气逆所致。"

【语译】患太阳中风证，应服桂枝汤解表，假使不解表而用泻下剂，便会引起严重的腹泻。这时诊察他的脉搏，如有亢奋急促的形象，说明机体抗力仍有从表解的趋势，应及时酌用解表的方剂。假使腹泻而脉搏不促，并有喘息、出汗的情况时，这是已经转变成里热证了，可给以葛根黄芩黄连汤方。

【释方】陆渊雷云："凡有里热，而病势仍宜外解者，皆葛根芩连汤所主，利与喘汗，皆非必具之证，黄芩、黄连，俱为苦寒药，寒能泄热，所谓热者，充血及炎性机转是也，黄连之效，自心下而上及于头面，黄芩之效，自心下而下及于骨盆，其证候皆为心下痞，按之濡而热，或从种种方面诊知有充血炎性机转者，是也。"

陆氏之说，系根据诸"泻心汤"而言，因为诸泻心汤，都以"心下痞满"为主症，"心下痞满"是内部脏器有充血的病变，所以都属于里热证，都用芩、连。

原文 35

太阳病，头痛发热，身疼腰痛，骨节疼痛，恶风无汗而喘者，麻黄汤主之。

麻黄汤方

麻黄三两，去节　桂枝二两，去皮　甘草一两，炙　杏仁七十个，去皮尖

上四味，以水九升，先煮麻黄，减二升，去上沫，内诸药，煮取二升半，去滓，温服八合，覆取微似汗，不须歠粥，余如桂枝法将息。

【校勘】《玉函经》《脉经》《千金翼方》："身疼"作"身体疼"。《千金要方》："恶风"作"恶寒"。《外台秘要》：作"伤寒头疼腰痛，身体骨节疼，发热恶风，汗不出而喘"。

麻黄汤方。《千金翼方》：甘草"一两"作"二两"。《玉函经》《千金翼方》：杏仁"七十个"作"七十枚"。成无己本："去"字上有"汤"字。《千金翼方》："尖"字下有"两仁者"三字。《外台秘要》："杏仁"后作"去皮尖两人碎"六字。《千金要方》："杏

仁"后云"喘不甚，用五十枚"。《玉函经》："味"字下有"哎咀"两个字。《外台秘要》："味"字下有"切"字。《玉函经》："覆取微似汗"作"温复出汗"。

【句释】"身疼腰痛，骨节疼痛"，为汗腺闭塞，汗液潴留腺口，对末梢神经发生酸刺激的结果。"无汗而喘"，说明"无汗"是致"喘"的原因，因为皮肤汗腺闭塞了，体温的放散和整个新陈代谢作用都大受影响，肺部便要加大加快呼吸的作用，来增加吸氧排碳的工作。

【串解】柯韵伯云："太阳主一身之表，风寒外束，阳气不伸，故一身尽疼……风寒客于人，则皮毛闭，故无汗，太阳为诸阳主气，阳气郁于内，故喘。"

本条即上篇第3条太阳伤寒的证治。太阳伤寒病，是浅层动脉收缩，汗腺闭塞，体温不能照常放散，汗腺收缩，汗液潴留的结果，便导致一身疼痛，体温不得散泄的结果，便导致肺呼吸加强的喘息，柯氏说"阳气郁于内故喘"，可能是指这种病理机转而言。

【语译】患太阳伤寒病，而出现头痛发热，周身骨节疼痛，恶风，不出汗，喘息等症状时，这是表实证，应给以"麻黄汤"方发汗开表。

【释方】陆渊雷云："麻黄之治喘咳，正由发汗之故，盖发汗之目的不一，排除水气，一也；放散体温，二也；有表证而汗闭者，汗出则毒害性物质亦出，三也……然其配伍之药，则视发汗之目的而异，为发表祛毒，则伍桂枝，麻黄汤、葛根汤、大小青龙汤是也；为发越郁阳，则与石膏为伍，麻杏甘石汤、越婢汤是也；为止咳定喘，则与杏仁为伍，麻黄汤、大青龙汤、麻杏甘石汤是也；为排除水气，则不与他药为伍，甘草麻黄汤、麻黄醇酒汤是也，甘草与酒，不足为配药，且汗出则水气无有不泄，不须配药故也。惟放散体温，未见有特配他药以达此目的者。盖麻黄所以发汗，热病宜汗者为太阳，太阳之热，为正气抗毒之表现，而为体力所能堪，不可以抑制或蒸放故也。由是言之，太阳用发汗剂，而体温暂时降低者，特汗剂之副作用，非其主要目的，惟其是副作用，故大青龙汤有汗多亡阳之戒也。"徐大椿说："麻黄治无汗，杏仁治喘，桂枝甘草治太阳诸症，无一味不紧切，所以谓之经方。"

原文 36

太阳与阳明合病，喘而胸满者，不可下，宜麻黄汤。

【校勘】《玉函经》、成无己本："汤"字下有"主之"两字。

【串解】陆渊雷云："阳明可下，合病则表证未解，故不可下。阳明病，腹满者可下，今合病而胸满，则其满不在肠，故不可下。喘而胸满者，因汗不得出，热毒壅迫于肺脏故也，与麻黄汤发汗，则喘满自除。"

表里证同时出现，先解表，后攻里，亦为治疗原则之一，本条就是在说明这个道理，表解了，里证也会自然消失的。

【语译】太阳病与阳明病合并出现时，见着呼吸喘促而胸部胀满的症状，这是由于表实汗闭的关系，不要错误地去攻里，仍然以麻黄汤解表为最适合。

原文 37

太阳病，十日以去，脉浮细而嗜卧者，外已解也。设胸满胁痛者，与小柴胡汤；脉但浮者，与麻黄汤。

【校勘】《玉函经》《千金翼方》："以去"作"已去"；"脉"字上有"其"字。《玉函经》《脉经》《千金翼方》："外已解也"作"此为外解"。

【句释】"十日以去"，犹言十日以上。"脉浮细"，是虽然轻手可以诊察到脉搏，而脉搏的波动却细小不张，这象征着表证的机势不再亢盛了。"嗜卧"，为正气与疾病做斗争后，精神疲乏的缘故。"外"，指"表"而言。"胸胁"，指两肋骨弓下的部位，胸满胁痛，是少阳病的症状。

【串解】《医宗金鉴》云："太阳病十日以上无他证，脉浮细而嗜卧者，外邪已解，不须药也。设有胸满胁痛等证，则知少阳之外邪未解，故与小柴胡汤和之，若脉但浮不细，而有头痛发热，恶寒无汗等证，则仍是太阳之外邪未解，当以麻黄汤汗之。"

这条主要是说明临床要灵活地随证施治，不可执一。

【语译】患太阳病已经过十天以上，所有症状基本上都消失了，只是脉搏浮而细小，精神不好，时时想睡，这是病已解除，体力还没有复原的关系。假使这时出现了胸满胁痛等症状，这是病机有转向少阳的变化，快给以小柴胡汤方。假如脉搏浮而不细，汗不出，热不退，便仍应给以麻黄汤发汗退热。

原文38

太阳中风，脉浮紧，发热恶寒，身疼痛，不汗出而烦躁者，大青龙汤主之。若脉微弱，汗出恶风者，不可服之，服之则厥逆，筋惕肉𥆧，此为逆也。

大青龙汤方

麻黄六两，去节　桂枝二两，去皮　甘草二两，炙　杏仁四十

枚，去皮尖　**生姜**三两，切　**大枣**十枚，擘　**石膏**如鸡子大，碎

上七味，以水九升，先煮麻黄，减二升，去上沫，内诸药，煮取三升，去滓，温服一升，取微似汗。汗出多者，温粉粉之。一服汗者，停后服，若复服，汗多亡阳，遂一作逆。虚，恶风烦躁，不得眠也。

【校勘】《千金要方》："太阳中风"句作"中风伤寒"。《玉函经》《脉经》《千金要方》："身"字下有"体"字。《千金要方》《外台秘要》："不汗出"作"汗不出"。《玉函经》《脉经》："烦躁"下有"头痛"两字；无"厥逆"的"逆"字。成无己本："不可服"下无"之"字；"逆也"下有"大青龙汤主之"六字。

大青龙汤方。成无己本：杏仁下"枚"字作"个"字。《千金翼方》："尖"字下有"两仁者"三字。成无己本、《金匮要略》、《玉函经》、《千金要方》：大枣"十枚"作"十二枚"。《玉函经》《千金翼方》《外台秘要》：石膏"碎"字下有"绵裹"两字。《外台秘要》："味"字下有"切"字。《玉函经》："取微似汗"作"复令汗"。《外台秘要》："取微似汗"作"厚复取微汗"。成无己本："粉之"作"扑之"，并无"若复服"三字。

【音义】惕，音剔，怵惕也。瞤，音顺，掣动也。筋惕肉瞤，即指肌肉的跳动。

【句释】"筋惕肉瞤"，是体温低落，脱失水分，筋肉得不到煦濡所致，多为亡阳而津不继的症状。

"温粉粉之"，相当于用爽身粉，可以吸收汗液，《后汉书·华佗传》云"体有不快，起作一禽之戏，怡而汗出，因以着粉"，与这同一意义。

【串解】柯韵伯云："盖仲景凭脉辨证，只审虚实，故不论中风伤寒，脉之缓紧，但于指下有力者为实，脉弱无力者为虚，不汗出而烦躁者为实，汗出多而烦躁者为虚，证在太阳而烦躁者为实，证在少阴而烦躁者为虚，实者可服大青龙，虚者便不可服，此最易知也，凡先烦不躁而脉浮者，必有汗而自解；烦躁而脉浮紧者，必无汗而不解。大青龙汤为风寒在表而兼热中者设，不是为有表无里而设，故中风无汗烦躁者可用，伤寒而无汗烦躁者亦可用，盖风寒本是一气，故汤剂可以互投，论中有中风伤寒互称者，如大青龙是也；有中风伤寒兼提者，如小柴胡是也（按：指第 101 条）。仲景但细辨脉证而施治，何尝拘拘于中风伤寒之别其名乎。"

柯氏之说，最有见地，本条前半段是实证，后半段是虚证，因此前半段证候可以用"大青龙汤"，后半段证候便不可用大青龙。即是说，本条着重在辨识证候的虚实，而不在中风、伤寒名词的争论。"大青龙汤证"是表里俱热，至重至笃的实证，因为出汗发热，是体温过高时的反应，体温愈高，出汗便愈多愈易，而"大青龙证"虽发高热，仍不能出汗，病变的严重性可以想见。用于高热、汗闭、烦躁的方药，假如施之于脉微弱、汗出、恶风的虚证，无可讳言，是有极大的危害性的。

【语译】患太阳病，无论伤寒或中风，只要有脉搏浮紧、发高热、恶寒、周身疼痛、不出汗、烦躁不安等症状时，便是服用大青龙汤的主要证候。假若脉搏细微软弱，出汗怕风，这是表虚证，便不是服大青龙汤的证候了。万一错误地吃下去，会引起虚脱，而发生四肢厥冷，由于亡阳伤津的关系，甚至筋肉也会呈现出跳动的险象来。

【释方】柯韵伯云："此即加味麻黄汤也，诸症全是麻黄，而有喘与烦躁之不同，喘者是寒郁其气，升降不得自如，故多杏仁之苦以降气，烦躁是热伤其气，无津不能作汗，故特加石膏之甘以生津，然其质沉，其性寒，恐其内热顿除，而外之表邪不解，变为寒中，而协热下利，是引贼破家矣。故必倍麻黄以发汗，又倍甘草以和中，更用姜枣以调营卫，一汗而表里双解，风热两除，此大青龙清内攘外之功，所以佐麻、桂二方之不及也。"

石膏对发热中枢有镇静作用，抑制热中枢的兴奋，即所谓清内热，麻黄、桂枝协合振奋汗腺，放散体温，即所谓散发郁阳，所以用之不当，可能使体温低落，心力衰弱，而致厥逆亡阳，不可不慎。

原文 39

伤寒脉浮缓，身不疼但重，乍有轻时，无少阴证者，大青龙汤发之。

【校勘】《玉函经》《千金翼方》："者"字下有"可与"二字。

【句释】"少阴证"，即指第 38 条的"脉微弱，汗出恶风"等症而言。

【串解】陆渊雷云："发热恶寒，不汗出而烦躁口渴者，大青龙汤之主证也，身疼非必见之证，因汗不出，热不减所致。与麻黄证同理，麻黄证亦有身不疼者矣，虽不疼而重，且有发热恶寒，不汗出，烦躁口渴，则主证已具，仍是大青龙所主，然身重疑于少阳阳明之一身尽重难转侧（百一十二条、二百二十七条。按：本书第 107 条、219 条），故别之曰，乍有轻时。又疑于少阴之四肢沉重（三百一十九条。按：本书第 316 条），故别之曰无少阴证，所以示辨析疑似之法也。论中多有但言副证，不言主证者，盖一方必具一方之主证，举方名则主证可知，故可不言，言副证以辨析疑似而已，前贤或不知此理，以谓病不过脉浮缓身重，何必投大青龙险峻之剂，于是徐大椿疑之，程应旄、张璐竟改为小青龙，疑之固非是，改小青龙，亦岂有一证近似哉。"

【语译】伤寒大青龙汤证的主要症状是发热恶寒、汗闭、烦躁、口渴等，纵然脉搏不浮紧而浮缓，身体不疼痛而仅感觉到轻度的沉重，只要没有脉微弱、汗出恶风等少阴症状，仍得用大青龙汤的清里发表剂。

原文 40

伤寒表不解，心下有水气，干呕发热而咳，或渴、或利、或噎、或小便不利，少腹满或喘者，小青龙汤主之。

小青龙汤方

麻黄去节　芍药　细辛　干姜　甘草炙　桂枝各三两，去皮　五味子半升　半夏半升，洗

上八味，以水一斗，先煮麻黄，减二升，去上沫，内诸药，煮取三升，去滓，温服一升。若渴，去半夏，加栝楼根三两；若微利，去麻黄，加荛花如一鸡子，熬令赤色；若噎者，去麻黄，加附子一枚，炮；若小便不利、少腹满者，去麻黄加茯苓四两；若喘，去麻黄加杏仁半升，去皮尖。且荛花不治利，麻黄主喘，今此语反之，疑非仲景意。臣亿等谨按：小青龙汤大要治水。又按：《本草》，荛花下十二水，若水去，利则止也。又按：《千金》，形肿者应内麻黄，乃内杏仁者，以麻黄发其阳故也。以此证之，岂非仲景意也。

【校勘】《千金要方》："不解"作"未解"。《玉函经》《千金翼方》："干呕发热而咳"句，作"咳而发热"。《玉函经》《脉经》《千金要方》："少腹"作"小腹"；"喘"字上有"微"字。

小青龙汤方。《千金要方》："荛花"作"芫花",《总病论》同。《外台秘要》："若噎者"作"食饮噎者"。《总病论》："噎"作"咽"。《玉函经》：没有"且"字；"主喘"作"定喘"；没有"此语"两字；"反之"下有"者"字,《外台秘要》同。成无己本：没有"且荛花"以下二十字。

【音义】噎,音椰,声败也,义与"嗄"同。

【句释】"表不解",即指太阳表证未解,汪昂云"仲景书中,凡有里证兼表证者,则以表不解三字该之",这里便应该做这样看。"心下有水气",陆渊雷云："仲景书凡言心下者皆指胃,独此条之水气,不在胃而在呼吸器,以其主证为咳喘故也……小青龙之水气,即上述诸病之炎性渗出物（按：指急性支气管炎,支气管性肺炎、渗出性胸膜炎等）,以其浸润而非停潴,故不曰饮而曰气。""干呕",为呼吸器渗出物刺激呕吐中枢所引起。"发热而咳""或喘",这是小青龙汤证的主要证候,因而"或喘"两字,可照《千金要方》更正为"微喘"。渴、利、噎、小便不利、少腹满等,都不是小青龙汤的必然症,而只是在某些时间的并发症,所以都有"或"字。

"如一鸡子",鸡子即鸡蛋,犹言用荛花的重量,要像鸡蛋那样大一团。"大小青龙汤",方有执云："夫龙一也,于其翻江倒海也,而小言之；以其兴云致雨也,乃大言之。"前者指小青龙汤的作用,后者指大青龙汤的作用,所谓"翻江倒海",就是指小青龙汤的"散水表寒"而言,所谓"兴云致雨",就是指大青龙汤的"发汗解烦"而言。

【串解】成无己云："伤寒表不解,心下有水饮,则水寒相搏,肺寒气逆,故干呕发热而咳,《针经》曰：形寒饮冷则伤肺。以其两寒相感,中外皆伤,故气逆而上行,此之谓也。与小青龙汤发汗散水，水气内渍，则所传不一，故有或为之证，随证增损，以解化之。"

成氏解释小青龙汤证的心下有水气，为寒水相搏，肺寒气逆，属于呼吸道的病变，完全是正确的。如急性支气管炎的发作，一般都有发热、恶寒、头痛、咳嗽、喘息等症状，也就是所谓表证，但究不是一般的表证，而是心下有水气的呼吸道炎症所引起的，所以用一般的解表药，而表终不能解，必须用有助于呼吸道的小青龙汤。

【语译】有种很像一般伤寒表证的疾病，但服解表药全不中用。因为这是由于呼吸道炎症所引起的病变，不单纯是表证，所以它在发热恶寒、头痛等症中，还有咳嗽、喘息等主症，这时可以用小青龙汤解热镇咳，如有干呕、口渴、腹泻、声嘶、小便不利、小腹胀满等症状时，便须斟酌方药加减应用了。

【释方】陆渊雷云："小青龙汤为麻桂合方去杏仁生姜，加细辛干姜五味子半夏，姜杏为麻桂发表之佐使，细辛辛散，五味酸敛，辛味相伍，开阖相济以镇咳，干姜温肺，半夏降逆涤痰，姜夏相伍，温降相藉以逐水，故本方发表之力，低于麻黄，胜于桂枝，而镇咳逐水之力则至优。"

柯韵伯云："两青龙俱两解表里法，大青龙治里热，小青龙治里寒，故发表之药同，而治里之药殊也。"

原文 41

伤寒心下有水气，咳而微喘，发热不渴，服汤已，渴者，此寒去欲解也，小青龙汤主之。

【校勘】《玉函经》《脉经》《千金翼方》："已"字下有"而"字。《玉函经》《千金翼方》："此"字下有"为"字。

【句释】"伤寒"，陆渊雷云"此不待发表表不解，起病即识为小青龙证，然犹冠有伤寒之名，可知古人所谓伤寒，所包者广"，说明这是广义的"伤寒"，而不是太阳伤寒中风的伤寒。"寒去"，即指呼吸道炎症消失，渗出物减少。

【串解】钱潢云："与上文同义，发热不渴者，因心下有水气，故虽发热，亦不渴也，服汤，谓服小青龙汤也，服汤已而渴，则知心下之水气已消，胃中之寒湿已去，但以发热之后，温解之余，上焦之津液尚少，所以反渴也，前以有水气，故发热不渴，今服汤已而渴，故知寒水去而欲解也。辨误：小青龙主之句，当在发热不渴句下，今作末句者，是补出前所服之汤，非谓寒去欲解之后，更当以小青龙汤主之也。"

【语译】患急性呼吸道炎症，咳嗽、喘息、发热这几个症状比较显著时，便可以处小青龙汤方。假如服药后出现口渴，这是呼吸道炎症才消失，唾液腺还没有恢复正常的缘故，而整个病况已经基本好转了。

表3　第31至41条内容表解

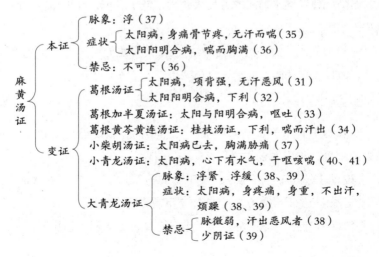

❧ 复习题

1.哪些症状是麻黄汤证的主症？麻黄汤证在临床上究属于何种性质？

2.试述麻黄汤证、葛根汤证、葛根加半夏汤证它们不同的主要症状？

3.试述小青龙汤与大青龙汤主治不同的关键，并说出两个方剂不同的作用？

四、第42至57条

第42至57条等16条，反复说明解表在临床上可能碰到的一些情况。

原文42

太阳病，外证未解，脉浮弱者，当以汗解，宜桂枝汤。

【校勘】《玉函经》："浮"字上有"其"字；"汤"字下有"主之"两字。

【句释】"外证未解"，犹言表证未解，这就是"表"能代表"外"的证据。"脉浮弱"，是太阳中风自汗的脉搏，参看上篇第12条。

【串解】方有执云："外证未解，谓头痛项强恶寒等犹在也，浮弱，即阳浮而阴弱，此言太阳中风，凡在未传变者，仍当从于解肌，盖严不得下早之意。"

本条是上篇第12条的缩写。表未解的，一定要从表解，不要轻率地被"脉浮弱"症状而动摇了解表的主张，所以仍用桂枝汤。

【语译】太阳中风表证一直存着，并没有发生变化，脉搏虽呈现浮弱，仍应当从汗解，所以还得给以桂枝汤。

原文 43

太阳病，下之微喘者，表未解故也，桂枝加厚朴杏子汤主之。

桂枝加厚朴杏子汤方

桂枝三两，去皮　甘草二两，炙　生姜三两，切　芍药三两　大枣十二枚，擘　厚朴二两，炙，去皮　杏子五十枚，去皮尖

上七味，以水七升，微火煮取三升，去滓，温服一升，覆取微似汗。

【校勘】《玉函经》、《千金要方》、成无己本："杏子"作"杏仁"。《千金翼方》：作"桂枝汤"，并有"一云麻黄汤"五字小注。

桂枝加厚朴杏子汤方。成无己本：不载本方，仅于第十卷云"于桂枝汤方内加厚朴二两，杏仁五十个，去皮尖，余依前法。"

【串解】成无己云："下后大喘，则为里气太虚，邪气传里，正气将脱也；下后微喘，则为里气上逆，邪不能传里，犹在表也，与桂枝汤以解外，加厚朴杏仁以下逆气。"

太阳病，本为机体正气抵抗疾病上冲外向的机势，发表，是助其机势，增其抗力，所以一表而病愈，用下剂是逆其机势，削弱它的抗力。本条是体力较好的，虽然吃了下药，正气没有因之动摇，仍然上冲外向，继续和疾病斗争，这种机势表现在症状上为"微喘"，上篇第15条"下之后，其气上冲"就是这种机转，所以同样用桂枝汤，不过那里喘症不显著，这里喘症显著，因而便加入厚朴、杏子仁镇喘息。

【语译】太阳表证，不应该用下剂，假如误下了而些微现喘，这是正气继续抗病，表证仍然存在的征象，可以在桂枝汤方中加入厚朴、杏仁两味镇喘药。

【释方】《名医别录》云："厚朴主消痰下气……胸中呕不止。"《神农本草经》云："杏仁主咳逆上气，雷鸣，喉痹，下气。"

上篇第18条云："喘家作桂枝汤，加厚朴、杏子佳。"可见仲景用厚朴、杏子平喘，是有很多经验的。

原文44

太阳病，外证未解，不可下也，下之为逆，欲解外者，宜桂枝汤。

【校勘】《玉函经》、成无己本："解"字下有"者"字；"汤"字下有"主之"二字。《玉函经》《千金翼方》：没有"欲"字。

【串解】钱潢云："太阳中风，其头痛项强，发热恶寒自汗等表证未除，理宜汗解，慎不可下，下之于理为不顺，于法为逆，逆则变生……故必先解外邪，欲解外者，宜以桂枝汤主之，无他法也。"

《素问·至真要大论》云："从外之内而盛于内者，先治其外，而后调其内。"从外之内，即外成病，外感病虽然盛于内，还是应当先治其外，所以外未解，不可下，是治疗上的定则。

【语译】太阳表证还存在的时候，只有解表，决不能用泻下法，误下了是违反治疗原则的，解表，还是用桂枝汤一类的方剂最好。

原文45

太阳病，先发汗不解，而复下之，脉浮者不愈。浮为在外，而反下之，故令不愈。今脉浮，故在外，当须解外则愈，宜桂枝汤。

【校勘】《玉函经》、成无己本："故在外"作"故知在外"。《玉函经》《脉经》《千金翼方》："当"字下没有"须"字；"解外则愈"，作"解其外则愈"。成无己本："汤"字下有"主之"二字。

【串解】钱潢云:"表证未解,未可遽用他法也,医见汗后不解,疑其邪已入里,而复下之……下之而不愈者,以药不中病,故令不愈也,今以脉仍浮,故知邪尚在外……当须仍解其外则愈矣,宜以桂枝汤主之。"

太阳表证,用发汗法解表,这是正确的。但有些时候,因为病人体力的不同,经发汗病仍不愈,所以桂枝汤有服至二三剂的,就是因为表证还在的缘故。这条告诉我们,认证要确,治疗才准,毫无主见的,不要轻率临床。

【语译】太阳表证,经过发汗不愈,应观察他的脉症变化情况,来作继续治疗的依据,不要轻率地就用泻下剂。等到泻下后病还是不好时,才诊察到病人的脉搏是浮脉,幸而表证还在,没有变坏,这时便应当立即用桂枝汤一类的解表剂进行治疗,使其得到彻底的解表而好转。

原文46

太阳病,脉浮紧,无汗发热,身疼痛,八九日不解,表证仍在,此当发其汗,服药已微除,其人发烦目瞑,剧者必衄,衄乃解,所以然者,阳气重故也,麻黄汤主之。

【校勘】《玉函经》《脉经》:"证"作"候"。《脉经》:"仍"作"续"。

【音义】瞑,音明,寐也。衄,女去声,鼻黏膜出血曰衄。

【句释】"目瞑",体温上升,头面充血,心烦晕眩,而欲闭目求得暂时安静的状态。"衄",是头部充血,鼻腔末梢血管破裂所致。

【串解】成无己云:"脉浮紧无汗,发热身疼痛,太阳伤寒也,虽至八九日而表证仍在,亦当发其汗。"这正是服用麻黄汤的时机。

据日人广濑天津、久保山、西尾重等的报告，"麻黄"能增高血压，服麻黄后温复，便心机亢进，脉搏增加，全身温暖，颜面及耳边尤甚，次即出汗。可见服汤后发烦、目瞑、鼻衄是可能的。如遇着这种现象时，知道这是一时血循环加快，头部充血的关系，所以叫作"阳气重"，等到出汗以后，就会逐渐轻快的。但不一定都有这种现象发生。

【语译】患太阳伤寒证，脉搏浮紧，不出汗、发热，周身疼痛，尽管是已经八九天了，而伤寒表证是完全具备的，正合用麻黄汤发汗解表。假如服了麻黄汤，病势稍为顿挫以后，便发生烦闷不安，连眼睛都懒得睁开，甚至有流鼻血等现象时，这是麻黄汤唤起了全身充血的关系，毫不要惊慌，一会儿汗出了就会轻松的。

原文 47

太阳病，脉浮紧，发热，身无汗，自衄者愈。

【串解】发热不出汗，体温无从放散，以致不断地上升，充血越发加剧，鼻黏膜微血管同时充血，复因呼吸的冲动，以致破裂而出血。成无己云："衄则热随血散"，头部充血可以因此减轻，而体温亦得以逐渐的调节，所以说"自衄者愈"。

【语译】患太阳病，脉搏现浮紧，发热，不出汗，可能使体温不断地上升，甚至引起鼻腔的出血，但鼻血以后，体温竟因此而低降，这是机体得到天然调节的征象。

原文 48

二阳并病，太阳初得病时发其汗，汗先出不彻，因转属阳明，续自微汗出，不恶寒。若太阳病证不罢者，不可下，下之为逆，如此可小发汗。设面色缘缘正赤者，阳气怫郁在表，当解之熏之，若发汗不彻，不足言阳气怫郁不得越，当汗不汗，其人躁烦，不知痛处，乍在腹中，乍在四肢，按之不可得，其人短气，但坐，以汗出不彻故也，更发汗则愈。何以知汗出不彻，以脉涩故知也。

【校勘】《玉函经》："在表"两字作"不得越"；没有"若发汗不彻，不足言阳气怫郁不得越"两句，《脉经》作"若发汗不大彻"。《玉函经》《脉经》："涩"作"涩"；"故知也"作"故知之"。

【音义】缘，音圆。缘缘，联绵貌，作"不断"意义解。怫，音福，郁也，《魏乐府苦寒行》有"我心何怫郁"句，作愤懑意义解。越，音粤，发也，散也。

【句释】"二阳"，指阳明。"并病"，太阳的表证归并于阳明，这叫作"并病"。"面色缘缘正赤"，即是面部不断地充血发红。"阳气怫郁不得越"，犹言已经高度充血，汗腺仍然闭塞着，不扩张发汗，以致体温仍得不到发泄。"熏"，是古人发汗解表方法之一，《外台秘要·伤寒门》引《崔氏方》云："疗伤寒，阮河南蒸法，薪火烧地良久，扫除去火，可以水小洒，取蚕砂，若桃叶、桑柏叶、诸禾糠及麦麸，皆可取用，易得者，牛马粪亦可用，但臭耳。桃叶欲落时，可益收取干之，以此等物著火处，令厚二三寸，布席卧上，温覆，用此发汗，汗皆出，若过热，当细审消息，火热者可重席，汗出周身，辄使止，当以温粉粉身，勿令遇风。"又《外台秘要·天行病发汗门》引张文仲方云："支太医桃叶汤熏身法，水一石，煮桃叶，取七斗，以荐席自围，衣被盖上，安桃汤于床箦下，取热自熏，停少时，当雨汗，汗遍去汤，待歇，速粉之，并灸大椎

则愈。"从此便可见到当时熏法的一般。"短气",即呼吸浅表的喘
促,仍为高热的结果。"涩脉",《内经》谓三伍不调为涩,指下触
觉脉搏的波动涩滞不流利,为血行障碍的脉象,汗闭或汗出不彻,
虽可能见到这种脉象,究不常见,更不可能根据脉搏的涩滞,而预
知其汗不彻的情况。这段文字可能有错简。

【串解】成无己云:"太阳病未解,传并入阳明,而太阳证未罢
者,名曰并病。续自微汗出……小发其汗,先解表也。阳明之经循
面,色缘缘正赤者,阳气怫郁在表也,当解之熏之,以取其汗,若
发汗不彻者,不足言阳气怫郁,止是当汗不汗,阳气不得越散,邪
无从出,拥甚于经,故躁烦也。邪循经行,则痛无常处,或在腹
中,或在四肢,按之不可得而短气,但责以汗出不彻,更发汗则
愈。《内经》曰:诸过者切之,涩者阳气有余,为身热无汗,是以
脉涩知阳气拥郁而汗出不彻。"

本条着重之点有五:①太阳病,高热不解,可能由表热演变为
阳明里热证;②里热证当用下剂,但必须要在完全没有表证的时
候;③已演变为里证,但表证还存在时,仍当解表发汗;④头面发
热发红的现象有两种可能性,一种是生理机转的充血,一种是没有
及时发汗的结果;⑤高热的结果,可能引起烦躁、喘息等症状。

【语译】什么叫作"二阳并病"呢?就是在太阳病期,虽经发
汗,并没有减退,竟演变而成为阳明里热证,如高热、出汗、不恶
寒,这就是阳明里热证的主要证候,可以用清里的方法来治疗。假
使太阳表证还存在,便不可用清里的下法,而必须用发汗解表法,
如病人脸色不断地发热发红,这是头面末梢血管的充血,还可以用
熏法等解表发汗,但要知道汗出得不透的时候,面部仍然可能有继

续充血的情况。高热充血的结果，不仅是面部发红，甚而还要出现全身说不出的痛楚和烦躁，呼吸喘促，连睡都不行，只有坐着，这时仍然只有用发汗法来治疗它。如果诊断得病人脉搏有涩滞的形象，这是血循环有障碍，与汗出不透的关系是分不开的。

原文 49

脉浮数者，法当汗出而愈，若下之，身重心悸者，不可发汗，当自汗出乃解。所以然者，尺中脉微，此里虚，须表里实，津液自和，便自汗出愈。

【校勘】《玉函经》："乃"字作"而"字。

【音义】须，待也。悸，心动也。

【句释】"脉浮数"，为血循环加快，而末梢脉管充血的脉搏，也就是正气抗病有向外向上趋势的表证脉搏。"身重"，为运动神经机能障碍，四肢有脱力的感觉，这是属于"真武汤证"的阳虚（参看第316条）。"心悸"，即心脏的悸动，又叫作心悸亢进，是血液缺乏，血压低落的征象，这是属于"炙甘草汤证"的阴虚（参看177条）。"尺中脉微"，脉法以尺中主里，这就是里虚的脉搏，成无己把"尺中脉微"和"身重""心悸"句连接来讲是正确的。"表里实"，犹言机体的机能已恢复正常，外在和内在的关系都很协调了。"津液自和"，是古人指汗出病退而言。

【串解】程应旄云："经曰，诸脉浮数，当发热而洒淅恶寒，言邪气在表也，法当汗出而解无疑矣。若下之而身重心悸者，不唯损其胃气，虚其津液，而营血亏乏可知，其人尺中之脉必微。夫寸主表，尺主里，今脉虽浮数而尺中则微，是为表实里虚。麻黄汤之伐营，为表里俱实者设，岂可更用之以虚其里乎。须用和表实里之法治之，使表里两实，则津液自和，而邪无所容，不须发汗，而自汗出愈矣。"

表证表脉，即应解表不应攻里，攻里而弄得身重、心悸、脉微，阴阳两虚，这时纵然有表证，发汗亦应当慎重了，只有用建中汤、新加汤之类，使其机能逐渐地恢复以后，才会自然汗出而表解。

【语译】凡是太阳表证，脉搏又现浮数，这时发汗解表，病况无有不好转的。假使不解表而攻里，施用下法，弄出了身重、心悸、脉微等阴阳两虚的症状，便不要再发汗了，纵然还有表证存在，亦应当俟其机体好转，正气复元以后，些微出点汗就好了。

原文 50

脉浮紧者，法当身疼痛，宜以汗解之，假令尺中迟者，不可发汗，何以知然，以荣气不足，血少故也。

【校勘】《玉函经》："身疼"下有"头"字。《脉经》："身"字下有"体"字。成无己本："知"字下有"之"字。《玉函经》："何以知然"作"何以故"；"荣气不足"上有"此为"二字；"血少"作"血气微少"。《脉经》亦有"此为"和"微"字。

【句释】"尺中迟者"，即尺部的脉搏现迟，《脉经》说："呼吸三至，去来极迟"，就是脉搏的至数减少，心动弛缓，血压降低，便可能见到这种脉搏。

【串解】钱潢云："浮紧，伤寒之脉也，法当身疼腰痛，骨节疼痛，宜以麻黄汤汗解之为是。假若按其脉而尺中迟者，不可发汗，何以知之……以尺中脉迟，则知肾脏真元衰少，营气不足，血少之故，未可以汗夺血。"伤寒身疼痛，脉浮紧，发汗解表，这是正治。

脉迟，主要是心脏衰弱，血循环不良的关系，所以称为"营气不足，血少。"钱潢以为是肾脏真元衰少，反而说支离了，这是为了要迁就"尺中"的说法而附会的。

【语译】脉搏浮紧，身体疼痛，这是太阳伤寒证，应当发汗解表，假使脉搏不浮紧而至数不足，是这人有心脏衰弱和贫血的可能，便不应该发汗了。

原文 51

脉浮者，病在表，可发汗，宜麻黄汤。法用桂枝汤。

【校勘】《玉函经》注："一云桂枝汤"。《脉经》："宜麻黄汤"作"属桂枝汤证"。

【串解】程应旄云："脉浮无紧，似不在发汗之列，然视其证——皆寒伤营之表病，则不妨略脉而详证，无汗可发汗，宜麻黄汤。"

脉浮，是机体抗病欲从表解的机势，因其势而发汗解表，这是一般的治疗原则，究用麻黄汤或桂枝汤，应决定于主要的证候，不可能仅凭"脉浮"而用麻黄汤。

【语译】凡属浮象的脉搏，是象征着机体抵抗疾病将从表解的机势，可以酌用麻黄汤一类的方剂，因势利导而发汗解表。

原文 52

脉浮而数者，可发汗，宜麻黄汤。

【串解】成无己云："浮则伤卫，数则伤荣，荣卫受邪，为病在表，故当汗散。"脉见浮数，仍然代表有抗病向外解的机势，但是否用麻黄汤，亦必决定于有无可汗的证候。

【语译】浮数的脉象，仍然象征着正气抵抗疾病的亢奋，原则上还是可用麻黄汤一类的发汗剂。

原文53

病常自汗出者，此为荣气和，荣气和者，外不谐，以卫气不共荣气谐和故尔，以荣行脉中，卫行脉外，复发其汗，荣卫和则愈，宜桂枝汤。

【校勘】《玉函经》：作"病常自汗出者，此为荣气和，卫气不和故也。荣行脉中，为阴主内；卫行脉外，为阳主外，复发其汗，卫和则愈，宜桂枝汤"，《千金翼方》同。《脉经》《千金要方》："荣气和者"以下十八字，作"荣气和而外不解，此卫不和也"十二字。

【句释】"荣（同营）卫"，《灵枢·营卫生会》云："营在脉中，卫在脉外。"《灵枢·卫气》云："其浮气之不循经者为卫气，其精气之行于经者为营气。"陆渊雷云："《灵枢》所谓营卫者，营指血浆，卫指体温，体温之来源在内脏（肝脏温度最高），而随血行以温及四末，血之行于脉中也可见，故曰营在脉中，体温之随血运行也不可见，故曰卫在脉外，血之运行，至静脉而还流，故曰精气之行于经者，体温之随血运行，至浅层血管而放散于外，故曰浮气之不循经者，营卫之故，如是而已。"

【串解】张锡驹云："卫气者，所以肥腠理，司开阖，卫外而为固也。今不能卫外，故常自汗出，此为营气和，而卫不和也，卫为阳，营为阴，阴阳贵乎和合，今营自和，而卫气不与之和谐，故营自行于脉中，卫自行于脉外，两不相合，如夫妇之不调也，宜桂枝汤发其汗，调和营卫之气则愈。"说虽如此，终嫌蛇足，不甚切合事实。

陆渊雷云："病常自汗出者，由于肌腠疏，汗腺分泌过多耳，何有于卫气不共营气谐和哉。桂枝汤之治自汗，由于桂枝收摄浅层血管，芍药弛缓内部组织血管耳，何有于和营卫哉。"

还是以陆氏之说较恰切，即或以"荣气和"指末梢血管的充血，"卫气不和"指汗腺的亢奋，是荣气和卫气的步调是一致的，哪里能说不和呢？常常出汗，就是不和，为什么又说"为荣气和"呢？

【语译】太阳病，桂枝证，病人常常出汗，这是由于汗腺神经过于亢奋，调节机能不大协调的结果，应该给以桂枝汤调整调节机能，自然就逐渐恢复正常了。

原文 54

病人藏无他病，时发热自汗出而不愈者，此卫气不和也，先其时发汗则愈，宜桂枝汤。

【校勘】《千金要方》："时发热"作"时时发热"。成无己本："汤"字下有"主之"两字。

【句释】"藏无他病"，"藏"与"脏"通用，汪琥云："脏无他病者，谓里和能食，二便如常也"。"先其时"的"其"字，是对里证而言。

【串解】成无己云："脏无他病，里和也，卫气不和，表病也。"

《外台秘要》云："里和表病，汗之而愈。"

里面脏器并没有发生病变，只有一个发热自汗的桂枝汤证，这是皮肤调节机能一时的障碍，即"卫气不和"，当然用桂枝汤一汗而解。

【语译】病人体内各脏器并没有发生任何病变，而只是时时发热、出汗，这是调节机能发生障碍的卫气不和的表证，应趁早服桂枝汤发汗，使皮肤排泄器官得到调整就行了。

原文 55

伤寒脉浮紧，不发汗，因致衄者，麻黄汤主之。

【串解】《医宗金鉴》云："伤寒脉浮紧，法当发汗，若不发汗，是失汗也，失汗则热郁于营，因而致衄者，宜麻黄汤主之，若能于未衄之先，早用麻黄汤汗之，汗出则解，必不致衄，其或如上条（按：第46条）之自衄而解，亦无须乎药也。"

即是说"麻黄汤"应用在未衄以前，麻黄有升高血压作用，已经衄血，便不应该考虑使用了，所以第86条便提出"衄家不可发汗"的禁例。

【语译】太阳伤寒证，脉搏现浮紧，正合用麻黄汤发汗，假使不发汗，热继续升高，是可能引起衄血的。

原文 56

伤寒不大便六七日，头痛有热者，与承气汤，其小便清者，一云大便青。**知不在里，仍在表也，当须发汗，若头痛者必衄，宜桂枝汤。**

【校勘】《玉函经》：作"未可与承气汤"。《玉函经》《外台秘要》："其小便清者"句，作"小便反清"。《脉经》《千金翼方》："其小便清者"句，作"大便反青"。《脉经》《玉函经》《千金翼方》："知"字作"此为"二字。王肯堂校本《千金翼方》："有热"作"身热"；"热"字下有"小便赤"三字；"其小便清"作"若小便利"。

【串解】 成无己云:"不大便六七日,头痛有热者,故宜当下,若小便清者,知里无热,则不可下,经曰:小便数者,大便必硬,不更衣十日无所苦也。况此不大便六七日,小便清者,不可责邪在里,是仍在表也,与桂枝汤以解外,若头疼不已,为表不罢,郁甚于经,迫血妄行,上为衄也。"

胃肠病往往会引起脑症状,如六七天不解大便,便会自家中毒,发生头痛。而高热不退和大便不解,亦有极密切的关系,所以这时最好用大承气汤通便,大便通畅了,头痛发热,同时减退,这是临床上屡试不爽的经验。"小便清",是无里热,也就是正气抗病的趋势并没有向里向下,应当用桂枝汤解表,但仍应服于未衄以前。

【语译】 患太阳伤寒证,发热头痛,但已经六七天不解大便了,便应该服承气汤泻下剂,减轻它的自家中毒。假如它这时小便很清畅,就说明并不是里热证,仍然是表证的发热头痛,即行用桂枝汤解表。如表证长期不解,不断地头部充血,不仅头痛一时好不了,甚而还会引起衄血的。

原文 57

伤寒,发汗已解,半日许复烦,脉浮数者,可更发汗,宜桂枝汤。

【校勘】《玉函经》《脉经》《千金翼方》:"脉"字上有"其"字。《玉函经》:"可更发汗"句,作"与复发汗"。《脉经》《千金翼方》:"可更发汗"句,作"可复发其汗"。成无己本:无"已"字,"汤"字下有"主之"二字。

【句释】脉浮数，为心动加快，血管充血，收缩力增加的脉搏，是正气抗病有余的征兆。

【串解】成无己云："烦者热也，发汗身凉为已解，至半日许，身复热，脉浮数者，邪不尽也，可更发汗，与桂枝汤。"

已解后，又发热脉数，是机体的调节机能的恢复，还没有十分地巩固，只有续用桂枝汤进行调整。

【语译】太阳伤寒证，经过发汗，表证已经解除了，但不到半天的工夫，心烦、脉浮数、发热等症状又出现了，还可以用桂枝汤，继续解表，务必要使它完全稳定下来。

表4　第42至57条内容表解

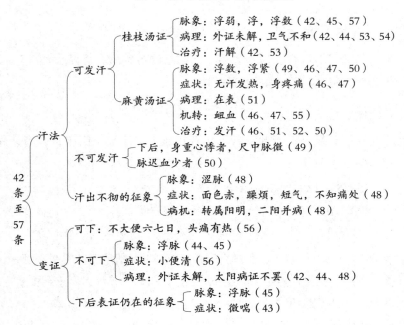

复习题

1.麻黄汤和桂枝汤都是主要的解表剂，在临床上究竟如何掌握使用？试就本段条文举例说明。

2.第49条云："若下之，身重心悸者，不可发汗。"第50条云："脉浮紧者，法当身疼痛，宜以汗解之，假令尺中迟者，不可发汗。"为什么说这些症与脉不可发汗呢？

3.第44条云："外证未解，不可下也。"45条云："浮为在外，而反下之，故令不愈。"第48条云："若太阳病证不罢者，不可下，下之为逆。"泻下法对太阳病对外证有什么妨碍，为什么便不可使用呢？

五、第58至70条

第58至70条等13条，辨论太阳证的各种演变情况，大别之即为虚实两途，和原有疾病的并发。

原文58

凡病若发汗、若吐、若下、若亡血、亡津液，阴阳自和者，必自愈。

【校勘】成无己本：没有"亡血"二字。《玉函经》《脉经》："亡津液"作"无津液"；"阴阳"句上有"而"字。

【句释】"亡血"，指一切原因的失血。"亡津液"，又叫作"伤津液"，如过汗、过下，都足以损伤津液，即一般叫的"脱水"，伤津液的病理变化，为血浆被分泌过多，体内的营养液因而感到极度的缺乏。"阴阳自和"，陆渊雷云："盖细胞之生活力恢复常态，消化、吸收、分泌俱无障碍，是为阴阳自和"，犹言气血自和。

【串解】张锡驹云："盖汗吐下三法，皆所以亡血亡津液者也，用之不当，不惟亡血亡津液，而亡阴亡阳也，用之得宜，虽亡血亡津液，而亦能和阴和阳也，故曰阴阳自和者，必自愈。"

所谓阴阳自和，就是机体整个机能的恢复正常，足以战胜疾病。

【语译】凡治病，无论用汗法、吐法、下法，只要没有弄到亡血、亡津液的程度，它的整个机能便容易恢复正常，病也就很容易好转了。

原文 59

大下之后，复发汗，小便不利者，亡津液故也，勿治之，得小便利，必自愈。

【校勘】《玉函经》《脉经》《千金翼方》："汗"字下有"其人"二字；"得"字作"其"字。

【串解】成无己云："因亡津液，而小便不利者，不可以药利之，俟津液足，小便利，必自愈也。"

"勿治之"，是说不要用利小便的药再亡其津液。

【语译】服用了大量的泻下剂，又经过发汗，损耗了相当一部分体液，所以小便不通畅了，这时再不要用利尿药，等它体液逐渐得到补偿以后，小便自然就会畅通的。

原文 60

下之后，复发汗，必振寒，脉微细，所以然者，以内外俱虚故也。

【校勘】《玉函经》《脉经》《千金翼方》："汗"字上有"其"字。

【句释】"振寒"，谓振掉而恶寒，是体温低落所造成的。

【串解】陆渊雷云："前两条是津伤而阳不亡，此条是阳亡而津不继，即太阳误治而成少阴也……振寒脉微为阳亡，脉细为津不继，内外俱虚者，下之虚其内，发汗虚其外也，津伤而阳不亡者，其津自能再生，故前两条皆云必自愈，阳亡而津不继者，其津不能自复，故此条不云自愈，然则姜附四逆之辈，当择用矣。"

【语译】服用了泻下剂后，又施用发汗剂，过量的脱水，因而引起脉搏微细和振掉恶寒等症状，这是体温低落，心脏衰弱，表里两虚的严重证候，应特别留意。

原文 61

下之后，复发汗，昼日烦躁不得眠，夜而安静，不呕不渴，无表证，脉沉微，身无大热者，干姜附子汤主之。

干姜附子汤方

干姜一两　　附子一枚，生用，去皮，切八片

上二味，以水三升，煮取一升，去滓，顿服。

【校勘】《玉函经》《脉经》《千金翼方》："汗"字上有"其"字；"渴"字下有"而"字；"脉"字上有"其"字。

干姜附子汤方。成无己本：附子下"切"字作"破"字。

【音义】顿，敦去声，次也，食一次曰一顿，《世说新语》"欲乞一顿食耳"，顿服，犹言一次服。

【句释】"脉沉微"，排血量弱小，因而脉跃不足，便见沉微脉，所以《金匮要略》痰饮篇也说："寸脉沉，尺脉微，手足厥逆"，脉沉微而手足厥逆，更足以证明脉跃不足而致四肢的贫血。

【串解】程应旄云："昼日烦躁不得眠，虚阳扰乱，外见假热也，夜而安静，不呕，不渴，无表证，脉沉微，身无大热，阴气独

治，内系真寒也……干姜附子汤，直从阴中回阳，不当于昼日之烦躁狐疑也。"

所谓"虚阳扰乱"，就是虚弱人的过敏性感觉，过敏的人，虽然刺激很微小，而反应却大，白天的刺激因子多些，便感到烦躁不得眠。

【语译】用了泻下剂，又用发汗剂，弄得阴阳两虚的时候，病人呈现一种过敏性的反应，白天老是烦躁，睡不好，晚上比较安静，不呕不渴，脉搏沉微，更不发热，这时只有用干姜附子汤的强心剂。

【释方】柯韵伯云："茯苓四逆，固阴以收阳……干姜附子，固阳以配阴，二方皆从四逆加减，而有救阳救阴之异……比四逆为缓，固里宜缓也，姜、附者，阳中之阳也，用生附而去甘草，则势力更猛，比四逆为峻，回阳当急也，一去甘草，一加茯苓，而缓急自别。"并参看四逆汤方。

原文 62

发汗后，身疼痛，脉沉迟者，桂枝加芍药生姜各一两人参三两新加汤主之。

桂枝加芍药生姜各一两人参三两新加汤方

桂枝三两，去皮　芍药四两　甘草二两，炙　人参三两　大枣十二枚，擘　生姜四两

上六味，以水一斗二升，煮取三升，去滓，温服一升。本云，桂枝汤今加芍药、生姜、人参。

【校勘】《玉函经》《脉经》《千金翼方》："身"字下有"体"字；"脉"字上有"其"字；并作"桂枝加芍药生姜人参汤"。

桂枝加芍药生姜各一两人参三两新加汤。《千金翼方》：生姜

下有"切"字。成无己本：不载本方，惟于第十卷云："于第二卷桂枝汤方内，更加芍药生姜各一两，人参三两，余依桂枝汤法服。"《玉函经》："味"字下有"㕮咀四味"四字；"本云"作本方"。

【句释】"脉沉迟"，心动弛缓，排血量减少，同时脉管收缩，脉搏便见沉迟。第357条云："大下后，寸脉沉而迟，手足厥逆。"第366条："下利脉沉而迟，其人面少赤。"说明"沉迟脉"都是气衰血少的脉搏。

"新加汤"，张志聪云："新加汤者，谓集用上古诸方，治疗表里之证，述而不作，如此汤方，则其新加者也，亦仲祖自谦之意。"

【串解】《医宗金鉴》云："发汗后，身疼痛，脉浮紧或浮数，乃发汗未彻，表邪未尽也，仍当汗之，宜桂枝汤。今发汗后，身虽疼痛，脉见沉迟，是荣卫虚寒，故宜桂枝新加汤以温补其荣卫也。"

这是因为发汗太过，不惟表证没有消失，反而损耗了体液，血里浆液少了，血管不得不收缩来维持它的血压。因而反应在肌肉方面，是失掉营养而拘挛，全身疼痛；反应在脉搏方面，便现沉迟。于桂枝汤里增加芍药弛张血管，增加生姜、人参振奋生理机能。

【语译】使用发汗剂量太大了，以致发生身体疼痛、脉搏沉迟等津液耗损的症状时，便得用桂枝新加汤的强壮剂。

【释方】陆渊雷云："加芍药者，弛放血管，疏津液之流委也，加生姜、人参者，兴奋胃机能，浚津液之源泉也，用桂枝汤者，治其未解之太阳，即五十八条（按：本书第57条）更发汗宜桂枝汤之义也，不用附子者，津伤而阳不亡也。"

原文 63

发汗后，不可更行桂枝汤，汗出而喘，无大热者，可与麻黄杏仁甘草石膏汤。

麻黄杏仁甘草石膏汤方

麻黄四两，去节　杏仁五十个，去皮尖　甘草二两，炙　石膏半斤，碎，绵裹

上四味，以水七升，煮麻黄，减二升，去上沫，内诸药，煮取二升，去滓，温服一升。本云黄耳杯。

【校勘】《玉函经》《脉经》："杏仁"作"杏子"。成无己本："汤"字下有"主之"两字。

麻黄杏仁甘草石膏汤方。《千金要方》：本方名"四物甘草汤"。《玉函经》："杏仁五十个"作"杏子五十枚"。《玉函经》：甘草"二两"作"一两"。成无己本、《玉函经》、《千金翼方》："煮麻黄"上有"先"字。《玉函经》：没有"本云黄耳杯"五字。《千金翼方》："杯"作"杯"。

【音义】行，施也，用也，方有执云："更行，犹言再用。"黄耳杯，汪琥云："想系置水器也"。

【串解】陆渊雷云："发汗后，表未尽者，当用桂枝汤更发之。亦有不可更用桂枝汤者，其证汗出而喘，无大热者是。盖本是呼吸器病，有喘咳为主证，故发汗剂仅能略解表热，不能恰中病情，此与小青龙汤之伤寒表不解（按：第40条）同一事理，二方亦同为治呼吸器病之主方，惟彼属寒，此属热，又不治胸膜炎而已。汗出而用麻黄，无大热而用石膏，或疑经文有误（按：柯韵伯云，无字旧本讹在大热上），今考本论，麻杏甘石证两条，皆云汗出而喘，无大热，知非传写错误。又，本方即《金匮》越婢汤去姜枣加杏仁。越婢汤证云：续自汗出，无大热。越婢加术汤证云：腠理开，汗大泄。《千金·肉极门》解风痹汤、西州续命汤，皆君麻黄，

其证皆云汗大泄，解风痹汤且云：麻黄止汗通肉，《外台》引删繁同，是知汗出者不必禁麻黄，无大热者不必禁石膏矣。凡言汗出禁麻黄者，惧其放散体温，汗多亡阳也；无热禁石膏者，惧其遏制造温也，今考仲景用麻黄诸方，欲兼放散体温者，必合桂枝，不合桂枝，则但治喘咳水气，用石膏诸方，欲抑制造温者，必合知母或麻桂（惟麻黄升麻汤可疑，证亦不具），不合知母麻桂，则但治烦渴。方药之用，因其配合而异，岂可拘拘于一味之宜忌乎。"

【语译】太阳病，经过发汗以后，热虽不太甚，但有出汗咳喘等症时，可以用麻杏甘石汤宁肺镇喘。

【释方】钱潢云："李时珍云，麻黄乃肺经专药，虽为太阳发汗之重剂，实发散肺经火郁之药也。杏仁利气而能泄肺，石膏寒凉，能肃西方金气，乃泻肺肃肺之剂，非麻黄汤及大青龙汤之汗剂也。世俗不晓，惑于《活人书》及陶节庵之说，但见一味麻黄，即以为汗剂，畏而避之，不知麻黄汤之制，欲用麻黄以泄营分之汗，必先以桂枝开解卫分之邪，则汗出而邪去矣……所以麻黄不与桂枝同用，止能泄肺邪，而不至大汗泄也……观后贤之麻黄定喘汤，皆因之以立法也。"

总之，麻杏甘石汤之主要证候为烦渴喘咳，凡支气管炎、支气管喘息、百日咳、白喉等，有烦渴喘咳证候的，都是使用本方的对象。

原文 64

发汗过多，其人叉手自冒心，心下悸，欲得按者，桂枝甘草汤主之。

桂枝甘草汤方

桂枝 四两，去皮　甘草 二两，炙

上二味，以水三升，煮取一升，去滓，顿服。

【音义】叉，音差，指相交也，叉手，即拱手。唐·温庭筠，八叉手而八韵成，时号"温八叉"，与此同一意义。冒，音帽，复也，冒心，犹言覆按心脏部位。

【串解】成无己云："发汗过多，亡阳也，阳受气于胸中，胸中阳气不足，故病叉手自冒心，心下悸欲得按者，与桂枝甘草汤，以调不足之气。"汗出多而心悸，是脱水而心脏勉力挣扎的感觉，所以柯韵伯云："叉手冒心，则外有所卫，得按，则内有所依，如此不堪之状，望之而知其虚矣。"

【语译】因发汗而失水过多，病人感觉到心脏悸动得难过，便不得不用双手交叉覆按着心脏部，冀其稍安，这时急宜用桂枝甘草汤温补心阳。

【释方】柯韵伯云："此方用桂枝为君，独任甘草为佐，以补心之阳，则汗出多者，不至于亡阳矣……甘温相得，气和而悸自平。"

陆渊雷云："此证似可用芍药以弛下行大动脉之挛缩，所以不用者，以发汗已多，血浆被泄而血压已降，若更弛张血管，恐血压从此低落，而心脏愈益大张大缩以为救济，则动悸将益甚耳。"这和柯韵伯说"并不用芍药者，不欲其苦泄也"，同一意义。

原文65

发汗后，其人脐下悸者，欲作奔豚，茯苓桂枝甘草大枣汤主之。

茯苓桂枝甘草大枣汤方

茯苓半斤　桂枝四两，去皮　甘草二两，炙　大枣十五枚，擘

上四味，以甘烂水一斗，先煮茯苓，减二升，内诸药，煮取三升，去滓，温服一升，日三服。

作甘烂水法，取水二斗，置大盆内，以杓扬之，水上有珠子

五六千颗相逐，取用之。

【校勘】《玉函经》《脉经》："奔"作"贲"。

茯苓桂枝甘草大枣汤方。《玉函经》："烂"作"澜"。《千金翼方》：作"水一斗"，无"甘烂"二字。

【句释】"奔豚"，《金匮要略》云："奔豚病，从少腹起，上冲咽喉，发作欲死，复还止。"《诸病源候论》云："奔豚气者……气上下游走，如豚之奔，故曰奔豚。"系一种发作性的神经性疾患。

"甘烂水"，成无己云："扬之无力，取不助肾气也。"徐彬云："甘而轻，取其不助肾邪，而益脾土也。"柯韵伯云："甘烂水，状似奔豚，而性则柔弱，故又名劳水。"钱潢云："动则其性属阳，扬则其势下走故也。"张锡驹云："扬之无力，以其不助水气也。"说法很多，但没有一个恰意的。

【串解】柯韵伯云："脐下悸时，水气尚在下焦，欲作奔豚之兆，而未发也。"

这是因外感病而引发水饮旧病的疾患。因为发汗剂是帮助正气上冲外向抵抗疾病的，但这人素有水饮，水饮因发汗的冲激而被牵动了，以致脐下筑筑然动悸不安，好像害奔豚病似的，但究竟不是奔豚病的发作。

【语译】素有水饮疾病的人，因服发汗剂，便牵引水饮的发作，脐下动悸不安，好像要发奔豚病似的，宜用茯苓桂枝甘草大枣汤降逆利水。

【释方】《医宗金鉴》云："此方即苓桂术甘汤，去白术加大枣倍茯苓也，彼治心下逆满，气上冲胸，此治脐下悸，欲作奔豚，盖以水停中焦，故用白术，水停下焦，故倍茯苓，脐下悸，是邪上干心也，其病由汗后而起，自不外乎桂枝之法。"

陆渊雷云："苓桂甘枣汤，以茯苓利水，以桂枝降冲，以甘草缓其急迫，以大枣舒其拘挛。"

原文 66

发汗后，腹胀满者，厚朴生姜半夏甘草人参汤主之。

厚朴生姜半夏甘草人参汤方

厚朴半斤，炙，去皮　生姜半斤，切　半夏半升，洗　甘草二两　人参一两

上五味，以水一斗，煮取三升，去滓，温服一升，日三服。

【校勘】厚朴生姜半夏甘草人参汤方。《玉函经》：半夏"半升"作"半斤"。成无己本、《千金翼方》：甘草下有"炙"字。《玉函经》："味"字下有"㕮咀"两字。

【句释】"腹胀满"，是胃炎胃扩张一类疾病，程应旄云："胃为津液之主，发汗亡阳，则胃气虚，而不能敷布诸气，故壅滞而为胀满"，可能是指上列疾病而言，尤其是急性胃炎，初起常有恶寒、发热、头痛等表证，所以也常用发汗剂。

【串解】成无己云："发汗后，外已解也，腹胀满，知非里实，由脾胃津液不足，气涩不通，壅而为满，与此汤和脾胃而降气。"成氏所谓"非里实"，即是说是里虚，本条当是素有胃病的人因发汗而引发。

【语译】服用发汗剂后，表证已经消退了，继而呈现腹部胀满的胃疾患时，尽可用厚朴生姜半夏甘草人参汤的和阳益胃剂。

【释方】钱潢云："浓朴味苦辛而性温，下气开滞，豁饮泄实，故能平胃气而除腹满。张元素云，治寒胀而与热药同用，乃结者散

87

之之神药也。此虽阳气已伤，因未经误下，故虚中有实。以胃气未平，故以之为君，生姜宣通阳气，半夏蠲饮利膈，故以之为臣，参甘补中和胃，所以益汗后之虚耳。"

本方辛香健胃，兼有滋养胃液的作用，宜于虚胀。

原文 67

伤寒若吐、若下后，心下逆满，气上冲胸，起则头眩，脉沉紧，发汗则动经，身为振振摇者，茯苓桂枝白术甘草汤主之。

茯苓桂枝白术甘草汤方

茯苓四两　桂枝三两，去皮　白术　甘草各二两，炙

上四味，以水六升，煮取三升，去滓，分温三服。

【校勘】《玉函经》："若下"下有"若发汗"三字；"脉"字上有"其"字。《脉经》《千金翼方》：作"伤寒吐下发汗后"，少一"振"字和"白"字。

茯苓桂枝白术甘草汤方。《千金要方》：本方名"茯苓汤"。《金匮要略》《玉函经》：白术作"三两"。《玉函经》："三服"下有"小便即利"四字。

【句释】"心下逆满"，"心下"指胃，胃里停蓄水饮，因而病人有上逆和胀满的感觉，叫作"逆满"。"气上冲胸"，即上句"逆满"症状的形容。"头眩"，即俗所谓头眩眼花，是由蓄水的中毒而引起的脑症状。"沉紧脉"，都见于水中毒一类证候，《金匮要略》云："膈间支饮……其脉沉紧"，"病者苦水……寸口脉沉而紧"，或者为收缩神经被刺激的反应，因为是脉管纤维收缩，而排血量又减少时，才能见到这种脉搏。"动经"，成无己解释为"外动经络"，尤在泾解释为"动其经气"，更不明确，似仍以成说较妥，因为发汗太

过，血液是要受到损伤的。"振振摇"，即头重脚轻，摇摇欲坠的形容。

【串解】尤在泾云："此伤寒邪解而饮发之证，饮停于中则满，逆于上则气冲而头眩，入于经则身振振而动摇，《金匮》云：'膈间支饮，其人喘满，心下痞坚，其脉沉紧'，又云：'心下有痰饮，胸胁支满，目眩'，又云：'其人振振身瞤动而剧者，必有伏饮'是也。发汗则动经者，无邪可发，而反动其经气，故以茯苓、白术以蠲饮气，桂枝、甘草以生阳气，所谓病痰饮者，当以温药和之也。"尤氏所谓的"饮"，可能是慢性胃炎的蓄水，是由饮料的潴留与胃壁所分泌的过量黏液而构成的。

【语译】伤寒病经过用催吐或泻下的治疗后，胃部出现胀满，一阵阵好像是气往上冲似的，站立起来便头眩眼花，脉搏沉紧，这种情况，根本不能用发汗的方法了，但是又错误地发了汗，以致再度损伤体力，更演变成上重下轻，站起来不稳，摇摇欲仆的现象，这时最好用苓桂术甘汤涤饮温阳。

【释方】《医宗金鉴》云："此汤救麻黄之误汗，其邪尚在太阳，故主以桂枝，佐以甘草、苓、术，是扶阳以涤饮也。"太阳主桂枝，未免过分泥于文字，其实桂枝仍为降冲逆，桂枝甘草协合又有强心扶阳作用，白术专在利水。《金鉴》所说，仍觉模糊。

原文68

发汗，病不解，反恶寒者，虚故也，芍药甘草附子汤主之。

芍药甘草附子汤方

芍药 甘草各三两，炙 附子一枚，炮，去皮，破八片

上三味，以水五升，煮取一升五合，去滓，分温三服。疑非仲景方。

【校勘】《玉函经》《脉经》《千金翼方》："发汗病不解"句，作"发其汗不解"；"反"字上有"而"字。

芍药甘草附子汤方。《玉函经》：芍药、甘草作"各一两"。《玉函经》《千金翼方》："五升"作"三升"，没有"疑非仲景方"五字。《玉函经》："五合"作"三合"，《千金翼方》作"二合"。成无己本："分温三服"无"三"字；"方"作"意"字。

【串解】钱潢云："或曰，既云发汗病不解，安知非表邪未尽乎？曰：若伤寒汗出不解，则当仍有头痛发热，脉浮紧之辨矣，而仲景非唯不言发热，且毫不更用解表，而毅然断之曰虚故也，即以芍药甘草附子汤主之。则知所谓虚者，阳气也，与上文虚字无异。其脉必微弱，或虚大虚数，而见汗出但恶寒之证。如附子泻心证，及用桂枝加附子汤，桂枝去芍药加附子汤之类，故曰虚故也。"

惟钱氏所说，病不解，是体弱病不复常，并不是表证不解；恶寒，是由于心脏衰弱的体温低落，而不是表证，所以认为是虚。

【语译】发汗后，所有的表证都已经消失了，但病人还是怕冷，这是体力衰弱体温低落的缘故，应该给以芍药甘草附子汤的强心剂。

【释方】周扬俊云："汗多为阳虚，而阴则素弱，补阴当用芍药，回阳当用附子，势不得不芍附兼资，然又惧一阴一阳，两不相和也，于是以甘草和之，庶几阴阳谐而能事毕矣。"

原文69

发汗，若下之，病仍不解，烦躁者，茯苓四逆汤主之。

茯苓四逆汤方

茯苓四两　人参一两　附子一枚，生用，去皮，破八片　甘草二两，炙　干姜一两半上五味，以水五升，煮取三升，去滓，温服七合，日二服。

【校勘】《脉经》《千金翼方》：作"发汗吐下后不解，烦躁"。

茯苓四逆汤方。《玉函经》："味"字下有"㕮咀"两字；"三升"作"一升二合"；"去滓"以下作"分温再服，日三"。《千金翼方》："三升"作"二升"。

【串解】成无己云："发汗若下，病宜解也，若病仍不解，则发汗外虚阳气，下之内虚阴气，阴阳俱虚，邪独不解，故生烦躁，与茯苓四逆汤以复阴阳之气。"

这是汗下后有虚脱的现象，所以要用"茯苓四逆汤"益阳固脱。

《医宗金鉴》也说："大青龙证，不汗出之烦躁，乃未经汗下之烦躁，属实；此条病不解之烦躁，乃汗下后之烦躁，属虚。"

【语译】经用过汗法、下法的治疗，病不减轻，反而增加了烦躁，恐怕演变为虚脱证，可以用茯苓四逆汤来益阳固脱。

【释方】成无己云："四逆汤以补阳，加茯苓、人参以益阴。"茯苓，《本草经》云"安魂养神"，《名医别录》云"长阴，益气力，保神守中"，《大明诸家本草》云"补五劳七伤，开心益志"，《千金要方·妇人产后》淡竹茹汤方后云"若有人参，入一两，若无人参，内茯苓一两半，亦佳"，是人参、茯苓确有治烦躁、止惊悸等作用，并不只是利水一端。

原文 70

发汗后恶寒者，虚故也，不恶寒，但热者，实也，当和胃气，与调胃承气汤。《玉函》云与小承气汤。

【校勘】《玉函经》《脉经》《千金翼方》："故也"下有"芍药甘草附子汤主之"九字；"调胃承气汤"作"小承气汤"。《千金翼方》注："一云调胃承气汤。"

【句释】"胃气"，"胃"不一定是指胃脏，而往往是指肠道，还有包括整个消化道的意义，"气"指机能而言。

【串解】程应旄云："汗后不恶寒，反恶热，其人大便必实，由发汗后亡津液所致，病不在营卫，而在胃矣，法当和胃气。"

发汗后，阳虚，体温低落恶寒，干姜附子汤证、芍药甘草附子汤证、茯苓四逆证，都是这个类型。汗后不虚而实，不恶寒但热，这是机能亢盛的实证，如第248条云："太阳病三日，发汗不解，蒸蒸发热者，属胃也，调胃承气汤主之"，与这条正同。

【语译】用汗法以后，病人愈是恶寒，这是阳虚的现象。假如并不恶寒，反而发热，这是实性热证，如果同时大便还秘结，可以酌用调胃承气汤通便解热。

表5 第58至70条内容表解

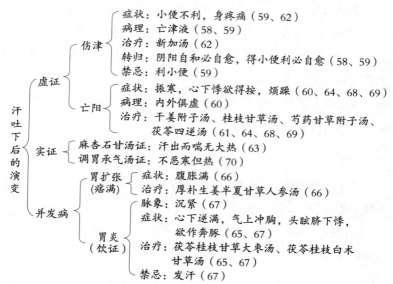

❀ **复习题**

1. 第 63 条发汗后，汗出而喘，无大热，既不可更行桂枝汤了，结果更采用了麻黄杏仁甘草石膏汤的发汗解热剂，这不是个矛盾吗？假如认为不矛盾，又当怎样理解？

2. 试解释第 60 条"内外俱虚"的道理？

3. 茯苓桂枝甘草大枣汤证与茯苓桂枝白术甘草汤证，有哪些相同？有哪些不相同？

六、第 71 至 75 条

第 71 至 75 条等 5 条，是辨识五苓散证一类的证治。惟第 75 条是由失水而引起的阳虚证，便附列于此。

原文 71

太阳病，发汗后，大汗出，胃中干，烦躁不得眠，欲得饮水者，少少与饮之，令胃气和则愈。若脉浮，小便不利，微热消渴者，五苓散主之。即猪苓散是。

五苓散方

猪苓十八铢，去皮　泽泻一两六铢　白术十八铢　茯苓十八铢　桂枝半两，去皮

上五味，捣为散，以白饮和服方寸匕，日三服。多饮暖水，汗出愈，如法将息。

【校勘】《脉经》："后"字作"若"字；"干"字作"燥"字；没有"躁"字。《玉函经》："欲得饮水"句，作"其人欲引水"。《玉函经》《脉经》："少少与"三字，作"当稍"两字；"胃气"作"胃中"。成无己本、《玉函经》："五苓散"上都有"与"字。

五苓散方。成无己本：泽泻"铢"字下有"半"字。成无己本、《玉函经》："桂"字下无"枝"字。《金匮要略》、成无己本、《玉函经》："捣为散"作"为末"二字，《千金翼方》作"各为散，更于臼中治之"，《外台秘要·天行病门》作"为散水服"，《千金要方》作"水服"。《千金要方》："多饮暖水"无"暖"字。《外台秘要·温病门》"多饮暖水"后有"以助药势"四字。成无己本：没有"如法将息"四字。

【句释】"胃中干"，是烦躁口渴的形容词，并不是指胃脏的干燥，实际是唾腺和口腔黏膜的分泌缺乏。

"白饮"，即白米饮，见《医垒元戎》，即煮饭的米汤。"方寸匕"，《名医别录》云："方寸匕者，作匕正方一寸，抄散取不落为度。""匕"，是古人的食具之一，曲柄浅斗，状如今之羹匙，有饭匕、牲匕、疏匕、挑匕四种，形制都相同，只是大小长短因所用而异，量药一般用挑匕。"白饮和服"，陆渊雷云："因水入则吐故也"，魏荔彤云："五苓必为散，以白饮调服，方能多服暖水，而汗出始愈，设煎法而服，则内外迎拒，药且不下，故必服药如法，然后可效。"

【串解】汪琥云："此条论当作两截看，太阳病发汗后云云，至胃气和则愈，此系胃中干，烦躁作渴，止须饮水以和胃气，非五苓散证也。若脉浮，小便不利，微热消渴，此系水热积于膀胱而渴，乃为五苓散证。"

大汗后损伤了津液，唾腺和口腔黏膜无所分泌，因而烦躁很厉害，口渴要喝水，这时只要慢慢地补充它的水分，水得补充，唾腺分泌的机能恢复了，这就叫作"胃气和"。

　　五苓散证就不这样简单了，肾脏泌尿机能障碍而小便不利，血液中水毒充积，胃肠便不再吸收水分入血，胃里亦发生蓄水，这样体液代谢障碍的结果，唾腺和口腔黏膜还是不分泌，所以还是口渴。因而知道了缺水或蓄水同样会引起口渴，缺水便补充水，蓄水的便要利水。脉浮发热，这是表证还存在的关系，陆渊雷云："凡霍乱、肾脏炎、糖尿诸病，小便不利、口渴，而兼表证者（按：脉浮发热），皆五苓证也。"

　　【语译】因患太阳病要发汗解表，便出了多量的汗，以致唾腺分泌缺乏而干渴、烦躁，很想喝水，这时只要慢慢地给他水喝，使它唾腺的分泌机能逐渐得到恢复。假如渴而小便不利，微微发热，脉搏现浮象，这是肾脏机能发生障碍的五苓散证，便当处以五苓散方。

　　【释方】陆渊雷云："此方以猪苓、泽泻、茯苓利小便，恢复肾脏机能，术以促吸收，排除胃肠之积水，桂枝以降冲逆，使服散不吐，兼解其表，故桂枝为一方之关键。"

　　原文 72

　　发汗已，脉浮数，烦渴者，五苓散主之。

　　【校勘】《玉函经》："已"字作"后"字，"脉浮"下有"而"字。《脉经》《千金翼方》："烦"字上有"后"字。

　　【串解】方有执云："已者，言发汗毕，非谓表病罢也，烦渴者，膀胱水蓄，不化津液，故用四苓以利之，浮数者，外表未解，故凭一桂以和之，所以谓五苓能两解表里也。"

　　蓄水的尿中毒证，亦可以使人烦。陆渊雷云："但云烦渴，不云小便不利者，承前条而言，省文也。又案：急性肾脏炎，多为他种急性病之续发病，前条云发汗后，此条云发汗已，是也，其病亦自能发热；前条之脉浮发热，此条之脉浮数，或亦肾脏炎之热，未必皆是原发病之热也。"

【语译】经过发汗后，脉搏仍然呈浮数，烦躁口渴，小便不利，这是五苓散的主要症状，应服五苓散方。

原文73

伤寒汗出而渴者，五苓散主之，不渴者，茯苓甘草汤主之。

茯苓甘草汤方

茯苓二两　桂枝二两，去皮　甘草一两，炙　生姜三两，切

上四味，以水四升，煮取二升，去滓，分温三服。

【校勘】茯苓甘草汤方。《玉函经》：茯苓，作"三两"。

【串解】陆渊雷云："此条以汗出而渴不渴，辨五苓散茯苓甘草汤之异，二方之证皆不具，然五苓证承前二条言，省文。从可知，茯苓甘草证，则必有阙文矣，厥阴篇云，伤寒厥而心下悸，宜先治水，当服茯苓甘草汤，却治其厥，不尔，水渍入胃，必作利也（三百五十九条。按：本书第356条）。据此，知茯苓甘草汤，本是治水饮之方，其证有心下悸。"柯韵伯亦持此说。是陆氏之说，不无所本。

【语译】伤寒病，因发汗而出现口渴的，可服五苓散，发了汗而不渴的，便应该用茯苓甘草汤。

【释方】《医宗金鉴》云："五苓去术、泽、猪苓者，因不渴不烦，里饮无多，惟小便一利可愈，恐过于燥渗伤阴也。"茯苓甘草汤证的蓄水比五苓散证轻，但却有阳虚的现象，因而便去掉了主要的利水药而加重桂枝，并增入姜、草的温中扶阳药。

原文 74

中风发热，六七日不解而烦，有表里证，渴欲饮水，水入则吐者，名曰水逆，五苓散主之。

【校勘】《玉函经》《千金翼方》《外台秘要》："名曰"两字作"此为"。

【句释】"有表里证"，魏荔彤云："里证何？即所谓烦渴饮水，水入即吐是也，表证何？即前条所谓头项强痛，而恶寒发热汗出是也。"

【串解】陆渊雷云："此亦承前数条而言，故不举主证，但举水入则吐之异证也，肾脏炎、糖尿诸病，多并发续发于他种急性传染病，故中风发热六七日不解者，多有五苓散证。"

【语译】患太阳中风病，已经发热六七天了，头痛、项强等表证依然存在，更进而出现烦躁、口渴等里证，但水喝下去，胃又不受而吐，这是胃里面有蓄水的情况，应该服用五苓散。

原文 75

未持脉时，病人手叉自冒心，师因教试令咳，而不咳者，此必两耳聋无闻也，所以然者，以重发汗，虚故如此。发汗后饮水多必喘，以水灌之亦喘。

【校勘】《脉经》："手叉"作"叉手"。《玉函经》《脉经》《千金翼方》："不咳"作"不即咳"；"重发汗"作"重发其汗"；"如此"两字作"也"字。《玉函经》、成无己本："发汗后"以下十四字，另析为一条。《玉函经》《脉经》《千金翼方》："多"字下有"者"字。

【句释】"饮水多必喘"，第71条云："饮水者，少少与饮之，令胃气和则愈"，假如短时间饮水太多，胃肠吸收不及，水势上侵，因而作喘。"水灌"，成无己云"冷水灌洗"，钱潢云"冷水灌濯"，可见"水灌"是冷水疗法之一。

【串解】张璐云："此示人推测阳虚之一端也。阳虚耳聋，与少阳传经耳聋迥别，亟宜固阳为要也。又手冒心，加之耳聋，阳虚极矣。尝见汗后阳虚耳聋，诸医施治，不出小柴胡加减，屡服愈甚，必大剂参附，庶可挽回也。"

"冒心"，可能是心悸亢进的关系，认为阳虚是适当的。"喘"，汗后津液大受损伤，便一时恣意狂饮，而影响胃肠机能，因可能现喘；而发汗之后，皮肤放散体温的工作还没有完结，骤然又用冷水灌灌，皮肤由于冷的刺激而收缩，不继续放散体温，便增加了肺呼吸的工作，因而亦现喘促，成无己云"饮水多喘者，饮冷伤肺也；以冷水灌洗而喘者，形寒伤肺也"，可能是指这等作用而言。

【语译】还没有诊察脉搏的时候，便见到病人两手交叉按着心脏部，叫他咳嗽看看他心窝部是否有痛楚，他却是聋的听不到，这是由于发汗太过，阳虚已极的缘故。同时发汗以后，还要注意两个问题：第一，水的补偿，不能一时喝得太多，太多了，它吸收不了，反而会引起喘息；第二，不要让它受到过冷的刺激，免得引起汗腺紧缩，增加肺呼吸的负担，也会现喘，这些都得留意。

表6 第71至75条内容表解

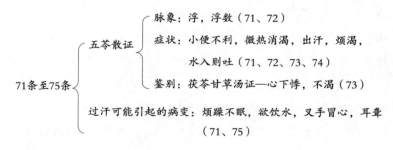

❀ 复习题

1.五苓散证有些什么症状？临床上属于哪种性质的证候？五苓散的主要作用是什么？

2.茯苓甘草汤证，为什么不同于五苓散证？

七、第 76 至 81 条

第 76 至 81 条等 6 条，辨论栀子豉等汤一类的证治，栀子豉汤证阳明篇还有两条（第 221 条、228 条），厥阴篇有一条（第 375 条），应合并参考。

原文 76

发汗后，水药不得入口为逆，若更发汗，必吐下不止。发汗吐下后，虚烦不得眠，若剧者，必反覆颠倒，心中懊忱，栀子豉汤主之；若少气者，栀子甘草豉汤主之；若呕者，栀子生姜豉汤主之。

栀子豉汤方

栀子十四个，擘　香豉四合，绵裹

上二味，以水四升，先煮栀子，得二升半，内豉，煮取一升半，去滓，分为二服，温进一服，得吐者止后服。

栀子甘草豉汤方

栀子十四个，擘　甘草二两，炙　香豉四合，绵裹

上三味，以水四升，先煮栀子、甘草，取二升半，内豉，煮取一升半，去滓，分二服，温进一服，得吐者止后服。

栀子生姜豉汤方

栀子十四个，擘　生姜五两　香豉四合，绵裹

上三味，以水四升，先煮栀子、生姜，取二升半，内豉，煮

取一升半，去滓，分二服，温进一服，得吐者止后服。

【校勘】《脉经》："发汗吐下后"句，"汗"字下有"其"字。《玉函经》：没有"若更"以下九字。成无己本、《玉函经》："发汗吐下"以下，另析为一条；"发汗吐下后"句上有"伤寒"两字。《千金翼方》：没有"若剧"的"若"字和"必"字。《外台秘要》："者必"两字作一"则"字；"心中懊憹"作"心内苦痛懊憹。"

栀子豉汤。《脉经》《千金翼方》：汤名无"豉"字。成无己本、《玉函经》：栀子"个"作"枚"。《外台秘要》："二升半"下有"去滓"两字；"取"字上有"更"字。《玉函经》《千金翼方》："吐"字上有"快"字。

栀子甘草豉汤。《千金翼方》：汤名无"豉"字。《玉函经》："得"字下有"快"字。成无己本：不载本方，仅于第十卷云："栀子汤方内，加入甘草二两，余依前法，得吐止后服。"

栀子生姜豉汤。《外台秘要》："二升半"下有"去滓"两字。《玉函经》："吐"字上有"快"字。《外台秘要》：引《千金翼方》"得吐者"三字作"安即"两字。成无己本：不载本方，但于第十卷云："栀子汤方内，加生姜五两，余依前法，得吐止后服。"

【音义】懊，音傲。憹，音恼。"懊憹"，刘完素《伤寒直格》云："懊憹者，烦心热躁，闷乱不宁也，甚者似中巴豆、草乌头之类毒药之状也。"也就是反复颠倒不眠，剧烈的虚烦现象。

【句释】"逆"，即第47条"水逆"的简称。"虚烦不得眠"，乃由脑部、心脏部的充血，阳证机能亢盛的余波所致。"少气"，即呼吸浅表。

"得吐者，止后服"，张锡驹云："本草并不言栀子能吐，奚仲景用为吐药，此皆不能思维经旨，以讹传讹者也……此因瓜蒂散内，用香豉二合，而误传之也"，张志聪亦言本汤不能使人吐，同时条文内还有"若吐者，栀子生姜豉汤主之"的记载，可见"栀豉汤"绝非催吐剂，"得吐者，止后服"六字，必有错简无疑。

【串解】发汗后水药不得入口，亦是五苓散证的水逆，这时仍以"五苓散"利小便为是。继续发汗，是否会变为吐下不止，这要决定于病人机体的条件，不能肯定。

汪琥云："虽经汗吐且下，而伤寒之邪热犹未解也，邪热未解，必乘其人之虚而客于胸中，胸中郁热，因生烦躁，阳气扰乱，不得眠也，剧者，烦极也，烦极则知其人郁热愈甚，故不惟不眠，而且反复颠倒而不安，心中懊憹，郁郁然不舒畅而愤闷也……虚烦证，虚者，正气之虚，烦者，邪气之实……不可作真虚看，作汗吐下后暴虚看……少气者……乃热伤气而气促急，非真气虚也。"正因为非真虚而有余热，所以才用栀、豉等苦寒药，平其充血，清其余热。

【语译】发汗以后，水药进口便吐，这是五苓散的水逆证，如再发汗，有的时候可能引起泻下，或者吐得越发厉害。一个病人经过发汗、呕吐、泻下以后，身体便会有相当疲乏的感觉，如这时脑部和心脏还存在有充血的余波，便会呈现有极度烦躁不安的现象，可以用栀子豉汤的清热剂；假如还现呼吸浅表时，可以用栀子甘草豉汤的缓和剂；如现呕吐，可以用栀子生姜豉汤的镇吐剂。

【释方】栀子豉汤。张锡驹云："栀子性寒，导心中之烦热以下行，豆豉颗熟而轻浮，引水液之上升也，阴阳和而水火济，烦自解矣。"栀子治上部充血，略同黄连，又能利小便，故治发黄。张锡驹所谓导热下行，指此。香豉退热解表，所以第80条说："身热不去，微烦者，栀子干姜汤主之。"张氏说它引水液上升，可能即指发表解热作用而言。

栀子甘草豉汤。张锡驹云："少气者，中气虚而不能交通上下，加甘草以补之。"其实少气是呼吸浅表的急迫现象，甘草恰有缓和急迫的作用，无所谓补。

栀子生姜豉汤。张锡驹云："呕者，中气逆而不得上交，加生姜以宣通之。"生姜有解表健胃作用，是镇呕要药。

原文 77

发汗若下之，而烦热胸中窒者，栀子豉汤主之。

【校勘】《脉经》："窒"作"塞"。《千金要方》："窒"字下有"气逆抢心"四字。

【音义】窒，音至，塞也。方有执云："邪热壅滞而窒塞，未至于痛，而比痛较轻也。"

【句释】"烦热"，程应旄云："烦热二字互言，烦在内，热在外也。"

【串解】张锡驹云："热不为汗下而解，故烦热；热不解而留于胸中，故窒塞而不通也。"陆渊雷云："栀豉诸汤，能治轻证膈噎，可知胸中窒即指膈噎，所谓食管狭窄病也，盖因食管黏膜干燥，咽物不能滑利之故。"

【语译】已经过发汗，又经过泻下，而出现发热、烦躁、胸腔窒塞等症状时，可以服用栀子豉汤。

原文 78

伤寒五六日，大下之后，身热不去，心中结痛者，未欲解也，

栀子豉汤主之。

【校勘】《玉函经》："未欲解也"句作"此为未解"。

【句释】"心中结痛"，徐大椿云："结痛，更甚于窒，栀子豉汤主之，按胸中窒结痛，何以不用小陷胸，盖小陷胸证乃心下痛，胸中在心之上，故不得用陷胸。"是"心中"即"胸中"，心中结痛，仍然是食管的病变了。

【串解】柯韵伯云："病发于阳，而反下之，外热未除，心中结痛，虽轻于结胸，而甚于懊恼矣。"这可能是急性食道炎症之类。

【语译】五六天来本是患的太阳伤寒病，表证还存在，便遽然用大量的泻下剂，结果，不仅发热不退，并增加了胸腔部的结痛症状，这说明病况还在演进，可以用栀子豉汤的解热消炎剂。

原文79

伤寒下后，心烦腹满，卧起不安者，栀子厚朴汤主之。

栀子厚朴汤方

栀子十四个，擘　厚朴四两，炙，去皮　枳实四枚，水浸，炙令黄

上三味，以水三升半，煮取一升半，去滓，分二服，温进一服，得吐者止后服。

【校勘】《玉函经》《脉经》《千金翼方》："心烦"作"烦而"两字。

栀子厚朴汤方。《玉函经》："枳实"下无"水浸"两字。成无己本、《玉函经》："炙令黄"作"去穰炒"。成无己本、《仲景全书》"上"字作"已上"两字。《玉函经》："三升"下无"半"字。《千金翼方》："吐"字上有"快"字。

【句释】"心烦",即前条所说的虚烦。"卧起不安",即前条(第76条)所说的"不得眠"症状。

【串解】《医宗金鉴》云:"论中下后满而不烦者有二,一热气入胃之实满,以承气汤下之,一寒气上逆之虚满,以厚朴生姜甘草半夏人参汤温之;其烦而不满者亦有二,一热邪入胸之虚烦,以竹叶石膏汤清之,一懊侬欲吐之心烦,以栀子豉汤吐之。今既烦且满,满甚则不能坐,烦甚则不能卧,故卧起不安也,然既无三阳之实证,又非三阴之虚证,惟热与气结,壅于胸腹之间,故用栀子、枳、朴,涌其热气,胸腹和而烦自去,满自消矣。"

【语译】伤寒病经过泻下以后,烦躁不安,腹部胀满的,可以用"栀子厚朴汤"清热导气。

【释方】张志聪云:"栀子之苦寒,能泄心下之热烦,厚朴之苦温,能消脾家之腹满,枳实之苦寒能解胃中之热结。"

厚朴、枳实,用少量为芳香健胃药,用大量为肠道祛风药,能排除肠道内的气体,减轻胀满。

原文 80

伤寒,医以丸药大下之,身热不去,微烦者,栀子干姜汤主之。

栀子干姜汤方

栀子十四个,擘　干姜二两

上二味,以水三升半,煮取一升半,去滓,分二服,温进一服,得吐者止后服。

【校勘】《玉函经》《脉经》:"丸"作"圆"。

栀子干姜汤方。《玉函经》:"三升""一升"下,没有"半"

字；"吐"字上有"快"字。

【句释】"丸药"，王宇泰云："丸药，所谓神丹甘遂也，或作巴豆。"是否如此，仍不能肯定，总是汉时俗医习用的泻下丸剂。

【串解】喻嘉言云："丸药大下，徒伤其中，而不能荡涤其邪，故栀子合干姜用之，亦温中散邪之法也。"

伤寒应先解表，不解表而用下药，是表未解而里又虚，演成上热下寒的局面，因而用干姜温下寒，振奋胃肠机能，栀子清上热，即所以除烦。

【语译】患太阳伤寒证，不先行解表而遽用泻下丸剂，以致发热始终不退而烦躁，可以用栀子干姜汤散寒除烦。

【释方】柯韵伯云："任栀子以除烦，用干姜逐内寒以散表热，此甘草泻心之化方也。"

本方用轻量有消炎健胃作用。

原文 81

凡用栀子汤，病人旧微溏者，不可与服之。

【校勘】《玉函经》："汤"字下有"证"字；"病"字作"其"字；没有"旧"字。

【音义】溏，音唐，大便里水分多而稀薄，所以一般叫作"溏泻"。

【串解】成无己云："病人旧微溏者，里虚而寒在下也，虽烦则非蕴热，故不可与栀子汤。《内经》曰：先泄而后生他病者，治其本，必且调之，后乃治其他病。"

这条说明栀子汤是寒凉药，便微溏是肠道吸收机能衰减的里寒证，不能无选择地一概应用。

【语译】凡是使用栀子豉汤时，如病人素常便稀薄而有里寒证，便不能随便使用了。

表7　第76至81条内容表解

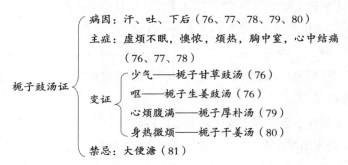

栀子豉汤证
- 病因：汗、吐、下后（76、77、78、79、80）
- 主症：虚烦不眠，懊憹，烦热，胸中窒，心中结痛（76、77、78）
- 变证
  - 少气——栀子甘草豉汤（76）
  - 呕——栀子生姜豉汤（76）
  - 心烦腹满——栀子厚朴汤（79）
  - 身热微烦——栀子干姜汤（80）
- 禁忌：大便溏（81）

复习题

1.什么是栀子豉汤治疗的主症？栀子甘草豉汤和栀子生姜豉汤的主治与它有哪些不同？

2.为什么说栀子豉汤证的"虚烦"不是虚证，相反地还是实证热证，试就条文举例说明。

八、第82至89条

第82至89条等8条，提出禁止轻率发汗的几个例子。

原文82

太阳病发汗，汗出不解，其人仍发热，心下悸，头眩，身瞤动，振振欲擗—作僻。地者，真武汤主之。

【校勘】《玉函经》："发汗，汗出不解"作"发其汗而不解"；

"瞤"字下有"而"字。《脉经》《千金要方》《千金翼方》:"真武"作"玄武"。

【音义】瞤,见第38条。擗,音僻,倒也。振振,《医宗金鉴》云"耸动不已"貌。

【串解】《医宗金鉴》云:"大汗出,仍热不解者,阳亡于外也;心下悸,筑筑然动,阳虚不能内守也;头眩者,头晕眼黑,阳微气不能升也;身瞤动者,蠕蠕然瞤动,阳虚液涸,失养于经也;振,耸动也,振振欲擗地者,耸动不已,不能兴起,欲堕于地,阳虚气力不能支也。"

总之,这是汗后亡阳,表里上下俱虚的证候,因而用真武汤的回阳剂。方列少阴篇第316条。

【语译】太阳病曾用发汗剂解表,但汗出了仍然发热,更增加了胃部悸动,头晕眼花,肌肉瞤动,上重下轻,摇摇欲坠等现象,这是大汗亡阳,阳虚已极的征候,可以用真武汤的回阳剂。

原文83

咽喉干燥者,不可发汗。

【校勘】《脉经》:无"喉"字。《玉函经》:"汗"字上有"其"字。

【串解】钱潢云:"咽喉干燥,上焦无津液也。"

营养不良,津液便缺乏而干燥,再发汗,便会再损失其水分,所以禁汗。

【语译】咽喉素常干燥的人,津液已经缺乏,不要再发汗了。

原文84

淋家不可发汗,发汗必便血。

【校勘】《玉函经》"发汗必便血"作"发其汗必便血"。

【句释】"淋家"系指患有膀胱病和尿道病的人。"便血"犹言尿血。

【串解】程应旄云:"淋家热畜膀胱,肾水必乏,更发汗以竭其津,水府告匮,徒逼血从小便出耳。"

淋家,津液缺乏,应为虚弱性的慢性淋病,但不能一概而论。

【语译】患慢性淋病的人,身体虚弱,不要发汗,万一发了汗,提防引起尿血症。

原文85

疮家虽身疼痛,不可发汗,汗出则痉。

【校勘】《玉函经》:"发汗"作"攻其表";"痉"作"痓"。

【音义】痉,音制,《集韵》云:"一曰风病",《正字通》云:"五痉之总名,其证卒口噤,背反张而瘛疭。"

【句释】"疮家",包括一切创伤出血过多的,或者患慢性溃疡而贫血的。

【串解】张锡驹云:"疮家久失脓血,则充肤热肉之血虚矣,虽身疼痛而得太阳病之表病,亦不可发汗,汗出必更内伤其筋脉,血无营筋,强急而为痉也。"

【语译】有创伤或久患疮疡的人,血少津枯,纵然有表证,也不宜发汗,发汗再损伤了体液,便会使肌肉组织失掉荣养,演变成为项背强直的痉病。

原文86

衄家不可发汗,汗出必额上陷脉急紧,直视不能眴,一作瞬。

不得眠。

【校勘】《玉函经》："发汗"作"攻其表"；"必额上陷"句作"必额上促急而紧"。《诸病源候论》同，惟"促"字作"蒕"，《外台秘要》：引《诸病源候论》，"促"作"脉"，都没有"陷"字，《脉经》作"必额陷脉上促急而紧"。

【音义】眴，音顺，目动也。

【句释】"陷脉"是个名词，指陷入肌骨里的经脉而言，犹言内在和深在的经脉，《灵枢·九针十二原》篇云："故针陷脉则邪气出"，即是说针刺深在的经脉，把邪气引导出来，这条的"陷脉"正与此相同。"汗出必额上陷脉急紧"，应读成一句，犹言汗水出多了，津液受到损伤，连深陷在额骨里面的经脉，亦会失掉濡养而拘挛紧急。"直视不能眴"，由于动眼神经亦因失掉濡养而拘急造成。

【串解】成无己云："衄者，上焦亡血也，若发汗，则上焦津液枯竭，经络干涩，故额上陷脉急紧，诸脉者，皆属于目，筋脉紧急，则牵引其目，故直视不能眴。眴，瞬合目也。《针经》曰：阴气虚则目不瞑，亡血为阴虚，是以不得眠也。"

衄家，是素有衄血病的人，当然他的失血情况，便比较严重，所以发汗后的种种病变，都是由于亡失血液、体液造成的。

【语译】有衄血病的人，不要轻易发汗，汗出多了，再耗损体液，额部的筋脉和动眼神经等，都会发生脱水拘急的症状，甚至不能安眠。

原文 87

亡血家不可发汗，发汗则寒栗而振。

【校勘】《玉函经》《脉经》："不可发汗"句作"不可攻其表"；"发汗则"作"汗出则"。

【句释】"亡血家"，亡，失也，指一般有失血病的人。

【串解】成无己云："《针经》曰：夺血者无汗，夺汗者无血。亡血发汗，则阴阳俱虚，故寒栗而振摇。""寒栗而振"，即是体温低落的亡阳现象。

【语译】一般有失血病的人，不要轻易发汗，汗出多了，恐怕引起体温的过度低降，而出现寒战等症状。

原文88

汗家重发汗，必恍惚心乱，小便已阴疼，与禹余粮丸。 方本阙。

【句释】"汗家"，指容易出汗的人。"恍惚心乱"，钱潢云："恍惚者，心神摇荡，而不能自持，心乱者，神虚意乱，而不得自主也"，为阴虚阳越的现象。"小便已阴疼"，即小便后尿道口作痛，由于气弱不利的缘故。

【串解】成无己云："汗者心之液，汗家重发汗，则心虚，恍惚心乱，夺汗则无水，故小便已阴中疼。"其实，即是脱水亡阳，心力不支的征候。

【语译】平素惯爱出汗的人，再使用大量发汗剂，过分脱水的结果，轻则小便后尿道作痛，重则心脏不能支持，而出现心虚烦乱等险象。

原文89

病人有寒，复发汗，胃中冷，必吐蚘。 一作逆。

【音义】蚘，音回，即蛔字，人体寄生虫之一。

【句释】"有寒"，指胃肠虚寒而言，第277条云："自利不渴者，属太阴，以其脏有寒故也，当温之，宜服四逆辈"，与这条同一意义。"吐蚘"，仍以原注作"吐逆"较妥，一般胃肠虚寒，是不会吐出蛔虫的。

【串解】陆渊雷云："里寒之人，虽有表证，仍当先温其里（参看九十四条。按：本书第91条），否则表证虽除，里寒转甚，胃中冷而呕吐作矣。"所谓"胃中冷"，即胃肠机能减退，不能消化饮食，而作吐逆。

【语译】素有虚寒体质的病人，如果轻易地发汗解表，胃肠再受损伤，势必引起吐逆的发作。应该留意。

表8　第82至89条内容表解

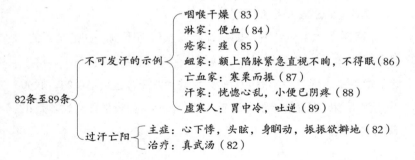

82条至89条 {
　不可发汗的示例 {
　　咽喉干燥（83）
　　淋家：便血（84）
　　疮家：痉（85）
　　衄家：额上陷脉紧急直视不眴，不得眠（86）
　　亡血家：寒栗而振（87）
　　汗家：恍惚心乱，小便已阴疼（88）
　　虚寒人：胃中冷，吐逆（89）
　}
　过汗亡阳 {
　　主症：心下悸，头眩，身𣊓动，振振欲擗地（82）
　　治疗：真武汤（82）
　}
}

❀ 复习题

1.试述第82条至89条中禁止发汗的理由。

2.真武汤主治的"心下悸，头眩身𣊓动，振振欲擗地"等症状，在病理学上，究竟是怎样的一种机转？

九、第 90 至 95 条

第 90 至 95 条等 6 条，主要是辨识表里俱病的治疗方法，第 94 条的词意虽然费解，仍是在企图说明表里的问题，第 95 条依照《玉函经》列在"桂枝汤方"后较妥。

原文 90

本发汗，而复下之，此为逆也；若先发汗，治不为逆。本先下之，而反汗之，为逆；若先下之，治不为逆。

【校勘】《玉函经》：无"若"字，"先发汗""先下之"两句下各有一个"者"字。

【音义】复，反也，与下文的"反"字同一意义。逆，误也。

【串解】成无己云："病在表者，汗之为宜，下之为逆；病在里者，下之为宜，汗之为逆"，这是临床上治疗的一大原则，因而特地提出来。但这都是指实证而言。

【语译】本来应该发汗的病，反而施用泻下剂，这是错误的；假如首先用发汗解表的办法，表解后，有里证时，再行泻下，这才是正确的。本应该先用泻下的病，反进行发汗，这是错误的；假如先用泻下剂，里证解除了，还有表证存在时，再行发汗，这才是正确的治疗法。

原文 91

伤寒，医下之，续得下利，清谷不止，身疼痛者，急当救里；后身疼痛，清便自调者，急当救表。救里宜四逆汤，救表宜桂枝汤。

【校勘】《玉函经》："身疼痛者"作"身体疼痛者"。

【**句释**】"清谷不止","清谷"犹言完谷，即消化不良的粪便。"救表"，疑是攻表之讹，第 29 条云："反与桂枝汤欲攻其表"，第 372 条云："攻表宜桂枝汤"，足以证明。

【**串解**】张锡驹云："伤寒下之而正气内陷，续得里虚之证，下利清谷不止者，虽身疼痛，表证仍在，急当救里，救里之后，身疼痛而清便自调者，知不在里，仍在表也，急当救表，救里宜四逆汤，以复其阳，救表宜桂枝汤，以解其肌，生阳复而肌腠解，表里和矣，本经凡曰急者，急不容待，缓则无及矣。"

张氏指"清谷"为里虚，即是胃阳虚寒，消化机能完全丧失了的征象，这时虽然有表证，也应当急为培养胃肠机能以后，再行解表。

陆渊雷云："太阳证之亢进于肌表，自然疗能祛病之趋向也，医者因势利导，助自然疗能祛除毒害性物质于肌表，则有发汗解肌之法。胃肠者，后天水谷之本，胃肠虚寒，自然疗能内顾且不暇，夫何能祛病于外？当此之时，与解表之药，既无所凭藉，乃不能祛除毒害性物质，反伤其阳。阳既伤，毒害性物质且内陷而益猖獗，以是急当救里也，及其清便自调，则胃肠之机能已复，内顾无忧，自然疗能必奋起祛病，斯时设仍有身疼痛之表证，自当急解其表矣。"

前条先发汗，后泻下，是阳证，所以主要目的在祛邪；这条先温里，后解表，是阴证，所以主要目的在扶正。

【**语译**】伤寒病经过误下，便继续地腹泻，并泻出消化不良的东西来了，这说明病人的胃肠机能坏透了，这时虽然有身疼痛的表证，仍应当急为强壮胃肠机能，扶其正气，等到清便自调，胃肠机能好转了，还有表证存在时，再进行解表。强壮胃肠机能用四逆汤，解表用桂枝汤。

原文 92

病发热头痛，脉反沉，若不差，身体疼痛，当救其里，四逆汤方。

【校勘】《玉函经》："疼痛"上有"更"字。

【句释】"脉反沉"，末梢动脉血液减少，即浅层动脉的贫血，便会诊察到沉脉，一般为体力衰惫的征象。

【串解】陆渊雷云："若不差上，当有阙文，身体疼痛，亦未见是急当救里之候。以意推之，当云病发热头痛，脉反沉，可与麻黄附子细辛汤，若不差，身体疼痛，下利呕逆者，当救其里，宜四逆汤。盖发热头痛，是太阳证，其脉当浮，今得少阴之沉脉，故曰反。证则太阳，脉则少阴，此即《内经》所谓两感之病，其实乃正气祛病而力不足之现象，宜发汗温经并行，则麻附细辛为对证之方，且以文势论，亦必有可与一句，然后若不差句有所承接，下文云：'腹中急痛，先与小建中汤，不差者，小柴胡汤主之（按：第100条）'，可以为例也。身体疼痛，虽太阳、少阴俱有之证，究不得为里，必下利呕逆而脉沉，乃为里寒，合于救里之义也。"

【语译】患发热头痛的表证，脉搏反而现沉，这是体力衰弱，不能抗病的现象，以致身体疼痛等表证长时间的不好，便应该及时用四逆汤强壮体力。

原文 93

太阳病，先下而不愈，因复发汗，以此表里俱虚，其人因致冒，冒家汗出自愈，所以然者，汗出表和故也，里未和，然后复下之。

【校勘】成无己本："先下"下有"之"字。《玉函经》《脉经》：无"以此"两字；"冒家"下有"当"字。《脉经》："里未和"作"表和"，成无己本：作"得里未和"。

【句释】"冒"，程应旄云："冒者，清阳不彻，昏蔽及头目也"，即是头目昏冒不清的现象。

【串解】程应旄云："先下之而不愈，阴液先亡矣，因复发汗，营从卫泄，阳津亦耗，以此表里两虚，虽无邪气为病，而虚阳戴上，无津液之升以和之，所以怫郁而致冒，冒者……必得汗出津液到，而怫郁始去，所以然者，汗出表和故也。"

张锡驹云："然后者，缓词也，如无里证，可不必下也。"

"冒者"是否可以汗出而愈，当以有可发汗的表证为依据，"里未和"是否可以一下而愈，仍应以有可攻下的里证为依据，不能凭空臆造，这是应注意的。

【语译】太阳表证，误用下法而病不愈，又从而发汗，弄得表里两虚，头目昏冒不清爽，这时如真有表证，可以酌量病情的轻重而发汗解表，如真有里证，亦必须根据实际的情况而用泻下法。

原文 94

太阳病未解，脉阴阳俱停，一作微。必先振栗汗出而解。但阳脉微者，先汗出而解，但阴脉微一作尺脉实。者，下之而解。若欲下之，宜调胃承气汤。一云用大柴胡汤。

【校勘】《玉函经》："脉阴阳俱停"句下作"必先振汗而解，但阳微者先汗之而解，阴微者先下之而解，汗之宜桂枝汤，下之宜承气汤"。《脉经》："调胃承气汤"作"大柴胡汤"；"阳""阴"下无两"脉"字；"汗出"作"汗之"。

【句释】"脉微"，心弱血少，脉管又不能适量紧张，便见微脉，是神经衰惫，动脉血压低降的征候。"脉阴阳俱停"，成无己以下各家，都解释为均调的意义，但《素问》《灵枢》《难经》《脉经》等，均没有"停脉"的记载，程应旄、钱潢、《医宗金鉴》等又释为"停止"，亦不妥，仍以原注的"微脉"为是。

【串解】成无己云："脉阴阳俱停无偏胜者，阴阳气和也。经曰：寸口、关上、尺中三处大小浮沉迟数同等，此脉阴阳为和平，虽剧当愈。今阴阳既和，必先振栗汗出而解。但阳脉微者，阳不足而阴有余也，经曰：阳虚阴盛，汗之则愈。阴脉微者，阴不足而阳有余也，经曰：阳盛阴虚，下之则愈。"

"但阳脉微"，就说明阴脉不微，阴液充足，容易蒸化成汗，所以可能汗出而解；"但阴脉微"，就说明阳脉不微，阳脉不微，就是阳盛，阳盛化燥，当然可以泻下而解。但是仍须配合现实症状来分辨，较为万全。

【语译】太阳病表证不解，诊察他的脉搏，无论在浮部沉部都极微弱，说明他的体力不强，即或要发汗，都必先有振栗战震很吃力的经过，汗才能发得出来。假使只是阳部的脉搏微弱，而阴部的脉搏还充实，这时还可以发汗解表；假使阴部的脉搏虽稍为微弱一点，但阳部的脉搏却是充实的，如有里实证，还可以用泻下药攻里。用那一类的泻下药呢？最好是调胃承气汤一类的方剂。

原文 95

太阳病，发热汗出者，此为荣弱卫强，故使汗出，欲救邪风者，宜桂枝汤。

【校勘】本条《玉函经》《脉经》《千金翼方》都列在太阳上篇桂枝汤方后面。《玉函经》："救"字作"解"字。

【串解】成无己云："太阳中风，风并于卫，则卫实而荣虚。荣者阴也，卫者阳也。发热汗出，阴弱阳强也。《内经》曰：阴虚者，阳必凑之，故少气时热而汗出，与桂枝汤解散风邪，调和荣卫。"由于卫强而发热，由于发热而出汗，由于出汗而阴弱，这是说明太阳中风证的病理机转。可参看第53、54两条。

【语译】患太阳病中风证，在病理变化上之所以叫作"荣弱卫强"，这是由于它不断地发热、出汗而造成的，所以要用桂枝汤来调和荣卫，也就是调整机体的调节机能，不使荣卫偏强偏弱。

表9 第90至95条内容表解

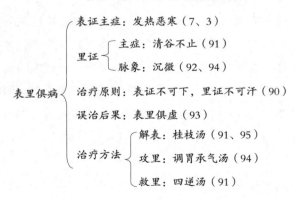

❀ 复习题

1.临床遇到表里两病的时候，应该怎样处理？

2."攻里"和"救里"在临床上究竟是怎样的两种治疗方法？

十、第 96 至 107 条

第 96 至 107 条等 12 条，讨论柴胡汤一类的证治，其中第 102 条，上承第 100 条而言，第 105 条的证候，和第 104 条类似，因以相提并论，惟第 106 条桃核承气汤证，对前后条文，似不相属，应属于以下抵当汤一类的证治。

原文 96

伤寒五六日中风，往来寒热，胸胁苦满，嘿嘿不欲饮食，心烦喜呕，或胸中烦而不呕，或渴，或腹中痛，或胁下痞鞕，或心下悸、小便不利，或不渴、身有微热，或咳者，小柴胡汤主之。

小柴胡汤方

柴胡半斤　黄芩三两　人参三两　半夏半升，洗　甘草炙　生姜各三两，切　大枣十二枚，擘

上七味，以水一斗二升，煮取六升，去滓，再煎取三升，温服一升，日三服。若胸中烦而不呕者，去半夏、人参，加栝楼实一枚；若渴，去半夏，加人参合前成四两半，栝楼根四两；若腹中痛者，去黄芩，加芍药三两；若胁下痞鞕，去大枣，加牡蛎四两；若心下悸、小便不利者，去黄芩，加茯苓四两；若不渴、外有微热者，去人参，加桂枝三两，温覆微汗愈；若咳者，去人参、大枣、生姜，加五味子半升，干姜二两。

【校勘】"伤寒五六日中风"，《玉函经》作"中风五六日，伤寒往来寒热"，《脉经》作"中风往来寒热，伤寒五六日以后"，《仲景全书》作"伤寒中风五六日"。《脉经》："心烦"作"烦心"。《玉函经》《脉经》："鞕"作"坚"；"心下悸"作"心中悸"；"身"作"外"。《外台秘要》："心下悸"作"心下卒悸"。成无己本："嘿

嘿"作"默默";"小柴胡"句上有"与"字。

小柴胡汤方。《玉函经》:"七味"下有"㕮咀"两字;"再煎"作"再煮";没有"三服"的"服"字;"若渴"下有"者"字,成无己本亦有。《千金翼方》:无"栝楼根四两"。《玉函经》《千金翼方》:"鞕"作"坚",下有"者"字。《千金翼方》《外台秘要》:牡蛎"四两"作"六两"。成无己本、《玉函经》、《千金翼方》:缺"桂枝"的"枝"字。《仲景全书》:大枣作"十三枚"。《千金翼方》:柴胡作"八两"。

【音义】嘿,音墨,与默同,方有执云:"静默不言"。鞕,同硬,坚也。满,与"㵒"通,读如闷。

【句释】"伤寒五六日中风",系倒句法,犹言"伤寒"或"中风"也。"五六日",方有执云:"大约言也"。"往来寒热",恶寒的时候不感觉热,发热的时候不感觉寒,寒和热间代出现,即所谓"间歇型热"。"胸胁苦满",谓肋骨弓下面有困闷的自觉症,大约和胸胁部脏器(肝脾等)、淋巴腺等的炎症有密切关系。"喜呕",即是时常作呕。

【串解】方有执云:"此少阳之初证……往来寒热者,邪入躯壳之里,脏腑之外,两夹界之隙地,所谓半表半里,少阳所主之部位,故入而并于阴则寒,出而并于阳则热,出入无常,所以寒热间作也……胸胁既满,谷不化消,所以静默不言,不需饮食也。心烦喜呕者,邪热伏饮,抟胸胁者,涌而上溢也,或为诸证者,邪之出入不常,所以变动不一也。""胸胁苦满",为干性肋膜炎的习见症。"心烦喜呕",大部都是由于胸胁部有炎症,病毒附着于膈膜附近,而影响了胃机能的缘故。往来寒热、胸胁苦满、嘿嘿不欲饮食、心烦喜呕，这是小柴胡汤的主要证候，以下的或然症，并不是用小柴胡汤的主要目标了。

【语译】病太阳伤寒或中风，大约已经有五六天了，发间歇型热，胸胁部感觉困闷，不爱谈话，不想饮食，常常烦躁作呕，有的只是烦躁并不呕，有的口渴，有的肚子痛，有的两胁部胀满，有的胃部现悸动，小便不畅利，有的并不口渴，只是些微发烧，有的咳嗽，像这一系列的证候，都可以用小柴胡汤作主要的方剂来随症加减治疗。

【释方】陆渊雷云："药治之原则，在利用人体之天然抗病力，而顺其趋势，证在上在表者，知抗病力欲外达，故太阳宜发汗；证在下在里者，知抗病力欲下夺，故阳明宜攻下；至于证在表里上下之间，则抗病力之趋势不可知，故汗吐下诸法，皆禁施于少阳（参看少阳篇二百六十八至二百七十条。按：本书第264、265条）。夫阳证祛毒之治，除汗吐下，更无他法，汗吐下俱在所禁，则少阳之药法，几于穷矣。独有柴胡一味，专宜此病。征诸实验，服柴胡剂的当，有汗出而解者，有微利而解者，非柴胡兼有汗下之功，特能扶助少阳之抗病力，以祛除毒害性物质耳，亦有不汗不利，潜然而解者，昔贤因称柴胡为和解剂，意者，柴胡特能产生少阳之抗毒力，与毒害性物质结合，而成无毒之物，故不假祛毒，而病自愈欤。小柴胡汤之主药柴胡，专治胸胁部及胸膜膈膜之病，又能抑制交感神经之兴奋，能疏涤淋巴之壅滞。神经证，古医书称为肝，其兴奋过度者，又称为胆，肝胆之经，相为表里，胆又与淋巴系之三焦称少阳经，故柴胡称肝胆药，又称少阳药。主药柴胡，及不足重轻之副药甘草、大枣而外，芩参姜夏皆胃药，胃邻接胸膈，受胸膈病之影响最大故也，然其与柴胡相伍，必有特殊之效。"

从张洁古、李东垣等说，柴胡为升提发汗峻药后，一般多不敢用，而不理解仲景少阳禁汗，偏重用柴胡，孙思邈以柴胡治产后头风痛，杨仁斋用柴胡治诸出血，可见张李之说，不是事实。

原文 97

血弱气尽，腠理开，邪气因入，与正气相搏，结于胁下，正邪分争，往来寒热，休作有时，嘿嘿不欲饮食，藏府相连，其痛必下，邪高痛下，故使呕也，一云藏府相违，其病必下，胁膈中痛。小柴胡汤主之。服柴胡汤已，渴者属阳明，以法治之。

【校勘】《玉函经》："饮食"作"食饮"，《千金翼方》同；"结"字作"在"字；"故使"下有"其"字。《玉函经》、成无己本："服柴胡汤已"句下，另列为一条。《千金翼方》："已"作"而"。《玉函经》："属"字上有"此"字。成无己本："阳明"下有"也"字。

【句释】王宇泰云："血弱气尽至结于胁下，是释胸胁苦满句。正邪分争三句，是释往来寒热句，倒装法也。嘿嘿不欲饮食，兼上文满痛而言，藏府相连四句，释心烦喜呕也。"

方有执云："今服柴胡汤已毕而渴，则非暂渴，其为热已入胃，亡津液而渴可知，故曰属阳明也。"

钱潢云："但云以法治之，而不言法者，盖法无定法也。"

【串解】成无己云："人血气虚，卫气去，形独居，肌肉减，皮肤缓，腠理开，毛发残，膲理薄，垢落，当是时遇贼风，则其入深者，是矣。邪因正虚，自表之里，而结于胁下，与正分争，作往来寒热，默默不欲饮食。此为自外之内，经络与藏府相连，气随经必传于里，故曰其痛下，痛，一作病，邪在上焦为邪高，邪渐传里为痛下，里气与邪气相搏，逆而上行，故使呕也，与小柴胡汤，以解半表半里之邪。服小柴胡汤，表邪已而渴，里邪传于阳明也，以阳明治之。”

【语译】气血虚弱的人，皮肤不健康，调节机能也很差，容易遭受感冒，被病邪侵入以后，正气开始抵抗，病理演变的结果，胸胁部发生炎症，大大地影响了胃，便不想吃东西，精神疲乏，成天不想谈话，呈间歇型热。如脏器不断地受到影响，病变当然愈是演变严重，或者还要发生呕吐，仍然处以小柴胡汤进行治疗。吃了药以后，更现口渴，说明已经转变成为里热证，这是属于阳明病的范围了，必须用处理阳明病的方法来治疗它。

原文 98

得病六七日，脉迟浮弱，恶风寒，手足温，医二三下之，不能食，而胁下满痛，面目及身黄，颈项强，小便难者，与柴胡汤，后必下重，本渴饮水而呕者，柴胡汤不中与也，食谷者哕。

【校勘】《玉函经》《脉经》：“胁下”上为“其人”两字，不作“而”。成无己本：“本渴饮水而呕者”作“本渴而饮水呕者”。《玉函经》：“不中”作“不复中”。

【音义】哕，音月，逆气也。

【句释】“脉迟”，即迟脉，就是脉搏的搏动很迟缓，凡心动迟缓的结果，脉搏必然现迟。“后必下重”，钱潢云：“后，谓大便也，下重者，非下体沉重，即大便后重。”

【串解】柯韵伯云：“浮弱为桂枝脉，恶风寒为桂枝证，然手足温而身不热，脉迟为寒，为无阳，为在藏，是表里虚寒也，法当温中散寒，而反二三下之，胃阳丧亡，不能食矣，食谷则哕，饮水则呕，虚阳外走，故一身面目悉黄，肺气不化，故小便难而渴，营血不足，故颈项强，少阳之枢机无主，故胁下满痛，此太阳中风误下之坏病，非柴胡证矣。"

这条的病变主要在胃肠，虽然胁下苦满，却和少阳证不同，不可不加辨识地一概用柴胡汤，不仅身面黄、食谷哕是胃肠症状，即它的"满痛"是在胁下肠胃，而与"胸胁苦满"的在体躯，也是大不相同的。脉浮弱，恶风寒，手足温、颈项强，自然很像桂枝证，但脉搏迟而身不热，正如柯韵伯所说的表里虚寒现象。这时，单独的解表都还要慎重，哪里还能一而再、再而三的泻下呢？一再误下了，胃气大伤而不能食，并引起了胁下满痛、饮水而呕、食谷而哕等胃炎症状，身面俱黄、小便难、大便后重等肠炎症状，这样病既在里，当然不是处理半表半里证的柴胡汤可以解决的了。

【语译】害了六七天的病，脉象虽现浮弱，而搏动数却减少了，手足虽觉温热，身上并不发烧，这是表里虚寒的情况。医生没有掌握住这种病情，不惟不温中散寒，反而一再地用泻下剂，便弄得胃气大伤，不仅不能吃东西，同时胁下满痛、喝水便呕、吃东西便哕等胃炎症状，周身黄疸、小便滞寒、大便坠胀等肠炎症状都出现了，这样很显著的消化道疾病，便不能一成不变的再用小柴胡汤。

原文99

伤寒四五日，身热恶风，颈项强，胁下满，手足温而渴者，小柴胡汤主之。

【校勘】《脉经》《千金翼方》："身热恶风"作"身体热"。

【串解】钱潢云："身热恶风项强，皆太阳表证也，胁下满，邪传少阳也，手足温而渴，知其邪未入阴也。以太阳表证言之，似当汗解，然胁下已满，是邪气已入少阳，仲景原云，伤寒中风，有柴胡证，但见一证便是，不必悉具，故虽有太阳未罢之证，汗之则犯禁例，故仍以小柴胡汤主之，但小柴胡汤当从加减例用之，太阳表证未除，宜去人参加桂枝，胁下满，当加牡蛎，渴则去半夏加栝楼根为是。"

这条与第 98 条比较，有身热表证，而无脉迟、身面黄、饮水呕、食谷哕等里证，所以这条用柴胡汤，上条不用柴胡汤。

【语译】病太阳伤寒已经有四五天了，本来就有发热、怕风、项强等症状，现在又增加了两胁部胀满、口渴。说明病变已逐渐移向少阳阶段，可以用少阳主方小柴胡汤。

原文 100

伤寒阳脉涩，阴脉弦，法当腹中急痛，先与小建中汤，不差者，小柴胡汤主之。

小建中汤方

桂枝三两，去皮　甘草二两，炙　大枣十二枚，擘　芍药六两　生姜三两，切　胶饴一升

上六味，以水七升，煮取三升，去滓，内饴，更上微火消解，温服一升，日三服。呕家不可用建中汤，以甜故也。

【校勘】成无己本："急痛"下有"者"字；"小柴胡"上有"与"字。《玉函经》："者"字作"即与"两字。

小建中汤方。《玉函经》、成无己本："内饴"作"内胶饴"。《外台秘要》：煮服法作"先煮五味，取三升，去滓，内饴，更上火微煮，令消解"；"用"字作"服"，《玉函经》《千金翼方》同。

《玉函经》《千金翼方》：没有"建中汤"三字。《玉函经》、成无己本、《金匮要略》：甘草作"三两"。《千金翼方》：大枣作"十一枚"。

【句释】"脉濇"，血液减少，循环滞涩，或者动脉硬化而脉管壁的弹力减少时，脉搏都可能现滞涩，这是体力衰竭的征象。"脉弦"，弦脉的血液仍然不充实，但脉管壁的收缩神经颇兴奋。脉涩而弦，是血流弱小，脉管收缩神经紧张所致，这可能和"腹中急痛"有关系。"阳脉""阴脉"，仍是轻重取脉的意义。"急痛"，拘急而痛，多属虚寒证，所以《金匮要略》有"虚劳里急腹中痛"的记载，都用小建中汤的温补药。

"胶饴"，吴绶云："即饴糖也，其色紫深如琥珀者佳"，系半流动体的糖质。"小建中汤"，成无己云："温建中藏，是以建中名焉"，陆渊雷云："大建中汤（按：在《金匮要略》中）药力猛，此则和缓，故曰小"。

【串解】汪琥云："此条乃少阳病兼挟里虚之证。伤寒脉弦者，弦本少阳之脉，宜与小柴胡汤，兹但阴脉弦，而阳脉则涩，此阴阳以浮沉言，脉浮取之，则涩而不流利，沉取之又弦而不和缓，涩主气血虚少，弦又主痛，法当腹中急痛，与建中汤者，以温中补虚，缓其痛，而兼散其邪也。先温补矣，而弦脉不除，痛犹未止者，为不差，此为少阳经有留邪也，后与小柴胡汤去黄芩加芍药以和解之，盖腹中痛，亦柴胡证中之一候也。"这是先补后攻的办法。

【语译】患伤寒少阳病，肚子痛而拘急，脉搏浮涩沉弦，这是虚寒证，可用小建中汤温中补虚，吃了药没有好转，再用小柴胡汤解表祛邪。

【释方】陆渊雷云："古人称脾胃为中州，胃主消化，脾主吸收，其部位在大腹，故药之治腹中急痛者，名曰建中汤，建中者，建立脾胃之谓，然此方君胶饴之滋养，佐芍药之弛缓，则知病属营养不良，肠腹部神经肌肉挛急，致腹中急痛，非真正脾胃病也。"

本方不用"饴糖"，便是治太阴病"腹满时痛"的桂枝加芍药汤，可参看第 279 条。

原文 101

伤寒中风，有柴胡证，但见一证便是，不必悉具。凡柴胡汤病证而下之，若柴胡证不罢者，复与柴胡汤，必蒸蒸而振，却复发热汗出而解。

【校勘】《玉函经》："有柴胡"作"小柴胡"。《玉函经》《千金翼方》：没有"病"字，"若"字，"却复"的"复"字。成无己本：亦无"复"字。

【句释】"伤寒中风"，汪琥云："谓或伤寒，或中风，不必拘也。"往来寒热，胸胁苦满，嘿嘿不欲饮食，心烦喜呕等，都是吃柴胡汤的主要症状，但是在临床上这些症状不一定都要齐备，有一二种就行了，就叫不必悉具，悉，皆也，具，备也。"蒸蒸而振"，钱潢云："蒸蒸者，热气从内达外，如蒸炊之状也。邪在半里，不易达表，必得气蒸肤润，振战鼓栗，而后发热汗出而解也。"

【串解】成无己云："柴胡证是邪气在表里之间也……但见一证便宜与柴胡汤治之，不必待其证候全具也。邪在半表半里之间，为柴胡证，即未作里实，医便以药下之，若柴胡证仍在者，虽下之不为逆，可复与柴胡汤以和解之。得汤邪气还表者，外作蒸蒸而热，先经下里虚，邪气欲出，内则振振然也。正气胜，阳气生，却复发热汗出而解也。"

本条旨在说明，病不变，药亦不变。

【语译】无论太阳中风或伤寒，只要出现了某一个柴胡汤的症状，便得服用柴胡汤，不一定机械地要所有柴胡汤的症状都齐全了才能服用。但要注意一个问题，柴胡汤证病变的性质为半表半里，切莫要误用下剂，服了泻下剂后，如柴胡汤证依然存在，仍当继续用柴胡汤，一定要使它抵抗力逐渐地增加，由战栗而发热而出汗，整个病变才能好转。

原文 102

伤寒二三日，心中悸而烦者，小建中汤主之。

【校勘】《外台秘要》："伤寒二三日"作"伤寒一二日"。

【句释】"心中"，钱潢云："心胸之间，非必心脏之中也。"

【串解】《医宗金鉴》云："伤寒二三日，未经汗下，即心悸而烦，必其人中气素虚，虽有表证，亦不可汗之，盖心悸阳已微，心烦阴已弱，故以小建中汤，先建其中，兼调营卫也。"

虚弱的人有表证，不能抵抗疾病时，补其虚，即所以解表，小建中汤、补中益气汤之类都是。

【语译】患太阳伤寒证已两三天，心悸亢进而虚烦，应先给以小建中汤温补正气。

原文 103

太阳病过经十余日，反二三下之，后四五日，柴胡证仍在者，先与小柴胡，呕不止，心下急，一云呕止小安。郁郁微烦者，为未解也，与大柴胡汤下之则愈。

大柴胡汤方

柴胡_{半斤} 黄芩_{三两} 芍药_{三两} 半夏_{半升，洗} 生姜_{五两，切} 枳实_{四枚，炙} 大枣_{十二枚，擘}

上七味，以水一斗二升，煮取六升，去滓再煎，温服一升，日三服。一方加大黄二两，若不加，恐不为大柴胡汤。

【校勘】《玉函经》《外台秘要》："反"字作"及"。《脉经》《千金翼方》："仍"字作"续"。成无己本、《脉经》、《外台秘要》、《千金翼方》："小柴胡"下有"汤"字。《玉函经》《脉经》《千金翼方》："呕不止，心下急"，作"呕止小安"；"郁郁"上有"其人"两字。成无己本："大柴胡"下无"汤"字。

大柴胡汤方。《千金翼方》：柴胡作"八两"。《外台秘要》：半夏作"水洗"。《玉函经》：生姜作"三两"。《外台秘要》：大枣作"十三枚"。《玉函经》《外台秘要》："再煎"下，有"取三升"三字，依照小柴胡汤的煎服法，这当然是脱文。成无己本、《玉函经》：方中原有"大黄二两"。《玉函经》："右七味"作"右八味"；煮服法末有"一方无大黄，然不加不得名大柴胡汤也"十六字。《肘后备急方》、《千金要方》、《千金翼方》、《外台秘要》、成无己本："一方加大黄"以下十七字都有。《本事方》：方中也列有"大黄"，注云："伊尹汤液论，大柴胡同姜枣共八味，今监本无，脱之也。"

【句释】"过经"，柯韵伯云："经者，常也，过经，是过其常度，非经络之经也。"成无己解释为"日数过多"，两义正同。郁郁，犹言闷闷也，即是"烦"的形容词。

【串解】汪琥云："此条，系太阳病传入少阳，复入于胃之证，太阳病过经十余日，知其时已传入少阳矣。故以二三下之为反也，下之而四五日后更无他变，前此之柴胡证仍在者。其时纵有可下之证，须先与小柴胡汤以和解半表半里之邪，如和解之而呕止者，表里气和，为已解也。若呕不止，兼之心下急，郁郁微烦，心下者，正当胃府之中，急则满闷已极，郁烦为热结于里，此为未解也。后与大柴胡汤以下其里热则愈。"

从这条可以看出病的演变，多半是由太阳，而少阳，而阳明，与《素问·热论》的"一日太阳，二日阳明，三日少阳"截然不同。

【语译】患太阳病，经过了十多天，当病变演变到半表半里的时期，并不曾给以小柴胡汤，反而还一再地使用过泻下剂。但是服泻药四五天后，柴胡汤证候仍然存在，还是应该先给以小柴胡汤，如吃了呕吐不止，或者胃肠部还有拘急感，闷闷烦躁，这是消化道已经有病变，可酌量用大柴胡汤清洁胃肠，清里解热。

【释方】陆渊雷云："本方即小柴胡去参草加芍药、枳实、大黄，而生姜加多二两，故小柴胡证而里实拘急者宜之。少阳之呕，因水毒上迫所致，水毒宜下降，里实则阻其下降之路，故呕不止，心下急，郁郁微烦，是以去参草之助阳恋胃，加芍药、枳实、大黄，以舒其拘急，下其里实，加生姜以止呕。"

原文104

伤寒十三日不解，胸胁满而呕，日晡所发潮热，已而微利，此本柴胡证，下之以不得利，今反利者，知医以丸药下之，此非其治也。潮热者，实也，先宜服小柴胡汤以解外，后以柴胡加芒消汤主之。

柴胡加芒消汤方

柴胡二两十六铢　　**黄芩**一两　　**人参**一两　　**甘草**一两，炙　　**生姜**一

两，切　　半夏二十铢，本云五枚，洗　　大枣四枚，擘　　芒消二两

上八味，以水四升，煮取二升，去滓，内芒消，更煮微沸，分温再服，不解更作。臣亿等谨按：《金匮玉函》方中无芒消，别一方云，以水七升，下芒消二合，大黄四两，桑螵蛸五枚，煮取一升半，服五合，微下即愈。本云，柴胡再服，以解其外，余二升，加芒消、大黄、桑螵蛸也。

【校勘】《玉函经》："日晡"下无"所"字。《脉经》《玉函经》《千金翼方》：无"已"字。《外台秘要》："已而微利"句作"热毕而微利"。《脉经》《千金翼方》："本"字下有"当"字。《外台秘要》："以不得利"无"以"字。成无己本："以不得利"作"而不得利"；无"此非"的"此"字。《玉函经》《脉经》《千金翼方》："先宜"的"宜"字，作"先再服"，并无"以解外"的"以"字。

柴胡加芒消汤方。《玉函经》《外台秘要》：半夏作"五枚"；《千金翼方》作"一合洗"。《外台秘要》：芒消作"二合"。《外台秘要》："煮取二升"，作"煮七味，取二升"；"煮微沸"作"上火煎一二沸"。《玉函经》："再服"下有"以解为差"四字。《千金翼方》："再服"下有"以解其外"四字。成无己本：不载本方，仅于第十卷云："小柴胡汤内，加芒消六两，余依前法服，不解更服"。今本《玉函经》：方中载有芒消二两，共八味，而方后云："右七味"，可见是后人添进去的，方后更载有"柴胡加大黄芒消桑螵蛸汤方"，计：柴胡二两，黄芩、人参、甘草炙、生姜各十八铢，半夏五枚，大枣四枚，芒消三合，大黄四两，桑螵蛸五枚，并云："右前七味，以水四升，煮取二升，去滓，下芒消大黄桑螵蛸，煮取一升半，去滓，温服五合，微下即愈，本方柴胡汤，再服以解其

外，余一服加芒消大黄桑螵蛸"；《千金翼方》同，惟大黄作"四分"。

【句释】"十三日"，与第103条"十余日"同，无他取义。"日晡所"，《文选》注："晡，日跌时也"，傍晚的时候为"日晡"；"所"，不定词，犹言左右前后，《汉书·原涉传》有"半岁所"，《礼记·檀弓》注有"高四尺所"都是。"潮热"，《明理论》云："若潮水之潮，其来不失其时也，一日一发，指时而发者，谓之潮热。"陆渊雷云："无病人之体温，亦有一度半度之上下，日晡时最高，夜间亦高于昼日，病则按时比例增高，故通常热病，多昼轻夜剧，而潮热亦于日晡时发也。盖病至承气时期，毒害性物质已制伏，不复需抗病力，故不复发热，惟久热之后，司热中枢甚易兴奋，体内犹有特殊代谢废料未排除，故于日晡时发潮热，而余时热甚微。""解外"，"外"字指少阳证候，对潮热为里实而言。"丸药"，见第80条。

【串解】程应旄云："胸胁满而呕，日晡所发潮热，此伤寒十三日不解之本证也。微利者，已而之证也。本证经而兼府，自是大柴胡，能以大柴胡下之，本证且罢，何有于已而之下利。乃医不以柴胡之辛寒下，而以丸药之毒热下，虽有所去，而热以益热，遂复留中而为实，所以下利自下利，而潮热仍潮热，潮热者实也。恐人疑攻后之下利为虚，故复指潮热以证之。此实得之攻后，究竟非胃实，不过邪热搏结而成，只须于小柴胡解外，后但加芒硝一洗涤之。"

【语译】患伤寒已十多天，胸胁满、呕逆、傍晚发热、轻微的腹泻等，大柴胡证一直存在着，假如这时能适当地用大柴胡汤，通便一二次，腹泻等症状很快就会消失的。但医生却毫不考虑的便使用了峻烈的泻下丸药，以致弄得腹泻越加厉害，傍晚依然发烧，为今之计，只有先吃一剂小柴胡汤和解半表半里的邪热，再用柴胡加芒硝汤洗涤胃肠上残存的丸药峻毒，最是要紧。

【释方】汪琥云："小柴胡加芒硝汤，用人参甘草以扶胃气，且微利之后，溏者既去，燥者自留，加芒硝者，能胜热攻坚，又其性速下而无碍胃气，乃一举而两得也。"

原文 105

伤寒十三日，过经谵语者，以有热也，当以汤下之。若小便利者，大便当鞕，而反下利，脉调和者，知医以丸药下之，非其治也。若自下利者，脉当微厥，今反和者，此为内实也，调胃承气汤主之。

【校勘】成无己本："十三日"下有"不解"二字。《玉函经》《脉经》《千金翼方》："谵语"上有"而"字；"以有热也"句作"内有热也"。《千金翼方》：没有"调胃"两字。

【句释】"脉反和"，汪琥云："言其脉与阳明府证不相背之意，若脉果调和，则无病矣。"脉与证应，当为滑数或大等脉。"脉当微厥"，《伤寒论·辨不可下篇》云："厥者，脉初来大，渐渐小，更来渐大"，仍属于里虚证的脉搏，不是脉微而手足厥的意思。

【串解】汪琥云："谵语有热，法当以汤荡涤之，若小便利者，津液偏渗，大便当坚硬而不出，今反下利，及诊其脉又调和，而非自利之脉，知医非其治而以丸药下之也。若其人不因误下而自利者，其脉当微而手足见厥（按：此义不安），此为内虚，不可下也。今脉反和，反和者，言其脉与阳明府证不相背之意，若脉果调和，则无病矣，此为内实，故见谵语下利等证，与调胃承气汤者，以下胃中之实热也。"

第 104 条是少阳、阳明并病的坏证，这条是阳明的坏证。两条致坏之因，都由于"丸药"误下，而当时的丸药下剂，又为巴豆、甘遂等热毒药，说明伤寒热病的下法，当用"汤"，不当用"丸"，当用寒下，不当用热下。

【语译】患伤寒十多天，表证解后反而神昏谵语，这是由于里热亢进而来，最好适当地选择承气汤等泻下清热。如并没有用泻下剂，而小便特别清畅，是体内水分偏走肾脏膀胱，肠道势必干燥而便秘，但患者反而拉起肚子来了，这是他又错吃了热泻丸药而造成的。假如他是胃肠机能衰减的腹泻，应该出现微厥的脉搏，现在他的脉搏非常洪大，这已经是人为地造成了阳明热实证，这时用调胃承气汤再不要犹豫了。

原文 106

太阳病不解，热结膀胱，其人如狂，血自下，下者愈。其外不解者，尚未可攻，当先解其外，外解已，但少腹急结者，乃可攻之，宜桃核承气汤。后云解外宜桂枝汤。

桃核承气汤方

桃仁五十个，去皮尖　大黄四两　桂枝二两，去皮　甘草二两，炙　芒消二两

上五味，以水七升，煮取二升半，去滓，内芒消，更上火微沸，下火，先食温服五合，日三服，当微利。

【校勘】《玉函经》："血自下"作"血必自下"；"下者愈"作"下者即愈"。成无己本："解其外"作"解外"。《脉经》《千金翼方》："其外"下有"属桂枝汤证"五字。《玉函经》："少腹"作

"小腹"。

桃核承气汤方。《玉函经》：方名作"桃仁承气汤"。《千金翼方》：芒消作"一两"。《玉函经》：煮服法作"先煮四味，取二升半，去滓，内消，更煮微沸，温服"。《千金翼方》："内芒消"后作"更煮一沸，分温三服"。

【句释】"热结膀胱"，谓热结膀胱部分，不一定专指膀胱脏器，更不要误解为太阳膀胱经，因为厥阴病也有冷结膀胱的说法（第340条）。"少腹急结"，就是热结膀胱的体征，"急结"，即拘急不舒适的现象。

"先食服"，即在未吃饮食以前服药，这样药效的被吸收较大较快。

【串解】成无己云："热结膀胱，其人如狂者，为未至于狂，但不宁尔。经曰：其人如狂者，以热在下焦，太阳多热，热在膀胱，必与血相搏，若血不为畜，为热迫之，则血自下，血下则热随血出而愈，若血不下者，则血为热搏，畜积于下，而少腹急结，乃可攻之，与桃核承气汤，下热散血。"柯韵伯云："冲任之血，会于少腹，热极则血不下而反结，故急。然病自外来者，当先审表热之轻重，以治其表，继用桃核承气汤以攻其里之结血。"

【语译】太阳表证还没有痊愈，患者突然有发狂似的现象，小腹硬满拘急，大便下血，这是热结膀胱的征候。一般调节机能强的，便血以后，马上血出热减，诸症轻快。如这时进行治疗，便当考虑表证的存在与否来做决定，如表证还显著的存在，应先行解表，表证已经不存在了，才针对着里热证，处以桃核承气汤。

【释方】钱潢云："《神农本经》谓桃仁主瘀血血闭，洁古云，治血结血秘，通润大肠，破蓄血……大黄下瘀血积聚，留饮宿食，荡涤肠胃，推陈致新。芒硝咸寒下泻，咸走血，咸软坚，热淫于内，治以咸寒之义也。桂之为用……通血脉，消瘀血，尤其所长也。甘草所以保脾胃，和大黄芒硝之寒峻耳。"

本方即调胃承气汤加桃仁、桂枝，调胃承气汤泻下解热，加桃仁、桂枝活血祛瘀也。

原文 107

伤寒八九日，下之，胸满烦惊，小便不利，谵语，一身尽重，不可转侧者，柴胡加龙骨牡蛎汤主之。

柴胡加龙骨牡蛎汤方

柴胡四两　龙骨　黄芩　生姜切　铅丹　人参　桂枝去皮　茯苓各一两半　半夏二合半，洗　大黄二两　牡蛎一两半，熬　大枣六枚，擘

上十二味，以水八升，煮取四升，内大黄，切如碁子，更煮一两沸，去滓，温服一升。本云，柴胡汤今加龙骨等。

【校勘】《外台秘要》："下之"下有"后"字。《脉经》《千金翼方》：无"尽重"。

柴胡加龙骨牡蛎汤方。《玉函经》："铅丹"作"黄丹"。成无己本：无"黄芩"。《千金翼方》：半夏作"一合"。成无己本：半夏作"二合"。《仲景全书》：牡蛎一两半下有"煅"字。成无己本："十二味"作"十一味"。《玉函经》：无"切如碁子"四字。《外台秘要》："碁"字上有"博"字。《玉函经》《外台秘要》："一两沸"作"取二升"。《外台秘要》："服一升"作"分再服"。《玉函经》："本云"以下，作"本方柴胡汤内，加龙骨、牡蛎、黄丹、桂、茯苓、大黄也，今分作半剂"二十四字。

【音义】鈆，同铅。

【句释】"烦惊""谵语"，都是由高热刺激所引起的脑症状。

【串解】张璐云："此系少阳之里证……少阳有三禁，不可妄犯。虽八九日过经下之，尚且邪气内犯，胃土受伤，胆木失荣，痰聚膈上，故胸满烦惊。惊者，胆不宁，非心虚也。小便不利，谵语者，胃中津液竭也。一身尽重者，邪气结聚痰饮于肋中，故令不可转侧。主以小柴胡和解内外，逐饮通经，加龙骨牡蛎以镇肝胆之惊。"

烦惊谵语，身重不可转侧，小便不利，都是一系列的神经官能症，是由高热熏灼所致，并没有什么痰饮。"胸满"是少阳内部充血的本病。

【语译】患伤寒已八九天了，少阳的表证未解，遽用泻下剂，因而引起胸部胀满，烦躁惊狂，神昏谵妄，全身强直，小便不利等严重的里热证，这时只合用柴胡加龙骨牡蛎汤的清热镇痉剂。

【释方】陆渊雷云："此方取小柴胡汤之半，而去甘草，加龙骨、铅丹、桂枝、茯苓、大黄、牡蛎也，今人谓龙骨、牡蛎、铅丹能收敛浮越之正气，镇惊坠痰……惟此方既有龙骨、牡蛎之收涩，复有大黄、茯苓之通利，既有大黄之攻，复有人参之补，方意杂糅，颇有疑其不可用者，然按证施治，得效者多。"

柴胡、桂枝，为太少阳表不解，一身尽重而设；黄芩、生姜、半夏、大黄，为误下清里的胸满烦躁而设；茯苓，为小便不利而设；龙骨、牡蛎、铅丹，重坠镇痉，为惊狂谵语而设；本证由于误下，人参、大枣在方中有极大的救逆和缓解作用。病变复杂，用药亦复杂，用而有效，正见其复杂中的精纯。

表 10　第 96 至 107 条内容表解

96 条至 107 条
- 柴胡汤证
  - 小柴胡汤证
    - 脉象：阳脉涩，阴脉弦（100）
    - 病理：血弱气尽，腠理开，邪气因入，与正气相搏，结于胁下，正邪分争，休作有时（97）
    - 证候
      - 主要症状：往来寒热，胸胁苦满，嘿嘿不欲饮食，心烦喜呕（96、98）
      - 非必然症：渴，腹痛，胁下痞硬，小便不利，咳，身黄，恶风寒（96、98、99）
  - 大柴胡汤证：呕不止，心下急，郁郁微烦，胸胁满而呕，日晡所发潮热（103、104）
  - 柴胡加龙骨牡蛎汤证：胸满烦惊，小便不利，谵语，一身尽重（107）
- 小建中汤证
  - 脉象：涩，弦（100）
  - 症状：腹中急痛，心中悸而烦（100、102）
- 承气汤证
  - 调胃承气汤证：谵语大便硬（105）
  - 桃核承气汤证：热结膀胱，其人如狂，血自下，少腹急结（106）

❀ 复习题

1. 什么是小柴胡汤的主治证候？所治的证候在临床上属于何种性质？试提出你的认识。

2. 大柴胡汤证与柴胡加芒消汤证的鉴别诊断是怎么样？

3. 第 101 条云："伤寒中风，有柴胡证，但见一证便是，不必悉具"，这有什么道理？对其他各经的诊断也可以运用这个道理吗？

4. "腹中急痛"和"心中悸而烦者"都用小建中汤，这两条是同一性质的证候吗？

十一、第108至109条

第108至109条2条，论针刺治疗表里两实证。

原文108

伤寒腹满谵语，寸口脉浮而紧，此肝乘脾也，名曰纵，刺期门。

【校勘】《玉函经》《脉经》："腹满"下有"而"字。

【句释】"纵"，恣也，放也，指肝乘脾的邪气恣纵无度而言。"乘"，凌也，肝乘脾，即肝邪凌侮脾土之意。"期门"，是针灸用的经穴名称，在乳头正下方，肋弓的边缘，分布有肋间神经，主治伤寒胸中寒热，痞结胁痛，不出汗。

【串解】《医宗金鉴》云："伤寒脉浮紧，太阳表寒证也。腹满谵语，太阴、阳明里热也。欲从太阳而发汗，则有太阴、阳明之里；欲从太阴、阳明而下之，又有太阳之表，主治诚为两难，故不药而用刺法也。"

【语译】患伤寒，现腹满谵语等里实证，又有寸口浮紧的表实脉，这是由于肝邪凌侮脾土的缘故，像这样恣纵无忌的肝邪，可用针刺肝经的期门穴来排泻它。

原文109

伤寒发热，啬啬恶寒，大渴欲饮水，其腹必满，自汗出，小便利，其病欲解，此肝乘肺也，名曰横，刺期门。

【校勘】《玉函经》《脉经》："饮水"作"饮酢浆"。《千金翼方》："饮水"作"戠浆"。

【句释】"横"，逆也，指肝邪乘肺的横逆之势而言。

【串解】《医宗金鉴》云："伤寒发热，啬啬恶寒，无汗之表也，大渴欲饮水，其腹必满，停饮之满也，若自汗出，表可自解，小便利，满可自除，故曰其病欲解也。"

【语译】患太阳伤寒病，外有发热、恶寒等表证，内有口渴、饮水、腹满等里证，这是肺气被肝阳干扰了的结果，要使它自己出汗，小便通畅，病变才可以解除。像这样骄横的肝阳，可用针刺期门穴来排泻它。

❀ **复习题**

　　1. 第108、109两条，是否同一性质的证候？

　　2. 你对"纵"和"横"的解释，还有新的见解吗？

十二、第110至119条

　　第110至119条等10条，讨论火逆一类的证治。

原文110

　　太阳病，二日反躁，凡熨其背而大汗出，大热入胃，一作二日内烧瓦熨背，大汗出，火气入胃。胃中水竭，躁烦必发谵语，十余日振栗自下利者，此为欲解也。故其汗，从腰以下不得汗，欲小便不得，反呕欲失溲，足下恶风，大便鞕，小便当数，而反不数，及不多，大便已，头卓然而痛，其人足心必热，谷气下流故也。

【校勘】成无己本、《仲景全书》："凡"字作"反"。《玉函经》："反躁"至"大热入胃"句，作"而反烧瓦熨其背，而大汗出，火热入胃"，《脉经》同，惟"火热"作"火气"。《脉经》："胃中水竭，躁烦"作"胃中竭烦"。《玉函经》《脉经》："振栗自下利者"

作"振而反汗出者";无"故"字。《脉经》:"欲小便不得"作"其人欲小便反不得,呕";"及不多"作"及多"。

【句释】"熨",是古代热疗法之一,《灵枢·寿夭刚柔》云:"刺大人者,以药熨之",《千金要方》"熨背散"云:"乌头、细辛、附子、羌活、蜀椒、桂心各五两,川芎一两六铢,上七味治下筛,绵裹,微火炙令暖,以熨背上。""卓然而痛",《释名》云:"卓,超卓也",即头痛的程度,超越一般。"谷气",即指机体产生的热,《灵枢·刺节真邪》篇云:"真气者所受于天,与谷气并而充身者也。"

【串解】成无己云:"太阳病二日,则邪在表,不当发躁,而反躁者,热气行于里也。反熨其背而发汗,大汗出,则胃中干燥,火热入胃,胃中燥热,躁烦而谵语(按:以上说明火逆之所以变坏)。至十余日,振栗、自下利者,火邪势微,阴气复生,津液得复也,故为欲解,火邪去,大汗出则愈(按:以上说明火逆好转的病机)。若从腰以下不得汗,则津液不得下通,故欲小便不得,热气上逆而反呕也。欲失溲,足下恶风者,气不得通于下而虚也,津液偏渗,令大便硬者,小便当数,经曰:小便数者,大便必硬也。此以火热内燥,津液不得下通,故小便不数及不多也(按:以上说明火逆可能有的遗后证)。若火热消,津液和,则结硬之便得润,因自大便也,便已头卓然而痛者,先大便硬,则阳气不得下通,既得大便,则阳气降下,头中阳虚,故卓然而痛,谷气者,阳气也,先阳不通于下之时,足下恶风,今阳气得下,故足心热也(按:以上说明两个遗后病变的机转)。"

【语译】才患太阳病两天,便现烦躁,这是表寒里热证,应该用大青龙一类方剂，解表清里。竟不出此，而采用了熨背的热疗法，以致汗出得太多，体内缺水，里热加剧，不仅越发躁烦，更现神昏谵语。十多天以后，好容易体液逐渐得以恢复，既微微出了点汗，大便亦渐通利，这本是极良好的机转，但下半身仍然没有出汗，小便还不通畅，时或作呕，两足有冷感，大便转眼又燥结了，这说明体液既没有得到充分的补充，阳气亦极不够，一直要等到体液充沛，大便完全通利，这时虽可能一度出现头痛，但两足的冷感却将因此而转暖，这才是阳气不上逆而下达的具体证明。

原文 111

太阳病中风，以火劫发汗，邪风被火热，血气流溢，失其常度，两阳相熏灼，其身发黄，阳盛则欲衄，阴虚小便难，阴阳俱虚竭，身体则枯燥，但头汗出，剂颈而还，腹满微喘，口干咽烂，或不大便，久则谵语，甚者至哕，手足躁扰，捻衣摸床，小便利者，其人可治。

【校勘】《玉函经》："太阳"下无"病"字；"发汗"作"发其汗"。《脉经》："溢"作"泆"；"剂"作"齐"；"捻"作"循"，《玉函经》作"寻"。成无己本："阴虚"下有"则"字。

【音义】剂，读如楫，俗读如跻，《尔雅疏》云："齐截也。"捻，音捏，指捏也。

【句释】"头汗出，剂颈而还"，犹言头汗仅出至颈部，从颈部齐截，以下就没有了。"捻衣摸床"，是神识不清的脑症状。

【串解】陆渊雷云："此条因火攻而成热溶血症也……古人以风为阳邪，后世亦有风生热，热生风之论，可知中风病情，本偏于热，更以火劫发汗，则身热愈高，血液被热灼，致赤血球崩坏，血

141

色素游离，分解变化而成一种新物质，名海吗吐定（Haematoidin）溶解于血浆中，所谓血气流溢，失其常度也。凡黄疸病，皆胆汁混入血液所致，海吗吐定之化学构造，实与胆质色素相同，热溶血症之患者，血液中富有海吗吐定，由门静脉入于肝脏时，使肝脏生成过量之胆汁，平时向输胆管分泌之胆汁色素，至此因涌溢而入肝静脉，复经肺循环，以达全身，遂发溶血性黄疸，所谓两阳相熏灼，其身发黄也。两阳者，中风为阳邪，火劫之邪亦为阳也，阳盛谓热毒郁积，盖中风自汗之病，不用桂枝汤，而以火劫发汗，则毒害性物质不去，徒伤津液，津伤则汗闭，表证热盛而汗闭，故欲衄。四十七条（按：本书第 46 条）麻黄证之衄，云阳气重，此云阳盛，其实一也。阳盛者阴必伤，津液伤，故小便难，阴阳俱虚竭，则肌肤得不到滋润，故身体枯燥。阳邪盛于上，阴津伤于下，故但头汗出，剂颈而还，口干咽烂而不大便也。病至此，则各种生理机转俱受影响，于是胃肠不能消化，残留食物发酵，致胃肠中多气体而腹满，肺脏不能适量交换碳氧气而微喘，神经系统既受热灼，故见谵语躁扰，捻衣摸床之脑症状，火逆之证，此为最危矣，若其人小便利者，则津液未涸，肾脏机能无恙，血中毒害性物质得以排除，故知可治。"

【语译】太阳中风病，只能用桂枝汤解表，偏错误地用了火法发汗，便引起血循环加快，里热增高，高热的结果，不仅红细胞多被破坏，周身发溶血性黄疸，甚而衄血尿闭，皮肤干枯等阴阳两虚的症状亦同时出现了。如不断地变坏下去，影响肺脏，便会呼吸困难；影响消化道，便会口干、咽烂、便秘、腹胀、干哕；影响大脑，便会神昏谵妄，手足躁扰，捻衣摸床。这时如小便突然转为清畅，说明津液已渐恢复，肾脏机能还好，是病变开始好转的征象。

原文 112

伤寒脉浮，医以火迫劫之，亡阳，必惊狂，卧起不安者，桂枝去芍药加蜀漆牡蛎龙骨救逆汤主之。

桂枝去芍药加蜀漆牡蛎龙骨救逆汤方

桂枝三两，去皮　甘草二两，炙　生姜三两，切　大枣十二枚，擘　牡蛎五两，熬　蜀漆三两，洗，去腥　龙骨四两

上七味，以水一斗二升，先煮蜀漆，减二升，内诸药，煮取三升，去滓，温服一升。本云，桂枝汤今去芍药，加蜀漆、牡蛎、龙骨。

【校勘】《脉经》《千金翼方》："医"字上有"而"字；"亡阳"下无"必"字，《玉函经》亦无。成无己本："卧起"作"起卧"。

桂枝去芍药加蜀漆牡蛎龙骨救逆汤方。《仲景全书》：蜀漆的"去腥"作"去脚"。成无己本："上七味"作"上为末"；无"本云"以下十六字。《玉函经》："七味"下有"㕮咀"两字；"以水一斗二升"作"水八升"；"本云"作"本方"；方后云："一法以水一斗二升，煮取五升"，《千金翼方》同。

【句释】"亡阳"，方有执云："亡阳者，阳以气言，火能助气，甚则反耗气也"，这和附子四逆证的亡阳绝对不同，即是热太过而阳狂越的意思，这是《伤寒论》里"亡阳"的另一含义。"火迫劫之"，钱潢云："火迫者，或熏、或熨、或烧针，皆是也，劫者，要挟逼胁之称也。"

"蜀漆"，《本草纲目》云："蜀漆乃常山苗，功用相同，今并为一。"

【串解】《医宗金鉴》云:"伤寒脉浮,医不用麻、桂之药,而以火劫取汗,汗过亡阳,故见惊狂、起卧不安之证,盖由火劫之误,热气从心,且大脱津液,神明失倚也。"这颇与第107条相似,那里是"胸满烦惊",这里是"惊狂不安",那里是由于误下,这里是由于误火,都是热越证,所以都用龙骨、牡蛎的重镇药。

【语译】患伤寒表证,不用一般的解表药,偏采用了火攻法,火的刺激,便引起热证的演变,越发严重,而出现坐卧不宁,狂躁惊乱等症状,这是大脑官能过度的兴奋,特处以桂枝去芍药加蜀漆牡蛎龙骨救逆汤的镇静剂。

【释方】成无己云:"火邪错逆,加蜀漆之辛以散之。"

去芍药,因本证常有胸满的关系,余可参看第107条"柴胡加龙骨牡蛎汤"释方。

原文 113

形作伤寒,其脉不弦紧而弱,弱者必渴,被火必谵语,弱者,发热脉浮,解之当汗出愈。

【校勘】《玉函经》《脉经》:无"形作"两字;"而"字下仅有一个"弱"字,作一句读,《千金翼方》同。成无己本:"火"字下有"者"字。

【串解】成无己云:"形作伤寒,谓头痛身热也,脉不弦紧,则无伤寒表脉也,经曰:诸弱发热,则脉弱为里热,故云弱者必渴,若被火气,两热相合,搏于胃中,胃中躁烦,必发谵语,脉弱发热者,得脉浮为邪气还表,当汗出而解矣。"

形象虽像伤寒,但实际是中风证,所以脉搏不弦紧而浮弱,这和第12条"太阳中风,阳浮而阴弱,阳浮者,热自发,阴弱者,

汗自出"的"浮弱脉"同一理由，由于不断出汗，所以口渴，由于
"脉浮"，又必须汗出而解，只是不能被"火逆"，逆则谵语，这是
注意点。

【语译】症状虽和伤寒颇类似，但他的脉搏不弦紧而浮弱，这
却是中风证，中风证常常出汗，所以脉弱而口渴，当他发热脉浮弱
的时候，只能用桂枝汤发汗解表，切忌火攻，万一错误地用了火
攻，势必引起谵妄等"火逆证"。

原文 114

太阳病以火熏之，不得汗，其人必躁，到经不解，必清血，
名为火邪。

【校勘】《玉函经》："汗"字下有"者"字。

【句释】"清血"，方有执云："便血也"。"到经"，程应旄云：
"随经入里也"。

【串解】成无己云："太阳病用火熏之不得汗，则热无从出，阴
虚被火，必发躁也，六日传经尽，至七日再到太阳经，则热气当
解，若不解，热气迫血下行，必清血。"

成氏"传经"的说法不妥，仍应解释为"随经入里"的意思。

【语译】太阳病没有慎重考虑，竟用火熏法，不惟得不到发汗
的目的，反而火热气随经入里，里热严重，高度充血的结果，便现
烦躁和大便下血等，这叫作"火逆证"。

原文 115

脉浮热甚，而反灸之，此为实，实以虚治，因火而动，必咽
燥吐血。

【校勘】《玉函经》："甚"作"盛"，没有"必"字。《脉经》、《千金翼方》、成无己本："吐"作"唾"。

【句释】"灸"，原叫作"灸焫"，用艾绒制成小圆柱，点燃后放置在一定部位的皮肤上，通过刺激皮肤，对疾病起到"外惹内效"的作用，都叫作"灸"。

【串解】程应旄云："脉浮热甚，无灸之理，而反灸之，由其人虚实不辨故也。表实有热，误认虚寒，而用灸法，热无从泄，因火而动，自然内攻，邪束于外，火攻于内，肺金被伤，故咽燥而吐血。"

艾灸只宜于阳虚证，脉浮发热，是阳实证，误用艾灸，便犯了治疗原则上"实其所实"的大错误，上部阳实，充血太甚而吐血，阳盛津伤，所以咽喉干燥。

【语译】高热脉浮的证候，反而用艾灸治疗，这犯了"实其所实"的原则错误，本来是个实证，偏错误地当作虚证治疗，艾火再助长了内部的充血，因而便出现咽干口燥和吐血等证候来。

原文 116

微数之脉，慎不可灸，因火为邪，则为烦逆，追虚逐实，血散脉中，火气虽微，内攻有力，焦骨伤筋，血难复也。脉浮，宜以汗解，用火灸之，邪无从出，因火而盛，病从腰以下必重而痹，名火逆也。欲自解者，必当先烦，烦乃有汗而解。何以知之？脉浮故知汗出解。

【校勘】《玉函经》："脉浮，宜以汗解"以下至"火逆也"另是一条；"欲自解者"以下，又另是一条。《玉函经》《脉经》《千金翼方》："宜以汗解，用火灸之"句，作"当以汗解，反而灸之"；

"名火逆也"句，作"此为火逆"；"乃"字上无"烦"字；"乃有汗"独立为一句；"而解"上有"随汗"两字。成无己本："汗出解"下有"也"字。《玉函经》："汗出解"作"汗出而解"。

【句释】"微数之脉"，即心力不足，血液减少，动脉神经反而呈虚性兴奋的脉搏，所以程应旄云："血少阴虚之人，脉见微数"。"追虚逐实"，程应旄云："阴本虚也，而更加火，则为追虚，热本实也，而更加火，则为逐实。""焦骨伤筋"，形容火毒的伤害作用，不是筋骨真能焦灼。"必重而痹"，即身体有沉重和麻痹的感觉，是运动和知觉神经末梢的异常反射现象。

【串解】陆渊雷云："脉微为阴虚血少，脉数为热，此热正由阴虚，谓之虚热，与阳盛之热大异……凡阴虚之热，当益其阴，景岳滋阴诸方，最宜择用，不可清其热，尤不可误用阳虚法之艾灸，此条言误灸阴虚之祸也。"

程应旄云："夫行于脉中者，营血也，血少被追，脉中无复血聚矣，艾火虽微，孤行无御，内攻有力矣，无血可逼，焦燎乃在筋骨，盖气主煦之，血主濡之，筋骨失其所濡，而火所到处，其骨必焦，其筋必损，盖内伤真阴者，未有不流散于经脉者也，虽复滋营养血，终难复旧，此则枯槁之形立见，纵善调护，亦终身为残废之人而已，可不慎欤。"

张锡驹云："本论曰，脉浮者，病在表，可发汗（按：第51条），故宜以汗解，用火灸之，伤其阴血，无以作汗，故邪无从出，反因火势而加盛，火性炎上，阳气俱从火而上腾，不复下行，故病从腰以下，必重而痹也。经曰，真气不能周，命曰痹。此因火为逆，以致气不能周而为痹，非气之为逆，而火之为逆也。欲自解者，欲自汗出而解也。在心为汗，心之血液欲化而为汗，必当先烦，乃能有汗而解也，何以知之，以脉浮，气机仍欲外达，故知汗出而解也。"

本条应该分作三段看。

1. 要知道第 111 和 114 条都是热实而阴不虚的证候，阴不虚，血就不少，实热证经火熏，便热邪炽盛而成热溶血证，或发黄疸，或致大便下血（清血）；这条热邪本微，艾灸的火力，又不如熏熨火力的强烈，因此就不会演变成溶血证，只是阴虚血少，而造成形骸枯槁，难以救治的情况。临床上病理变化的阴阳虚实，这几条可以做很好的比较观。

2. 至于"脉浮"，应该发汗，是因为正气要祛除病邪于肌表，在将汗未汗的时候，用药物去协助它，病则随汗而解，这是很自然的事；乃不用发表，竟用火灸温里，遏阻了正气外向的趋势，汗出不来了，水毒壅滞在肌表间，以致身重而痹。张氏所谓"气不周"，只是想当然耳。

3. 假如体力强壮，正气充实，虽曾被火遏阻，仍能够振奋作汗，不过正邪纷争，汗出较难，因而必先经过烦热的阶段，才能够汗出而解。

【语译】脉搏微数而阴虚的人，不要随便施用艾灸，万一采用了，不仅火热的刺激会引起心胸部的烦闷，甚至将使阴愈虚而热愈剧，酿成阴虚血少，形骸枯槁，不易救治的严重不良后果。至于阴不虚而脉浮有表证的人，仍应当发汗解表，也不要乱用火灸，万一施用了，反而会遏阻正气外向抗病的机势，表无从解，里热加重，汗腺长久闭塞的结果，弄得腰以下都有沉重而麻痹的感觉，这就是由于火灸烧坏了的。即或正气充实，经过一段时间以后，仍然有外向解表的趋势，但出汗亦相当困难，在未出汗以前，往往要发一阵极不舒服的烦热，才慢慢地脉浮汗出而表解了。

原文 117

烧针令其汗，针处被寒，核起而赤者，必发奔豚，气从少腹上冲心者，灸其核上各一壮，与桂枝加桂汤，更加桂二两也。

桂枝加桂汤方

桂枝五两，去皮　芍药三两　生姜三两，切　甘草二两，炙　大枣十二枚，擘

上五味，以水七升，煮取三升，去滓，温服一升。本云，桂枝汤今加桂满五两，所以加桂者，以能泄奔豚气也。

【校勘】《玉函经》《脉经》："奔"作"贲"。《脉经》：无"各"字，有注云："一本作各一壮"。《玉函经》《脉经》《千金翼方》：没有"更加桂二两也"句。《仲景全书》："二两"作"三两"。

桂枝加桂汤方。成无己本：不载本方。《玉函经》：无"满"以下十五字。

【句释】"烧针"，即火针，麻油满盏，灯草二七茎点之，将针频涂麻油，烧令通赤（不赤或冷，则反损人），针以火筋铁造者为佳，钱潢云："烧针者，烧热其针而取其汗也。""奔豚"，多半为发作性的神经性胃肠疾病，《金匮要略》云："奔豚病从少腹起，上冲咽喉，发作欲死，复还止"，又云："奔豚气上冲胸，腹痛，往来寒热"。"一壮"，《正字通》云："医用艾灸一灼，谓之一壮。陆佃曰，以壮人为法，老幼羸弱，依法量力减之。""被寒"，犹言被伤害。

【串解】曹颖甫认为：烧针令发汗，此本桂枝汤证，先服桂枝汤不解，针风池风府，却与桂枝汤即愈之证也（按：第24条）。先启其风邪从入之门户，然后用桂枝汤宣营分之郁，使血热达于高表，迸风邪而外出，阳气外盛，针处又何从而被寒乎！乃治法不密，未能发肌腠之阳热，合卫气而固表，艾火既息（不是艾火息，而是烧针冷了，用艾火的，是温针，而不是烧针），寒气乘虚闭其针孔，二穴为寒邪所遏，则少阳（"风池"是少阳经穴）抗热，挟少阴（"风府"为督脉经穴而属少阴）冲气，一时暴崩而上，此所以针处核起而赤，必发奔豚也。故仲师救逆之法，先灸核上，与桂枝加桂汤，此即先刺风池风府，却与桂枝汤之成例，所以汗而泄之，不令气机闭塞，吸而上冲也。

【语译】患的桂枝汤证，用"烧针"方法进行发汗，但是因为处理得不够好，进针处的针孔，又遭受寒邪的侵胁，不仅针孔处突起赤色硬核，同时还引起"奔豚气"的发作，一股气从小肚子直冲到心胸部，很难忍受，这时除在赤核上各烧艾灸一壮，温散寒邪外，还得用桂枝加桂汤解表降逆气。

【释方】柯韵伯云："更加桂者，补心气以益火之阳，而阴自平也。"

神经性胃肠病多为慢性病，所以古人多以"奔豚"为阴气上逆，桂枝是平阴气上逆的专药。

原文 118

火逆下之，因烧针烦躁者，桂枝甘草龙骨牡蛎汤主之。

桂枝甘草龙骨牡蛎汤方

桂枝一两，去皮　　甘草二两，炙　　牡蛎二两，熬　　龙骨二两

上四味，以水五升，煮取二升半，去滓，温服八合，日三服。

【校勘】桂枝甘草龙骨牡蛎汤方。《玉函经》：甘草、牡蛎、龙骨均作三两。成无己本："四味"作"为末"。

【串解】吴仪洛云："病者既火逆也，治者从而下之，于是真阴重伤，因烧针余毒，使人烦躁不安者，外邪未尽，而真阳欲亡，故但用桂枝以解外，龙骨牡蛎以安内，甘草以温补元气，而散表寒也。"

"火逆"和"烧针"是一回事，不应用烧针而用烧针，便叫作"火逆"。

【语译】既由于错用烧针，而酿成烦躁的"火逆证"，又错误地用泻下剂，一再误治，这时正合用"桂枝甘草龙骨牡蛎汤"的温中镇阳剂。

【释方】成无己云："桂枝甘草之辛甘，以发散经中之火邪；龙骨牡蛎之涩，以收敛浮越之正气。"

原文 119

太阳伤寒者，加温针必惊也。

【校勘】《玉函经》：无"者"字。《脉经》《千金翼方》：无"太阳"两字。《千金翼方》："温针"作"火针"。

【句释】温针，见第16条句释。

【串解】钱潢云："太阳伤寒，当以麻黄汤发汗，乃为正治，若以温针取汗，虽欲以热攻寒，而邪受火迫，不得外泄而反内走，必致火邪内犯阳神，故震惊摇动也。"

本条总的说明，伤寒表证不要滥用火法。

【语译】患了太阳伤寒病，不要随便用温针火法进行治疗，谨防演变成烦惊等证候。

表11　第110至119条内容表解

火逆证

种类：熨，灸，烧针，温针（110、115、117、119）

病理：亡阳，血气流溢，失其常度、阴阳俱虚竭、追虚逐实，血散脉中，胃中水竭（111、112、116、110）

病变

　　消化系统：呕，大便硬，下利、发黄、腹满、口干咽烂、哕（110、111）

　　排泄系统：欲小便不得，失溲，腰以下不得汗，头汗出（110、111）

　　神经系统：躁烦，头卓然而痛，谵语、手足躁扰、捻衣摸床，惊狂，重而痹，奔豚（110、111、112、113、116、117、118、119）

　　循环系统：脉浮、欲衄、清血、吐血（111、113、114、115）

　　呼吸系统：微喘（111）

　　新陈代谢系统：身体枯燥，发热，焦骨伤筋，血难复也（111、113、116）

治疗

　　镇静：桂枝去芍药加蜀漆牡蛎龙骨救逆汤（112）

　　降冲逆：桂枝加桂汤（117）

　　温中摄阳——桂枝甘草龙骨牡蛎汤（118）

禁忌脉证

　　脉：微数脉，脉浮，脉弱（116、112、115、113）

　　证：太阳伤寒、太阳中风，热甚（119、111、115）

❀ 复习题

1. 什么叫作火逆证？

2. 火逆证的病理变化是些什么？

3. 几个火逆证的处方，都以"桂枝汤"为主加减进退，这是什么原因？

十三、第120至123条

第120至123条等4条，讨论误用吐法和一般呕吐的病变。

原文120

太阳病，当恶寒发热，今自汗出，反不恶寒发热，关上脉细数者，以医吐之过也。一二日吐之者，腹中饥，口不能食；三四日吐之者，不喜糜粥，欲食冷食，朝食暮吐。以医吐之所致也，此为小逆。

【校勘】《玉函经》：两个"恶寒"下都有"而"字；"过"字作"故"。成无己本：没有"反"字。《脉经》："一二日"上有"若得病"三字。

【句释】"关上"，《千金要方·平脉大法》云："从鱼际至高骨（按：桡骨）却行一寸，其中名曰寸口，从寸口至尺，名曰尺泽，故曰尺寸，寸后尺前，名曰关，阳出阴入，以关为界。"是"关脉"正是桡骨突起处的动脉。"脉细数"，凡体力业已衰惫，而病机犹亢奋未已，脉搏往往于细中见数。

【串解】陆渊雷云："凡病属阳证，而毒害性物质上迫胸咽者，可吐。不尔，即不当吐，太阳病，毒害性物质在肌表，固非吐法所宜，然因吐而得汗，则表证亦随解，故自汗出而不恶寒发热也。关上所以候脾胃，细则为虚，数则为热，误吐而伤胃中津液，且引起胃机能之兴奋，故关上脉细而数也。腹中饥，口不能食，当是食入即吐，凡食入即吐，责其胃热，朝食暮吐，责其胃寒，寒谓贫血，谓机能衰减，热谓充血，谓机能亢进，一二日、三四日，谓病之浅深，不可拘泥日数，病尚浅而误吐之，则胃受刺激而为热，故食入即吐，虽饥不能食；病渐深而误吐之，则胃受刺激而充血，故不喜糜粥，欲食冷食，然其机能已衰减，故朝食暮吐也。"

关上脉仍然不可拘泥，拘泥了便不是临床的事实。

【语译】太阳表证，原有发热、恶寒等症状，现在只是出汗，脉搏现细数，并没有恶寒、发热等症状了，这是医生错误地用了吐法，表证虽幸而随吐而解，究竟吐法是不能随便施用的。假如在病才开始的一二天施用了，往往会引起食入即吐的急性胃炎症，肚子尽管饿，嘴巴吃不下去；在三四天后施用了，往往会使胃受刺激而充血，早晨吃的东西，最迟在晚上就会呕吐出来，病人不喜欢吃半流质的东西，只想吃冷的。这些不应用吐法而施用吐法，妨害虽不太大，终究不是合理的治疗。

原文 121

太阳病吐之，但太阳病当恶寒，今反不恶寒，不欲近衣，此为吐之内烦也。

【串解】《医宗金鉴》云："太阳病吐之，表解者当不恶寒，里解者亦不恶热，今反不恶寒，不欲近衣者，是恶热也，此由吐之后，表解里不解，内生烦热也。"这亦是误吐的变证，《伤寒补亡论》常器之主张用"竹叶石膏汤"。

【语译】太阳病错误地用吐法以后，表证已经随着涌吐而消失，不再恶寒了，反而恶热，穿不住衣服，这是由于涌吐剂引起了脏器炎症而发生烦热的缘故。

原文 122

病人脉数，数为热，当消谷引食，而反吐者，此以发汗，令阳气微，膈气虚，脉乃数也，数为客热，不能消谷，以胃中虚冷，故吐也。

【校勘】《玉函经》："此以发汗"作"以医发其汗"；"脉乃数也"作"脉则为数"。

【句释】"消谷"，犹言消化。"引食"，犹言食欲强，能够吸引食物。"膈气"，指胸膈间脏器的机能。"客热"，犹言表热，即是不应有的邪热。

【串解】钱潢云："若胃脘之阳气盛，则能消谷引食矣，然此数非胃中之热气盛而数也，乃误汗之后，阳气衰微，膈气空虚，其外越之虚阳所致也，以其非胃脘之真阳，故为客热，其所以不能消谷者，以胃中虚冷，非唯不能消谷，抑且不能容纳，故吐也。"

凡是发汗不当，而汗液出多了，体温放散太大，就遭来"阳气微"的结果，正由于过汗而体温放散的结果，内脏的体温，随汗液的排泄，浮越于体表，便演变成表热里寒的证候，表热故"脉数"，里寒故"膈气虚"，胃中虚冷，不能消谷而吐。

【语译】一般人脉搏现数，本是有胃热，食欲强，消化力好的征象，但现在不但他的食欲不好，消化力坏，相反的还呕吐，不能进饮食，这是由于发汗太过，热能的消耗太多，而造成表热里寒，胃机能衰减的坏证。

原文 123

太阳病，过经十余日，心下温温欲吐，而胸中痛，大便反溏，腹微满，郁郁微烦，先此时自极吐下者，与调胃承气汤。若不尔者，不可与。但欲呕，胸中痛，微溏者，此非柴胡汤证，以呕，故知极吐下也。

【校勘】《玉函经》："温温"作"嗢嗢"；"而"字下有"又"字；"但"作"反"；"此非柴胡汤证"作"此非汤证"。《脉经》：无"调胃"两字。成无己本："柴胡"下无"汤"字。《千金翼方》：无"若不尔"下三十字。

【音义】温温，读如愠愠，古字通用，《千金要方》引少阴篇第324条"心中温温欲吐"句作"愠愠"，足以证明，"温温"是烦惯愠闷的形容词。

【句释】"极吐下"，犹言用峻吐、峻下也。

【串解】钱潢云："此辨证似少阳，而实非柴胡证也。言邪在太阳过一候而至十余日，已过经矣，而有心下温温欲吐，胸中痛，大便反溏，腹微满，郁郁微烦之证。若先此未有诸证之时，已自极其吐下之者，则知胃气为误吐误下所伤，致温温欲吐，而大便反溏，邪气乘虚入里，故胸中痛而腹微满，热邪在里，所以郁郁微烦，乃邪气内陷，胃实之证也。胃实则当用攻下之法，以胃气既为吐下所虚，不宜峻下，唯当和其胃气而已。故与调胃承气汤。阳明篇所谓胃和则愈也。若不尔者，谓先此时未曾极吐下也……但前所谓欲呕，胸中痛微溏者，虽有似乎少阳之心烦喜呕，胸胁苦满，腹中痛之证，然此非柴胡证也。更何以知其为先此时极吐下乎，以欲呕，乃胃气受伤之见证，故知极吐下也。""大便溏"亦非柴胡证，亦是知其为"极吐下"的参考症状之一。

【语译】太阳病已经过十多天了，而有胃部愠闷不快，常常想呕，胸部痛，大便溏泻，腹部胀满，郁结似的不舒服等症状出现时，这是由于用了峻吐、峻下剂后，胃肠余毒的反应，可酌量用调胃承气汤清涤胃肠，使它得到安静就好了。假使这些症状，并不是由于服用吐下剂所引起的，便用不着吃调胃承气汤。但当诊断时凭借什么认定它是服用了峻吐、峻下剂呢？主要是从它温温欲吐、胸痛、大便稀溏几个似柴胡证而实非柴胡证来判断的。

表12 第120至123条内容表解

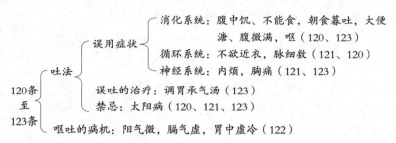

❀ 复习题

1.太阳病为什么不适合用吐法？

2.既经"极吐下"后，再用调胃承气汤，有什么临床意义？

十四、第124至127条

第124至127条等4条，前3条从小便的"利""不利"来辨认蓄血证，后1条从小便的"利""不利"来辨认蓄水证。

原文124

太阳病，六七日表证仍在，脉微而沉，反不结胸，其人发狂者，以热在下焦，少腹当鞕满，小便自利者，下血乃愈，所以然者，以太阳随经，瘀热在里故也，抵当汤主之。

抵当汤方

水蛭熬　蝱虫各三十个，去翅足，熬　桃仁二十个，去皮尖　大黄三两，酒洗

上四味，以水五升，煮取三升，去滓，温服一升，不下更服。

【校勘】《玉函经》："六七日"作"七八日"；"当硬满"作"坚

而满"。

抵当汤方。《千金翼方》：桃仁作"二十二个"。《玉函经》、成无己本：大黄作"酒浸"。《千金翼方》：大黄作"二两，破六片"。《玉函经》、成无己本："四味"下有"为末"两字。

【句释】"结胸"，旧说为饮邪结于胸膛和心下，大约为淋巴、胸膜等有炎症渗出物潴留的症状，陆渊雷认为是浆液性胸膜炎之兼胃实者。"下焦"，系泛指少腹部的脏器。"随经"，古人称由本经传变为其他症状时，都叫作"随经"，如太阳证演变为阳明证，这个过程，便可以叫作太阳随经。"瘀热"，多半是指内部某脏器积久的炎症，方有执云："瘀，血气壅秘也。"

"抵当汤"，《名医别录》云："水蛭一名至掌"，渐后讹"抵当"，方用水蛭为君，故名为"抵当汤"。

【串解】钱潢云："太阳病至六七日，乃邪当入里之候，不应表证仍在，若表证仍在，法当脉浮，今反脉微而沉，又非邪气在表之脉矣。邪气既不在表，则太阳之邪，当陷入而为结胸矣。今又反不结胸而其人发狂者何也？盖微为阳气虚，沉为邪在下，以邪不在阳分气分，故脉微，邪不在上焦胸膈而在下，故脉沉。热在下焦者，即上文（按：第106条桃核承气条）所谓热结膀胱也，热邪煎迫，血沸妄溢，留于少腹，故少腹当硬满，热在阴分血分，无伤于阳分气分，则三焦之气化，仍得营运，故小便自利也。若此者，当下其血乃愈，其所以然者，太阳以膀胱为腑，膀胱以太阳为经，本经自为表里，其太阳在经之表邪，随经内入于腑，其郁热之邪，瘀蓄于里故也。里非三阴也，乃太阳之里膀胱也。热瘀膀胱，逼血妄行，溢入回肠，所以少腹当硬满也。"古人所谓"气分"，常常是指官能病，"血分"指器质病，官能为阳，器质为阴，所以气分叫作阳分，血分叫作阴分。

【语译】患太阳病已经六七天，所有的表证都存在，只是脉搏并不浮而现微沉，也没有结胸证的情况，可是有的时候神经错乱发狂，这是由于太阳表证的热，逐渐演变而为里证的热，而且这里热还在下焦部分，所以尽管小便虽然通畅，他的小肚子仍然硬满，这时可以斟酌用抵当汤，消散它瘀热部分的蓄血，而达到消炎清里的目的。

【释方】水蛭，《本草经》主逐恶血瘀血，月闭，破血瘕积聚，无子，利水道，为解凝药，即是有缓慢血液凝固的作用。虻虫功用，亦颇同于水蛭。柯韵伯云："水蛭，虫之巧于饮血者也，虻，飞虫之猛于吮血者也，兹取水陆之善取血者攻之，同气相求耳，更佐桃仁之推陈致新，大黄之苦寒以荡涤邪热。"

原文 125

太阳病，身黄，脉沉结，少腹鞕，小便不利者，为无血也，小便自利，其人如狂者，血证谛也，抵当汤主之。

【校勘】《千金要方》："身黄"作"身重"；"少腹硬"下有"满"字。

【音义】谛，音帝，审也。

【句释】"脉沉结"，是瓣膜闭锁不全，或者血栓塞，血循环有障碍时的脉搏，钱潢云："沉为在里，而主下焦，结则脉来动而中止，气血凝滞，不相接续之脉也。""血证谛也"，方有执云："言如此则为血证审实，无复可疑也。"

【串解】成无己云："身黄脉沉结，少腹硬，小便不利者，胃热发黄也，可与茵陈汤；身黄脉沉结，少腹硬，小便自利，其人如狂者，非胃中瘀热，为热结下焦而为畜血也，与抵当汤以下畜血。"

这条与前条脉症完全相同，只增加"身黄"一症，据成氏的意见，也就是从"身黄"症辨别两种不同的治疗法，小便不利的身黄，为茵陈五苓散证，小便自利、其人如狂的身黄，为溶血性黄疸，其原因为瘀血蓄积，所以要用抵当汤攻瘀。

【语译】有在太阳病期中，发生黄疸症的，他的脉搏沉结、小肚子硬满，很像"蓄血证"，但是尿不通畅，这就不是蓄血证了，如尿很通畅，而有时神昏发狂，这才是蓄血证的黄疸无疑，可考虑用抵当汤。

原文 126

伤寒有热，少腹满，应小便不利，今反利者，为有血也，当下之，不可余药，宜抵当丸。

抵当丸方

水蛭二十个，熬　蝱虫二十个，去翅足，熬　桃仁二十五个，去皮尖　大黄三两

上四味，捣分四丸，以水一升，煮一丸，取七合服之，晬时当下血，若不下者更服。

【校勘】《玉函经》《脉经》《外台秘要》："有热"句下有"而"字。

抵当丸方。《玉函经》《外台秘要》：桃仁，作"三十个"，《千金要方》作"二十二个"。《千金翼方》：桃仁下有"熬"字。《玉函经》、成无己本：蝱虫，作"二十五个"。《千金要方》："上四味，捣分四丸"作"右四味，为末，分为四丸"。

【音义】余，羡余也，太过的意义。

【句释】"晬时"，陶弘景云："周时也，从今旦至明旦。"（见《证类本草》）

【串解】成无己云："伤寒有热，少腹满，是畜血于下焦，若热畜津液不通，则小便不利，其热不畜津液，而畜血不行，小便自利者，乃为畜血，当与桃仁承气汤、抵当汤下之，然此无身黄屎黑，又无喜忘发狂，是未至于甚，故不可余骏峻之药也，可与抵当丸，小可下之也。"本条与抵当汤证同，因而用药亦同，不过病势较缓，故用丸药缓下。

【语译】患伤寒病，如果是一般的小腹胀满里热证，小便应该不通畅，现在小腹胀满而小便很通畅，这是"蓄血证"，不过蓄血的程度还较轻，不要用太猛烈的药去攻下，仅用抵当丸缓下剂就行了。

原文127

太阳病，小便利者，以饮水多，必心下悸，小便少者，必苦里急也。

【校勘】《诸病源候论》：作"太阳病，小便不利者，为多饮水，心下必悸"。

【句释】"里急"，谓腹腔里有拘急紧张感觉的意思。

【串解】钱潢云："水寒伤胃，停蓄不及即行，必令心下悸动，心下者，胃之部分也，悸者，水满胃中，气至不得流通而动惕也。"程应旄云："若小便少，而欲得水者，此渴热在下焦，属五苓散证。强而与之，纵不格拒，而水积不行，必里作急满也。"

汪琥认为，前者是茯苓甘草汤证（第356条），后者是猪苓汤证（第223条），茯苓甘草汤证是由胃肠的吸收机能有障碍而心下悸，猪苓汤证是膀胱尿道病，所以小便少而苦里急。

【语译】患太阳病，虽然小便通畅，但喝了不少的水，胃部仍然悸动不舒适，假如小便又不通畅，小腹更要现拘急紧张的现象。

表13　第124至127条内容表解

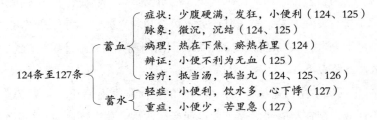

124条至127条
　蓄血
　　症状：少腹硬满，发狂，小便利（124、125）
　　脉象：微沉，沉结（124、125）
　　病理：热在下焦，瘀热在里（124）
　　辨证：小便不利为无血（125）
　　治疗：抵当汤，抵当丸（124、125、126）
　蓄水
　　轻症：小便利，饮水多，心下悸（127）
　　重症：小便少，苦里急（127）

❀ 复习题

1.蓄血证与蓄水证怎样鉴别？

2.用汤剂和用丸剂，它的治疗作用是一样的吗？

辨太阳病脉证并治下

——从第 128 条至第 178 条。

十五、第 128 至 141 条

第 128 至 141 条等 14 条，辨论结胸病一类的证治。

原文 128

问曰：病有结胸，有藏结，其状何如？答曰：按之痛，寸脉浮，关脉沉，名曰结胸也。

【校勘】《玉函经》：作"寸口浮，关上自沉"。

【句释】"藏结"，第 167 条云："病胁下素有痞，连在脐旁，痛引少腹，入阴筋者，此名藏结，死。""阴筋"，指睾丸系，颇似绞窄性肠阻塞症。

【串解】汪琥云："盖结胸病，始因误下，而伤其上焦之阳，阳气既伤，则风寒之邪乘虚而入，上结于胸，按之则痛者，胸中实也，寸浮关沉者，风与寒气相结，而为实之诊也。"

寸浮关沉，即是浮大脉之类，往往为心肌亢进，动脉扩大的脉搏。因其浮大，按到沉部，脉搏仍不改变，便误以为沉脉，第 132 条云："结胸证，其脉浮大者，不可下"，便是明证。

【语译】问：临床上有"结胸证"和"藏结证"两种不同的症

163

状，究竟什么是结胸证呢？答：按摩胸部疼痛，寸关几部的脉搏都浮大，这就可能是"结胸证"的征象。

原文 129

何谓藏结？答曰：如结胸状，饮食如故，时时下利，寸脉浮，关脉小细沉紧，名曰藏结，舌上白胎滑者难治。

【校勘】《玉函经》：作"时小便不利，阳脉浮，关上细沉而紧"。成无己本：与上条合为一条。《圣惠方》：引本文"胎"作"苔"。

【句释】"小细沉紧"，是脉管纤维收缩，排血量亦不够的脉搏，"寸脉浮"和这句联系起来不能解释。"饮食如故"，言饮食亦和结胸证一样的不好。"故"字作承上词用。"舌上白胎滑"，久病而见滑白苔，往往是味蕾细胞的高度坏死，属于虚证。

【串解】祝味菊云："藏结纯为阴盛阳虚，气机内陷，寒邪凝结于里，胃肠之官能消失，水谷之液不能四布，下流肠间，故时时下利，关脉亦纯为小细沉紧之阴象，寒得热则解，今舌上白苔滑者，胸中寒甚，故云难治。"

本条"藏结"，与第 167 条证完全不同，究竟谁是"藏结证"，颇费解释，但两条证候都是属于阴证，这是基本上可以肯定的，而本条多半是胃肠机能的衰减证。

【语译】问：怎样叫作"藏结证"呢？答：基本是很像"结胸证"，饮食也不好，而且还常常腹泻，脉搏现小细沉紧，这就是藏结证的主要症状。假如舌上又呈现滑白苔，说明胃机能已坏极了，治疗是很感困难的。

原文 130

藏结无阳证，不往来寒热，一云寒而不热。其人反静，舌上胎滑者，不可攻也。

【校勘】《脉经》："不往来寒热"句作"寒而不热"。《诸病源候论》："胎滑"作"不胎"。

【句释】"藏结无阳证"，古人以"腑"为阳，"藏"为阴，所以藏结是阴证，而不是阳证了。"反静"，对结胸证的烦躁而言。

【串解】柯韵伯云："结胸是阳邪下陷，尚有阳症见于外，故脉虽沉紧，有可下之理。藏结，是积渐凝结而为阴，五脏之阳已竭也，外无烦躁潮热之阳，舌无黄黑芒刺之苔，虽有硬满之症，慎不可攻。"

【语译】"藏结证"很少有阳性证的，所以它既不发热，也不烦躁而安静，舌苔往往是呈现光滑苔的虚象，治疗时要深切考虑，不要随便滥用攻伐剂。

原文 131

病发于阳，而反下之，热入因作结胸；病发于阴，而反下之，一作汗出。因作痞也。所以成结胸者，以下之太早故也。结胸者，项亦强，如柔痉状，下之则和，宜大陷胸丸。

大陷胸丸方

大黄半斤　葶苈子半升，熬　芒消半升　杏仁半升，去皮尖，熬黑

上四味，捣筛二味，内杏仁、芒消，合研如脂，和散，取如弹丸一枚，别捣甘遂末一钱匕，白蜜二合，水二升，煮取一升，温顿服之。一宿乃下。如不下，更服，取下为效。禁如药法。

【校勘】《玉函经》："病"字上冠有"夫"字；"痞"下有"也"

字，成无己本亦有"也"字。《千金翼方》："病发于阴，而反下之"句作"病发于阴，而反汗之"。《诸病源候论》"痞"字作"否"。《玉函经》《千金翼方》："项"上有"其"字。《玉函经》《脉经》："痓"作"痉"。《玉函经》、成无己本："结胸者"句下，均析作另条。

大陷胸丸方。《玉函经》《千金要方》《千金翼方》《外台秘要》：白蜜都为"一两"。

【句释】"痞"，《诸病源候论》云："痞者，心下满也"，《增韵》云"气隔不通"，临床上一般以心下妨闷，不饥不食的现象，便称作"痞"，常为胃炎的症状。"柔痓"，即柔痉，即桂枝加葛根汤证（第14条），《金匮要略》云："太阳病发热而汗出，而不恶寒，名曰柔痉"，柯韵伯云："头不痛而项犹强，不恶寒而头汗出，故如柔痉状"。

"弹丸"，《本草·序例》引陶氏云："凡云弹丸及鸡子黄者，以四十梧子准之。"

【串解】钱潢云："发于阳者，邪在阳经之谓也，发于阴者，邪在阴经之谓也，反下之者，不当下而下也，两反下其义迥别，一则以表邪未解，而曰反下，一则以始终不可下，而曰反下也，因者，因误下之虚也。"

程应旄云："结胸而至项亦强，如柔痉状，如邪液布满胸中，升而上阻，更不容一毫正液和养其筋脉矣。胸邪至此，紧逼较甚，下之则和，去邪液，即所以和正液也。改大陷胸汤为大陷胸丸，峻治而行以缓，得建瓴之势，而复与邪相当，是其法也。"

阳证误下，演变为"结胸"，阴证误下，演变为"痞"，这是举例，不能肯定，所以第149条、15l条、158条、164条的痞证，都是由阳证误下而演变的。至于阴证误下，轻微的演变固然亦可以成痞，而严重的往往是亡阳虚脱，不能不留意。胸膜炎症亦有放射至肩颈部的，所以项强如柔痉状，势必用"陷胸丸"排泄其渗出物，减少有毒物质对机体的刺激。

【语译】假如是发热恶寒的阳证热证而被误下了，可能引起胸膜炎的"结胸证"；假如是无热恶寒的阴证寒证而被误下了，可能引起胃炎的"痞证"。所以一般的"结胸证"，往往都是由于错误地用泻下剂太早的关系。"结胸证"剧烈时，病毒放射到肩颈部，还会发生强直痉挛等柔痉般的症状，势必要用大陷胸丸一类的方剂来排泄它的渗出物及其有毒物质。

【释方】陆渊雷云："葶苈、杏仁、甘遂，皆为逐水药，而甘遂最峻，其力遍于全身，葶苈较缓，其力限于胸部，浮肿清涕、咳逆喘鸣者，用葶苈之证也，杏仁之效用，略如葶苈，而性则尤缓，胸膜囊中浆液多者，不但硬痛，且压迫心脏，易其位置，故本方合三味以逐水，佐之以硝黄者，引使水毒从大肠排泄，佐之以白蜜者，所以助药毒也，前贤于白蜜、甘草，每谓药力太峻，以此缓之，虽然，果嫌药力太峻，何不小其剂，减其味，而乃以他药缓之耶，且如甘草粉蜜汤，草蜜之外，仅有一味粉，亦将谓粉之力太峻，而以草蜜缓之耶，斯不然矣。"

白蜜、甘草本身亦有解毒强心作用，古人的经验，今人的实验都不爽。

原文 132

结胸证，其脉浮大者，不可下，下之则死。

【句释】"脉浮大"，陆渊雷云："浮大之脉有二，按之有神者，为热在表……浮大无力者为虚甚"，《金匮要略》云："疟脉自弦……浮大者，可吐之"即属前者，又云："劳之为病，其脉浮大，手足烦，春夏剧，秋冬瘥，阴寒精自出，酸削不能行"即属后者，前者为心动亢进，动脉充血的征象，后者是虚性兴奋的假象。

【串解】方有执云："夫结胸之为阳邪内陷，法固当下，下必待实，浮则为表，大则为虚，浮虚相搏，则表犹有未尽入，而里未全实可知，下则尚虚之里气必脱，未尽之表邪皆陷，祸可立至。"

因此，"下之则死"，可能是虚证的浮大脉。

【语译】患"结胸证"而现虚性浮大脉搏的，不要滥用泻下剂，错误用了，谨防发生危险。

原文 133

结胸证悉具，烦躁者亦死。

【校勘】《玉函经》："烦"字作"而"。

【句释】"悉具"，指心下硬满而痛，其脉沉紧等症而言。

【串解】成无己云："结胸证悉具，邪结已深也，烦躁者，正气散乱也，邪气胜正，病者必死。"

"烦躁"，可能是病毒已侵及大脑，因而危险性亦大。

【语译】一个症状备具的"结胸证"，如又出现极度的烦躁，这是病毒侵及大脑，仍然是很危险的。

原文 134

太阳病，脉浮而动数，浮则为风，数则为热，动则为痛，数则为虚，头痛发热，微盗汗出，而反恶寒者，表未解也。医反下之，动数变迟，膈内拒痛，一云头痛即眩。胃中空虚，客气动膈，短气躁烦，心中懊憹，阳气内陷，心下因鞕，则为结胸，大陷胸汤主之。若不结胸，但头汗出，余处无汗，剂颈而还，小便不利，身必发黄。

大陷胸汤方

大黄六两，去皮　芒消一升　甘遂一钱匕

上三味，以水六升，先煮大黄取二升，去滓，内芒消，煮一两沸，内甘遂末，温服一升，得快利止后服。

【校勘】《玉函经》《脉经》《千金翼方》："膈内拒痛"句，作"头痛即眩"。《外台秘要》："客气"作"客热"。《玉函经》《脉经》："余处"作"其余"。《仲景全书》：脱"处"字。《脉经》《千金翼方》："剂"作"齐"。成无己本："黄"字下有"也"字。

大陷胸汤方。《千金要方》《千金翼方》：大黄无"去皮"二字。《千金要方》《千金翼方》《外台秘要》：甘遂下有"末"字。成无己本无"匕"字。

【句释】"脉浮而动数"，浮数脉而兼见动脉，便是浮动数脉，为交感神经亢奋，收缩力增强的结果。"数则为虚"，即中风自汗出之表虚，并不是虚弱的意义。"膈内""心中""心下"，汪琥云："皆胸之分也"，也就是胸部不同的概括名称。"拒痛"，即痛而不可按的形容词。"胃中空虚"，犹言胃机能衰减。"客气""阳气"，方有执云："客气，邪气也……阳气，客气之别名也，以本外邪，故曰客气，以邪本风，故曰阳气"，其实，都是病理机转的抽象形容词。

【串解】成无己云："动数，皆阳脉也，当责邪在表，睡而汗出者，谓之盗汗。为邪气在半表半里，则不恶寒，此头痛发热，微盗汗出，反恶寒者，表未解也，当发其汗，医反下之，虚其胃气，表邪乘虚则陷，邪在表，则见阳脉，邪在里，则见阴脉，邪气内陷，动数之脉，所以变迟……客气者，外邪乘胃中空虚入里，结于胸膈，膈中拒痛者，客气动膈也，《金匮要略》曰：短气不足以息者，实也。短气躁烦，心中懊憹，皆邪热为实，阳气内陷，气不得通于膈，壅于心下，为硬满而痛，成结胸也，与大陷胸汤以下结热。若胃中空虚，阳气内陷，不结于胸膈，下入于胃中者，遍身汗出，则为热越，不能发黄，若但头汗出，身无汗，剂颈而还，小便不利者，热不得越，必发黄也。"

方有执云："太阳之脉本浮，动数者，欲传也，浮则为风四句，承上文以释其义，头痛至表未解也，言前证，然太阳本自汗，而言微盗汗，本恶寒，而言反恶寒者，稽久而然也，医反下之，至大陷胸汤主之，言误治之变与救变之治。"

发黄，为高热并发黄疸，与第 236 条的茵陈蒿汤证颇同。

【语译】患"太阳"表证，脉搏在"浮数"之中还有"动"的形状。要知道"浮"是伤风的"表"脉，"数"是有热的脉搏，"动"脉往往是有痛楚的时候才能出现，而表虚证的脉搏，亦往往有现"数"的，所以才有头痛发热，出汗，甚至还出盗汗，恶寒等表热、表虚的症状。医生对这些"表症"的处理，不仅没有去解表，反而施用泻下剂，于是"浮数而动"的脉搏，一变而为"迟"脉，胸膈里面越发按不得了，按着更痛得厉害，这是由于脾胃中气受到损伤，表热客邪乘虚入里，聚积在胸膈部位，不仅胃部现硬满，甚而热邪随时扰乱胸膈，还呈现呼吸迫促、烦闷难过等症状，这便是很具体的"结胸"证候了，可给以"大陷胸汤方"进行治疗，泻下它胸膈里的结热。邪热入里的病变，也有不出现"结胸"证的，只是头上有点汗，自颈项以下全身都没有汗，同时小便也不通畅，这样汗闭热结的结果，也可能导致黄疸病的发生。

原文 135

伤寒六七日，结胸热实，脉沉而紧，心下痛，按之石鞭者，大陷胸汤主之。

【校勘】《玉函经》："脉沉而紧"句作"其脉浮紧"。《玉函经》《脉经》《千金翼方》："石硬者"作"其脉坚"。

【串解】魏荔彤云："六七日之久，表寒不解，而内热大盛，于是寒邪能变热于里，在胃则为传阳明，在胸则为结胸矣，入胃则为胃实，入胸则为胸实，实者邪热已盛而实也。"

这条是大陷胸汤的正证，也就是原发性的胸膜炎症，因为并没有经误下，可见结胸证本是原发性的，而误下确也可以引发。

【语译】患伤寒病到了六七天上，高热不退，往往可以见到脉搏沉紧，胸胁部疼痛，甚至像石头般硬满等症状的胸膜炎症，这时可适当掌握应用大陷胸汤。

原文 136

伤寒十余日，热结在里，复往来寒热者，与大柴胡汤，但结胸无大热者，此为水结在胸胁也，但头微汗出者，大陷胸汤主之。

【校勘】《玉函经》：无"也"字和"但"字。

【串解】喻嘉言云："若十余日热结在里，则是无形之邪热蕴结，必不定在胸上，加以往来寒热，仍兼半表，当用大柴胡汤，以两解表里之热邪，于陷胸之义无取矣。无大热，与上文热实互意，内陷之邪，但结胸间，表里之热，反不炽盛，是为水饮结在胸胁，其人头有微汗，乃邪结在高，而阳气不能下达之明征，此则主用大陷胸汤，尤为的对也。"

大柴胡汤证为干性胸膜炎，大陷胸汤证为湿性胸膜炎，所以前者称为热结，后者称为水结，惟大柴胡汤干湿性都可以随证应用，大陷胸汤只适用于湿性。本条就是在辨明干湿两种不同的结胸证。

【语译】患伤寒病十多天，并发结胸里热证，同时呈间歇热型的，可酌量用大柴胡汤。假如胸胁部已经发现了蓄水，并无高热，纵然头部微微汗出，也不能认为是表证，这时可用大陷胸汤排除水毒。

原文 137

太阳病，重发汗而复下之，不大便五六日，舌上燥而渴，日晡所小有潮热，一云日晡所发心胸大烦。从心下至少腹鞕满而痛不可近者，大陷胸汤主之。

【校勘】《玉函经》：无"所"字。《千金翼方》："所"作"如"。《千金要方》："日晡所小有潮热"句，作"日晡有小潮热，心胸大烦"。

【串解】喻嘉言云："不大便，燥渴，日晡潮热，少腹硬满，证与阳明颇同，但小有潮热，则不似阳明大热，从心上至少腹手不可近，则阳明又不似此大痛，因是辨其为太阳结胸兼阳明内实也。缘误汗复误下，重伤津液，不大便而燥渴潮热，虽太阳阳明亦属下证，但太阳痰饮内结，必用陷胸汤由胸胁以及肠胃，荡涤始无余，若但下肠胃结热，反遗胸上痰饮，则非法矣。"

这是结胸兼胃实证，喻氏所谓的痰饮，也就是胸膜炎症的多量渗出物，因此这仍是湿性胸膜炎症。

【语译】太阳病既经过大量发汗，又用过泻下剂，但仍然是大便秘结，舌苔干燥，口渴，每到傍晚的时候，体温便一度上升，按摩他的胃部和小腹部，却胀满坚硬，疼痛拒按，便证明了肠道里有宿便，仍用大陷胸汤通便排水。

原文 138

小结胸病，正在心下，按之则痛，脉浮滑者，小陷胸汤主之。

小陷胸汤方

黄连一两　半夏半升，洗　栝楼实大者一枚

上三味，以水六升，先煮栝楼，取三升，去滓，内诸药，煮取二升，去滓，分温三服。

【校勘】《玉函经》："病"字作"者"，"脉浮滑"下却没有"者"字。

小陷胸汤方。《玉函经》：黄连作"二两"。成无己本：栝楼实作"一个"。

【句释】"小结胸"，王宇泰云："上文云硬满而痛不可近者，是不待按而亦痛也，此云按之则痛，是手按之，然后作痛尔。上文云至少腹，是通一腹而言之，此云只有心下，则少腹不硬痛可知矣，热微于前，故云小结胸也。"其实"小结胸"就是胃炎一类症状。"脉浮滑"，脉管扩张而血液充实流利，便见浮滑脉，多见于患热病而心力亢奋的时期。

【串解】成无己云："心下硬痛，手不可近者，结胸也。正在心下，按之则痛，是热气犹浅，谓之小结胸。结胸脉沉紧，或寸浮关沉，今脉浮滑，知热未深结，与小陷胸汤，以除胸膈上结热也。"

【语译】所谓小结胸病，它的主要症状是，按摩胃部即感觉疼痛，脉搏现浮滑象，可以服用小陷胸汤。

【释方】陆渊雷云："此方实治胃炎之多黏液者，黄连所以消炎，半夏所以和胃止呕，栝楼实所以涤除黏液，黏液为水饮之一，古书称痰饮水饮，日医称水毒，时医称痰，其实一而已矣。胃多黏液，往往引起脑症状，为痫，为惊风，时医所谓痰迷心窍者也。黄连与栝楼伍，为胃肠药中峻快之剂，仅亚硝黄，不可不知，《别录》云，栝楼实味苦寒无毒，主胸痹，《药徵》云，栝楼实主治胸痹也，旁治痰饮，所谓胸痹者，胸膈痞塞是也。"

原文 139

太阳病二三日，不能卧，但欲起，心下必结，脉微弱者，此本有寒分也，反下之。若利止，必作结胸，未止者，四日复下之，此作协热利也。

【校勘】《玉函经》《脉经》《千金翼方》："欲起"下有"者"字；"此本有寒分也"作"此本寒也"；"反"字上有"而"字；"四日"作"四五日"；"复"字下有"重"字；"协热"作"挟热"。《脉经》："不"字上有"终"字。《外台秘要》："寒分"作"久寒"。

【句释】"寒分"，《神巧万全方》作"寒故"，也就是衰减的意义，所以《玉函经》无"分"字。"协热"，程应旄认为：里寒挟表热而下利，是曰"协热"。协热利的证候，见于第163条。

【串解】钱潢云："二三日表邪未解，将入里而未入里之时也，不能卧，但欲起者，邪势搅扰，坐卧不宁之状也，若此则知邪已在胸次之阳位矣，以尚未入胃，故知心下必结……若此证而见脉微弱者，其中气本属虚寒，尤为不可下之证，而反下之，若利随下止，则陷入之邪，不得乘势下走，必硬结于胸中矣，若三日下之，而利未止者，第四日复下之则已误再误，有不至中气不守，胃气下陷，以虚协热而下利者乎，此所以重以为戒也。"

本条是说明误下的两种变证，一为结胸，一为协热利。相反地即在说明，纵然见到心下结证，不要轻率使用泻下剂。

【语译】患太阳病到了两三天以上，胃部结滞，烦躁不安，脉搏微弱，这是里寒证的情况，应该用"温中"的方法来治疗，竟反而施用了泻下剂。结果，有的变成结胸证，有的变成腹泻不止，如再用下法，势将演变成为协热下利。

原文 140

太阳病，下之，其脉促，一作纵。不结胸者，**此为欲解也。脉浮者，必结胸；脉紧者，必咽痛；脉弦者，必两胁拘急；脉细数者，头痛未止；脉沉紧者，必欲呕；脉沉滑者，协热利；脉浮滑者，必下血。**

【校勘】《玉函经》《脉经》："脉"字上有"其"字；"协"作"挟"。

【串解】《医宗金鉴》云："脉促当是脉浮，始与不结胸为欲解之文义相属，脉浮当是脉促，始与论中结胸、胸满同义，脉紧当是脉细数，脉细数当是脉紧，始合论中二经本脉，脉浮滑当是脉数滑，浮滑是论中白虎汤证之脉，数滑是论中下脓血之脉，均当改之。"

仲景原文是否真如《医宗金鉴》所改，这很难说，反不如程应旄所说较妥。程氏说：据脉见证，各著一必字，见势所必然，考其源头，总在太阳病下之而来，故虽有已成坏病，未成坏病之分，但宜以活法治之，不得据脉治脉，据证治证也。

总之，在临床上见到以上的坏证是常有的，各个坏证，是否一定要出现那些脉搏，便不尽然，因此，那些脉还是或然的，而不是必然的。《医宗金鉴》修改词句，就是犯了脉是必然的毛病。以症为主要，不要单凭脉断证，这个条文就好讲通了，原文大意，无非就是如下面语文所译。

【语译】患太阳表证，如果错误地用了泻下剂，它的演变是多端的。有的既不现"结胸"证，脉搏虽是"促"疾一点，仍然是想从表解，并不演变；有的便变成"结胸"证而脉浮；有的现咽痛而脉紧；有的胸胁两边现拘急而脉弦；有的不断地头痛，而脉搏现细数；有的发呕而脉搏现沉紧；有的转变成"协热利"证而脉搏现沉滑；有的甚至大便下血，而脉搏现浮滑。

原文 141

病在阳，应以汗解之，反以冷水潠之，若灌之，其热被劫不得去，弥更益烦，肉上粟起，意欲饮水，反不渴者，服文蛤散。若不差者，与五苓散。寒实结胸，无热证者，与三物小陷胸汤，白散亦可服。一云与三物小白散。

文蛤散方

文蛤五两

上一味为散，以沸汤和一方寸匕服，汤用五合。

白散方

桔梗三分　巴豆一分，去皮心，熬黑，研如脂　贝母三分

上三味为散，内巴豆，更于臼中杵之，以白饮和服。强人半钱匕，羸者减之。病在膈上必吐，在膈下必利。不利，进热粥一杯，利过不止，进冷粥一杯，身热皮粟不解，欲引衣自覆，若以水潠之、洗之，益令热劫不得出，当汗而不汗则烦，假令汗出已，腹中痛，与芍药三两如上法。

【校勘】《脉经》《千金翼方》《仲景全书》："潠"作"噀"。《玉函经》《脉经》：无"冷"字。《脉经》《外台秘要》：无"被"字；"劫"作"却"。《玉函经》《脉经》《外台秘要》：没有"弥更"两

字；"肉"作"皮"。坊本："寒实结胸"句下另析为一条。《玉函经》《千金翼方》："与三物小陷胸汤，白散亦可服"句，作"与三物小白散"；无"陷胸汤"和"亦可服"六字。

文蛤散方。成无己本："一方寸匕"作"一钱匕"。《玉函经》："和"字下有"服"字，没有"服，汤用五合"五字。

白散方。《千金翼方》："冷粥一杯"注云："一云冷水一杯"。《玉函经》《外台秘要》："身热"以下四十九字都没有。《外台秘要》：叫作"桔梗白散"。《玉函经》：桔梗贝母各为"十八铢"；巴豆"六铢"；无"如脂"两字。

【音义】潠，音巽，含水喷也。灌，浇也，即用水浇洒。劫，《说文》云："欲去以力胁止曰劫。"弥，即作"益"字解。

【句释】"水潠"，即含水喷在病人身上；"灌之"，即用水浇洒在病人身上，是古人解热法之一，用以治热郁不得外越的证候多效，系利用机体的反射力，使郁热达表而汗解的方法。"弥更益烦"，汪琥云："犹言甚之极也"。"寒实"，对热实而言，郑重光云："水寒结实"。

"文蛤"，即海蛤之有纹理者，王宇泰云："即海蛤粉也"。

【串解】汪琥云："病在阳者，为邪热在表也，法当以汗解之，医反以冷水潠之，表热被水止劫，则不得去，阳邪无出路，其烦热，必更甚于未用水之前矣。弥更益者，犹言甚之极也。水寒之气，客于皮肤，则汗孔闭，故肉上起粒如粟也。意欲饮水不渴者，邪热虽甚，反为水寒所制也，先与文蛤散以解烦导水。若不差者，水寒与热相搏，下传太阳之府，与五苓散，内以消之，外以散之，乃表里两解之法也。"

《医宗金鉴》云："结胸证身无大热，口不燥渴，则为无热实证，乃寒实也，与三物白散。"

由于冷水的刺激，而使肌肤收缩，汗腺闭塞，体温不能放散，愈是上升，也就是汪氏所说的阳邪无出路，所以弥更益烦。意欲得水，即由于烦热。不渴，说明里面是寒实证，而不是热实。柯韵伯主张用文蛤汤，即大青龙汤去桂枝加文蛤，临床上较合用。小陷胸汤不利于寒实，亦以原注小白散为优。

【语译】太阳表病，只有采用汗解，如果轻率地变更方法，用冷水来喷潠或灌浇，经过这样的冷刺激，皮肤收缩，肌肉粟栗，体温反而无从放散，更加上升，弄得病人烦热想喝水，却又不口渴，这就是变成了表热里寒证的缘故，可以酌量用"文蛤汤"。吃了如没有见大效，也可考虑用"五苓散"。只要是没有热证现象，而确可断为寒实结胸证时，更可以考虑用"三物小白散"。

【释方】文蛤散方。文蛤，《本草纲目》云："能止烦渴，利小便，化痰软坚。"柯韵伯认为：文蛤一味为散，以沸汤和服方寸匕，服满五合，此等轻剂，恐难散湿热之重邪，弥更益烦者。《金匮要略》云："渴欲得水而贪饮者，文蛤汤主之，兼治微风脉紧头痛"，审症用方，则移彼方而补入于此而可也，其方麻黄汤去桂枝，加文蛤、石膏、姜、枣，此亦大青龙之变局也。柯说与本证颇洽，可采用。

白散方。钱潢云："寒实结于胸中，水寒伤肺，必有喘咳气逆，故以桔梗开之，贝母入肺解结，又以巴豆之辛热有毒，斩关夺门之将，以破胸中之坚结，盖非热不足以开其水寒，非峻不足以破其实结耳。"桔梗排脓，贝母除痰解结，都是治胸腔部疾病的要药，巴豆吐下的作用峻烈，所以能够消除寒实证。

表14　第128至141条内容表解

```
128条至141条 ─┬─ 结胸病 ─┬─ 结胸 ─┬─ 病因 ─┬─ 本病：伤寒六七日，结胸热实（135）
              │          │        │        └─ 误下 ─┬─ 病发于阳，而反下之，热入，因作结胸（131）
              │          │        │                 ├─ 所以成结胸者，以下之太早故也（131）
              │          │        │                 ├─ 下之……阳气内陷，心下因鞭，则为结胸（134）
              │          │        │                 └─ 反下之，若利止，必作结胸（139）
              │          │        ├─ 病理 ─┬─ 胃中空虚，客气动膈……阳气内陷，心下因鞭（134）
              │          │        │        └─ 热结在里（136）
              │          │        ├─ 症状 ─┬─ 按之痛（128）
              │          │        │        ├─ 项亦强，如柔痓状（131）
              │          │        │        ├─ 膈内拒痛，短气躁烦，心中懊憹，心下因鞭（134）
              │          │        │        ├─ 心下，按之石鞭（135）
              │          │        │        └─ 舌上燥而渴，日晡所小有潮热，从心下至少腹鞭满而痛不可近（137）
              │          │        ├─ 脉象 ─┬─ 寸脉浮，关脉沉（128）
              │          │        │        ├─ 脉浮大（132）
              │          │        │        ├─ 动数变迟（134）
              │          │        │        └─ 脉沉而紧（135）
              │          │        ├─ 舌苔：舌上燥（137）
              │          │        ├─ 性质：热实（135）
              │          │        ├─ 预后：结胸证悉具，烦躁者亦死（133）
              │          │        ├─ 治疗 ─┬─ 大陷胸丸（131）
              │          │        │        ├─ 大陷胸汤（134、135、136、137）
              │          │        │        └─ 大柴胡汤（136）
              │          │        └─ 禁忌：脉浮大者，不可下，下之则死（132）
              │          ├─ 小结胸 ─┬─ 症状：正在心下，按之则痛（138）
              │          │          ├─ 脉象：浮滑（138）
              │          │          └─ 治疗：小陷胸汤（138）
              │          └─ 寒实结胸 ─┬─ 证候：无热证（141）
              │                       └─ 治疗：三物白散（141）
              ├─ 脏结 ─┬─ 症状 ─┬─ 如结胸状，饮食如故，时时下利（129）
              │        │        └─ 不往来寒热，其人反静（130）
              │        ├─ 脉象：寸脉浮，关脉小细沉紧（129）
              │        ├─ 预后：舌上白苔滑者，难治（129）
              │        └─ 治疗：舌上苔滑者，不可攻也（130）
              ├─ 误下病变 ─┬─ 变坏 ─┬─ 病发于阴，而反下之，因作痞也（131）
              │            │        ├─ 医反下之……若不结胸，但头汗出，余处无汗，剂颈而还，小便不利，身必发黄（134）
              │            │        ├─ 太阳病……四日复下之，此作协热利也，脉沉滑（139、140）
              │            │        ├─ 脉浮者，必结胸（140）
              │            │        ├─ 脉紧者，必咽痛（140）
              │            │        ├─ 脉弦者，必两胁拘急（140）
              │            │        ├─ 脉细数者，头痛未止（140）
              │            │        ├─ 脉沉紧者，必欲呕（140）
              │            │        └─ 脉浮滑者，必下血（140）
              │            └─ 不变坏：太阳病，下之，其脉促，不结胸者，此为欲解也（140）
              └─ 水渍病变 ─┬─ 病理：其热被劫不得去，弥更益烦（141）
                           ├─ 症状：肉上粟起，意欲饮水，反不渴（141）
                           └─ 治疗 ─┬─ 文蛤散（141）
                                    └─ 五苓散（141）
```

复习题

1.结胸证有哪些主要症状，与小结胸和寒实结胸证怎样鉴别？

2.藏结属于哪种证候？可以用结胸证的方法治疗吗？

3.大陷胸丸和大陷胸汤应如何分别掌握应用？

4.什么叫作"协热利"？

十六、第142至145条

第142至145条等4条,1条并病,3条热入血室,都有类似"结胸"的症状,所以合并讨论。

原文 142

太阳与少阳并病，头项强痛，或眩冒，时如结胸，心下痞鞭者，当刺大椎第一间、肺俞、肝俞，慎不可发汗，发汗则谵语脉弦，五日谵语不止，当刺期门。

【校勘】《玉函经》、成无己本："五日"作"五六日"。

【音义】俞，同腧，音庶。

【句释】"大椎第一间"，为督脉的经穴，在第七颈椎和第一胸椎棘状突起间，所以称作"第一间"，适当背椎神经后枝，治疗伤风、疟疾、烦呕、胸胁胀满等有显效。"肺俞"，在第三、第四胸椎横突起间，布有胸椎神经后支，治上气喘满，胸满胁急，振栗等症。"肝俞"，在第九、第十胸椎横突起间，布有背椎神经、后胸廓神经，治气痛吐酸、胸满、心腹积聚疼痛、咳而胁满等症。两者都为太阳经穴。"脉弦"为脉管壁收缩神经兴奋的结果，也就是脉管壁紧张的脉搏。

【串解】《医宗金鉴》云："太阳与少阳并病，故见头项强痛，或眩冒，时如结胸，心下痞硬之证。而曰或曰时如者，谓两阳归并未定之病状也。病状未定，不可以药，当刺肺俞，以泻太阳，以太阳与肺通也；当刺肝俞以泻少阳，以肝与胆合也。故刺而俟之，以待其机也。苟不知此，而以头项强痛为太阳之邪，目眩胸满为少阳之邪，发其汗，两阳之邪，乘燥入胃，则发谵语。设脉长大，则犹为顺，可以下之，今脉不大而弦，五六日谵语不止，是土病而见木脉也，名曰负。负者，克贼也。慎不可下，当刺期门，以直泻其肝可也。"

太阳、少阳并病，本是"柴胡桂枝汤"所主治，即或有眩冒，时如结胸，心下痞硬等症状，仍然可服用"柴胡桂枝汤"。但因为某些人的体质或者在某种环境下，不可能内服药时，便可以用针刺疗法，大椎、肺俞、肝俞这三个穴位，对上列证候，临床上完全是有效的，是否如《医宗金鉴》所说"通肺""合胆"，可不用穿凿强求。"慎不可发汗"，这是个别人的体质问题。误汗"谵语"，为伤津热结的结果。"刺期门"，与第108、109条同一理由。也不必强调"木脉泻肝"的说法。

【语译】患太阳病的时候，同时又并发了少阳病，呈现头痛、项强、昏眩、胃部胀满等症状，甚至好像患结胸证似的，这时可以选择背部大椎、肺俞、肝俞几个经穴，用针刺治疗。在治疗期中，不要再用发汗剂，如过汗伤津，可能引起神昏谵妄，脉搏弦急等现象，如这些现象五六天都还不缓解，可以再刺期门穴，排泄它的里热。

原文 143

妇人中风，发热恶寒，经水适来，得之七八日，热除而脉迟身凉，胸胁下满，如结胸状，谵语者，此为热入血室也，当刺期门，随其实而取之。

【校勘】《玉函经》《脉经》："随其实"作"随其虚实"。成无己本："取之"作"泻之"。《脉经》："取之"下，有"平病云，热入血室，无犯胃气及上三焦，与此相反，岂谓药不谓针耶"二十六字。

【句释】"经水"，即是月经。"血室"，即是子宫，张介宾云："子户者，即子宫也，俗名子肠，医家以冲任之脉盛于此，则月事以时下，故名之曰血室。"（见《类经·三焦命门辨》）

【串解】程应旄云："妇人中风，发热恶寒，自是表证，无关于里，乃经水适来，且七八日之久，于是血室空虚，阳热之表邪，乘虚而内据之，阳入里，是以热除。而脉迟身凉，经停邪，是以胸胁满如结胸状，阴被阳扰，是以如见鬼状而谵语。凡此者，热入血室故也。夫血室系之冲任，乃荣血停留之所，经脉所集会也。邪热入而居之，实非其所实矣。刺期门以泻之，实者去而虚者回，即泻法为补法耳。"

"脉迟"本为寒证，但迷走神经被高热刺激而兴奋，脉搏的波动也会弛缓。

【语译】妇人在月经期中，患太阳中风病，最初仍是一般的发热恶寒，到了七八天以后，表热已经退去，脉搏的至数也减少了，但是胸胁部相当胀满，好像害结胸证似的，甚至时而有神昏谵妄的情况，这是里热证，应当选择期门穴用泻法针刺，排除里热。

原文 144

妇人中风，七八日续得寒热，发作有时，经水适断者，此为热入血室，其血必结，故使如疟状，发作有时，小柴胡汤主之。

【串解】陆渊雷云："注家多以经水适来为血室空虚，适断为血结，程氏、方氏、马印麟、丹波氏皆如此。惟汤本氏反之，从《温疫论》之说，以适来为实，适断为虚，故于前条移经水适来于七八日下。推其立言之意，盖谓本非经来之时，因病而来，逼血离经而为虚，本非经断之时，因病而断，则血瘀胞宫而为实，此程氏方氏等之意也。本是经来之时与病相值，则经必不畅而为实，本是经断之时，与病相值，则胞宫无血而为虚，此吴氏汤本氏之意也。今昧经文适字，是经水之来若断，适与病相值，非因病而来若断，则后说为是，然病变万状，非常理所能绳，虽适断适来，俱为热入血室，而血之结否，仍当视其证候。但从适来适断上悬揣，犹执一而无权也。又案伤寒适值经水而热入血室者，因子宫适营特殊之生理，与平时不同故也，此亦邪之所凑，其气必虚之理。"

【语译】妇人在月经末期，患太阳中风病，七八天来，不断地发间歇型热，这时纵然有里热证，甚或还有瘀血的情况发生，都可以用小柴胡汤。

原文 145

妇人伤寒，发热，经水适来，昼日明了，暮则谵语如见鬼状者，此为热入血室，无犯胃气及上二焦，必自愈。

【校勘】《脉经》："明了"作"了了"。《玉函经》《脉经》："必"字下有"当"字，《脉经》并有注云："二字疑"。

【句释】"无犯胃气"，方有执云："无，与毋通……毋者，禁止之词，犯胃气，以禁下言也。"

【串解】陆渊雷云："谵语如见鬼状，疑于承气证，故戒之曰无犯胃气，无犯胃气，谓不可下，诸家无异说。上二焦，山田以为期门上焦穴，柴胡上焦方，果尔，则当云二上焦，不当云上二焦矣，上二焦当缺疑。至于治法，或主弗药以待经行，或主小柴胡，今考热入血室三条，热除而脉迟身凉，热入最深，其病最重，如疟状最轻，此条谵语如见鬼状，故当重于如疟状者，如疟状犹须小柴胡，而谓谵语可以弗药乎。"但是"必自愈"句，是无犯胃气及上二焦句的嘱咐语，并不是说本病可以勿药自愈。究应如何治疗呢？上两条的方法都可以随证选择应用。

【语译】妇人在月经期中，患太阳伤寒病，白天都还神识清楚，一到了晚间，便神昏识妄，言人说鬼，这样的"血热证"，只要是没有随便施用泻下剂，自然也是易于治愈的。

表 15　第 142 至 145 条内容表解

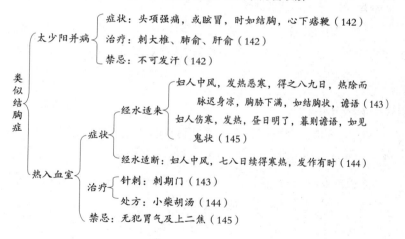

类似结胸症

太少阳并病
- 症状：头项强痛，或眩冒，时如结胸，心下痞鞭（142）
- 治疗：刺大椎、肺俞、肝俞（142）
- 禁忌：不可发汗（142）

热入血室
- 症状
  - 经水适来
    - 妇人中风，发热恶寒，得之八九日，热除而脉迟身凉，胸胁下满，如结胸状，谵语（143）
    - 妇人伤寒，发热，昼日明了，暮则谵语，如见鬼状（145）
  - 经水适断：妇人中风，七八日续得寒热，发作有时（144）
- 治疗
  - 针刺：刺期门（143）
  - 处方：小柴胡汤（144）
- 禁忌：无犯胃气及上二焦（145）

❀ 复习题

1. 什么是"热入血室证"？

2. 你对经水适来、适断怎样理解？

十七、第 146 至 148 条

第 146 至 148 条等 3 条，讨论太阳少阳合并出现的证候，因为也和第 142、143、144、145 各条一样，有"如结胸状""心下支结""胸胁满微结""心下满"等症状，所以便紧接着提出这几条来。

原文 146

伤寒六七日，发热，微恶寒，支节烦疼，微呕，心下支结，外证未去者，柴胡桂枝汤主之。

柴胡桂枝汤方

桂枝 去皮　黄芩 一两半　人参 一两半　甘草 一两，炙　半夏 二合半，洗　芍药 一两半　大枣 六枚，擘　生姜 一两半，切　柴胡 四两

上九味，以水七升，煮取三升，去滓，温服一升。本云，人参汤作如桂枝法，加半夏、柴胡、黄芩，复如柴胡法，今用人参作半剂。

【校勘】《玉函经》："支节"作"肢节"。成无己本："柴胡"下有"加"字。

柴胡桂枝汤方。成无己本、《玉函经》：桂枝作"一两半"，并没有"本云"以下二十九字。

【句释】"支结"，犹言痞结，南阳云："外证未解，心下妨闷者，非痞也，谓之支结。"（《伤寒百问经络图》）

【串解】柯韵伯云："伤寒至六七日，正寒热当退之时，反见发热恶寒证，此表证而兼心下支结之里证，表里未解也。然恶寒微，则发热亦微，但支节烦疼，则一身骨节不烦疼可知。支如木之支，即微结之谓也。表证微，故取桂枝之半；内证微，故取柴胡之半，此因内外俱虚，故以此轻剂和解之也。"

"发热，微恶寒，支节烦疼"，是桂枝汤的本证，微呕和心下支结，也就是轻度的胸胁苦满，心下痞硬，为小柴胡汤的本证，是证是药，恰到好处。

【语译】患伤寒病已经有了六七天，还是呈现着发热，轻度的恶寒，四肢关节疼痛等太阳证，同时也有些微的干呕、胸胁部结滞等少阳证时，正好施用"柴胡桂枝汤"的和解轻剂。

【释方】祝味菊云："本方为柴胡、桂枝二汤合组而成，其适用标准，在营卫失调，抵抗不及，经络壅滞，心下淋巴支结，外证未除者，故用柴胡、桂枝合方，统营卫表里而并调也。"（《伤寒方解》）

原文 147

伤寒五六日，已发汗而复下之，胸胁满微结，小便不利，渴而不呕，但头汗出，往来寒热，心烦者，此为未解也，柴胡桂枝干姜汤主之。

柴胡桂枝干姜汤方

柴胡半斤　桂枝三两，去皮　　干姜二两　栝楼根四两　黄芩三两　牡蛎二两，熬　甘草二两，炙

上七味，以水一斗二升，煮取六升，去滓，再煎取三升，温服一升，日三服，初服微烦，复服汗出便愈。

【校勘】柴胡桂枝干姜汤方。《仲景全书》《外台秘要》：干姜、牡蛎，均作"三两"。《外台秘要》："柴胡桂枝干姜汤"作"小柴胡汤"。

【串解】成无己云："伤寒五六日，已经汗下之后，则邪当解，今胸胁满微结，小便不利，渴而不呕，但头汗出，往来寒热，心烦

者，即邪气犹在半表半里之间，为未解也……小便不利而渴者，汗下后亡津液，内燥也。若热消津液，令小便不利而渴者，其人必呕，今渴而不呕，知非里热也。伤寒汗出则和，今但头汗出，而余处无汗者，津液不足，而阳虚于上也。与柴胡桂枝干姜汤，以解表里之邪，复津液而助阳也。"

本条主要是伤寒后并发水饮证，也就是湿性胸膜炎症，成氏所谓"汗下后亡津液，内燥"，是引发胸膜炎的原因。炎症发作以后，胸膜便有蓄水情况，所以成氏亦认为不是里热证，它之所以渴而小便不利，与五苓散的病理机转很近似，所以方药里面既用干姜温散寒饮，又用牡蛎、栝楼根并逐水饮。

【语译】患伤寒五六天以上，既用过发汗剂，又用过泻下剂，反而出现了胸胁部胀满结滞，小便不通畅，头部出汗，口渴心烦等症状，热呈间歇型发作，这是引发了水饮病的缘故，用柴胡桂枝干姜汤温散水饮。

【释方】本方在临床上治疗水饮证有效，如主治症状的微结、小便不利、渴等，都是水饮病的征候，除柴胡、桂枝的统调营卫而外，栝楼根止渴，牡蛎消水，干姜振奋胃机能，黄芩消炎，因此达到清热、去烦、和表里的目的。

原文 148

伤寒五六日，头汗出，微恶寒，手足冷，心下满，口不欲食，大便鞕，脉细者，此为阳微结，必有表复有里也。脉沉亦在里也，汗出为阳微，假令纯阴结，不得复有外证，悉入在里，此为半在里半在外也。脉虽沉紧，不得为少阴病，所以然者，阴不得有汗，今头汗出，故知非少阴也。可与小柴胡汤。设不了了者，

得屎而解。

【校勘】《玉函经》："在里也"作"病在里"。

【串解】成无己云："伤寒五六日，邪当传里之时，头汗出，微恶寒者，表仍未解也。手足冷，心下满，口不欲食，大便硬，脉细者，邪结于里也，大便硬为阳结，此邪热虽传于里，然以外带表邪，则热结犹浅，故曰阳微结。脉沉虽为在里，若纯阴结，则更无头汗恶寒之表证。诸阴脉皆至颈胸中而还，不上循头，今头汗出，知非少阴也，与小柴胡汤，以除半表半里之邪，服汤已，外证罢而不了了者，为里热未除，与汤取其微利则愈，故云得屎而解。"

这条主要在辨明阳极似阴的症状，自"头汗出"至"脉细"，都很像少阴证，但据仲景临床的经验，却不是少阴证，而是小柴胡证，甚或还是大柴胡证。

惟"所以然者"一段，不是《伤寒论》的法度，颇有分析认识的必要。少阴篇第283条云："病人脉阴阳俱紧，反汗出者，亡阳也，此属少阴。"第300条云："少阴病，脉微细沉，但欲卧，汗出不烦。"第325条云："少阴病，下利，脉微濇，呕而汗出。"可见凭汗的"出"与"不出"，而判断为是少阴非少阴，这不是临床事实，何况汗出多亡阳，往往是招致少阴证的由来，所以这段文字是值得考虑的。

【语译】患伤寒病到了五六天上，头部出汗，些微恶寒，手脚现冷，胃部胀满，食欲不好，大便干燥，脉搏沉细，这叫作阳微结证，是由于表证未解，里证并发而造成的。"脉沉细"虽是里证，但它不断地出汗恶寒，仍然有轻微的表证存在，假使是"纯阴结"

便完全是里证，丝毫没有表证的现象，而这阳微结证，在病理变化上是属于半表半里的性质，不能够仅凭脉搏的沉细或紧而认为是少阴病（所以然四句不译），治疗的方法，可以选用小柴胡汤，如吃了药，里结证还不减轻，可考虑大柴胡汤一类的方剂，泻通燥屎就行了。

表 16　第 146 至 148 条内容表解

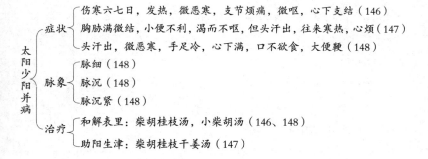

太阳少阳并病

症状
伤寒六七日，发热，微恶寒，支节烦痛，微呕，心下支结（146）
胸胁满微结，小便不利，渴而不呕，但头汗出，往来寒热，心烦（147）
头汗出，微恶寒，手足冷，心下满，口不欲食，大便鞕（148）

脉象
脉细（148）
脉沉（148）
脉沉紧（148）

治疗
和解表里：柴胡桂枝汤，小柴胡汤（146、148）
助阳生津：柴胡桂枝干姜汤（147）

❀　复习题

1."柴胡桂枝汤证"和"柴胡桂枝干姜汤证"的主要区别在哪里？

2."阳微结"和"纯阴结"是否代表两种不同性质的证候？

十八、第 149 至 167 条

第 149 至 167 条等 19 条，都是讨论痞鞕一类的证治。

原文 149

伤寒五六日，呕而发热者，柴胡汤证具。而以他药下之，柴胡证仍在者，复与柴胡汤。此虽已下之，不为逆，必蒸蒸而振，却发热汗出而解。若心下满而鞕痛者，此为结胸也，大陷胸汤主之。但满而不痛者，此为痞，柴胡不中与之，宜半夏泻心汤。

半夏泻心汤方

半夏半升，洗　黄芩　干姜　人参　甘草炙，各三两　黄连一两　大枣十二枚，擘

上七味，以水一斗，煮取六升，去滓，再煎取三升，温服一升，日三服。须大陷胸汤者，方用前第二法。一方用半夏一升。

【校勘】《外台秘要》：本条作"太阳病下之，其脉促不结胸者，此为欲解也；若心下满硬痛者，此为结胸也，大陷胸汤主之，但满而不痛者，此为痞，柴胡不中与之也，宜半夏泻心汤主之"。《玉函经》："发热"下无"者"字；"已"作"以"；"但"作"若"；"不中与之"作"不中复与之也"。

半夏泻心汤方。《外台秘要》：半夏下注有"一方五两"四字。《玉函经》：大枣作"十六枚"。成无己本、《玉函经》："再煎"作"再煮"。成无己本："须"字以下十二字无。

【句释】"他药""蒸蒸""振"，钱潢云："他药者，即承气之类，非有别药也。蒸蒸，身热汗欲出之状也，振者，振振然动摇之貌，即寒战也。"

【串解】柯韵伯云："呕而发热者，小柴胡症也，呕多虽有阳明症，不可攻之（按：见第204条），若有下症，亦宜大柴胡，而以他药下之，误矣。误下后，有二症者，少阳为半表半里之经，不全发阳，不全发阴，故误下之变，亦因偏于半表者成结胸，偏于半里者，心下痞耳，此条本为半夏泻心而发，故只以痛不痛，分结胸与

痞，未及他症。"

据此，本条应分作三段看：

1."伤寒五六日"至"却发热汗出而解"这一段，是正气充实机体比较健康，虽曾经误下，还没有致于变坏。

2."若心下满"至"大陷胸汤主之"这一段，是患者本来有水饮证，因误下而引发胸膜炎的结胸证，就是柯氏所说的偏于半表者。

3.最末一段，可能是患者胃向来不健康，因误下而演变成胃炎的痞证，也就是柯氏所谓偏于半里。"复与柴胡汤"一段，可参看第101条。

【语译】患伤寒病到了五六天以上，已经出现了呕吐发热等小柴胡汤证候，没有及时和解表里，反而用泻下剂，幸而病人体质还好，病情没有变坏，这时仍得给以"小柴胡汤"服用，使其身热出汗，和解表里。假如病人素有水饮证，服了泻下剂后便现胸腹部胀满疼痛，这是引动水饮而演变的结胸证，可以用"大陷胸汤"，尽先排水。假如胸腹部只是胀满而不疼痛，这是变成了痞证，小柴胡汤已不中用，应该考虑用"半夏泻心汤"了。

【释方】柯韵伯云："即小柴胡去柴胡加黄连、干姜汤也，不往来寒热，是无半表症，故不用柴胡，痞因寒热之气互结而成，用黄连、干姜之大寒热者，为之两解。"

本方治胃炎、肠炎一类疾病，效颇显著，消炎、健胃、镇痛、镇吐有卓效。

原文 150

太阳少阳并病，而反下之，成结胸，心下鞭，下利不止，水浆不下，其人心烦。

【校勘】《玉函经》《脉经》："利"字下有"后"字；"不下"作"不肯下"；"其人"下有"必"字。

【串解】汪琥云："太阳病在经者不可下，少阳病，下之，亦所当禁，故以下之为反也，下之则阳邪乘虚，上结于胸，则心下硬，下入于肠，则利不止，中伤其胃，则水浆不入，其人心烦者，正气已虚，邪热燥极也。"

本证不仅胃肠机能已坏极，胸膜炎症已有侵及大脑的情势，所以心烦，所以历来注家都认为是险证。

【语译】太阳表证未了，又并发少阳病，同时又更错误地服用了泻下剂，演变成为"结胸证"，胃部胀满，腹泻厉害，一点儿水也喝不下，时而呈现极度的烦躁，这个病变是相当严重的。

原文 151

脉浮而紧，而复下之，紧反入里，则作痞。按之自濡，但气痞耳。

【校勘】《玉函经》："复"作"反"。

【音义】濡，音儒，软也。反，与上句"复"字义同。

【句释】"紧反入里"，犹言浮紧脉一变而为沉紧脉，"里"即代表沉，与上句"浮"字相对。"气"，指机体官能而言，"气痞"，犹言官能性的痞满，并不是实质的病变，所以抚按着是濡软的。

【串解】钱潢云："脉浮而紧……麻黄汤证也，而复下之者，言不以汗解，而反误下之也，紧反入里者，言前紧脉所见紧脉之寒邪，因误下之虚，陷入于里，而作心下痞满之证也，此不过因表邪未解，误下里虚，无形之邪气，陷入于里而成痞耳。"

钱氏之说虽可解，但下文第154条云："心下痞，按之濡，其脉关上浮者，大黄黄连泻心汤主之"，可见"心下痞"，并不一定是寒，仍属于胃炎症。

【语译】患太阳表证，脉搏浮紧，错误地用了泻下剂，脉搏便转变而为沉紧，同时也出现胃部痞满的里证。但是，虽然痞满，按着却是濡软的，这是内部发生官能性病变的征象。

原文 152

太阳中风，下利呕逆，表解者，乃可攻之。其人漐漐汗出，发作有时，头痛，心下痞鞭满，引胁下痛，干呕短气，汗出不恶寒者，此表解里未和也。十枣汤主之。

十枣汤方

芫花熬 甘遂 大戟

上三味，等分，各别捣为散，以水一升半，先煮大枣肥者十枚，取八合，去滓，内药末，强人服一钱匕，羸人服半钱，温服之。平旦服，若下少病不除者，明日更服，加半钱，得快下利后，糜粥自养。

【校勘】《玉函经》："干呕短气"作"呕即短气"；没有"汗出不恶寒者"六字。《玉函经》《脉经》《千金翼方》："此"字下，有"为"字。

【句释】"熬"，炒也，《方言》云："凡以火而干五谷之类，自山而东，齐楚以往，谓之熬。""平旦服"，《本草经》曰："病在四肢血脉者，宜空服而在旦"，因此，平旦的取义在空腹，只要是空腹，便不一定要在平旦了。"糜粥"，方有执云："取糜烂过熟，易化而有能补之意。"

【串解】柯韵伯云："下利呕逆，固为里症，而本于中风，不可不细审其表也。若其人漐漐汗出，似乎表症，然发作有时，则病不在表矣，头痛是表证，然既不恶寒，又不发热，但心下痞硬而满，胁下牵引而痛，是心下水气泛溢，上攻于脑而头痛也，与'伤寒不大便六七日而头痛，与承气汤'同（按：第56条），干呕汗出为在表，然而汗出而有时，更不恶寒，干呕而短气，为里症也明矣。此可以见表之风邪已解，而里之水气不和也。"

十枣汤主治的症状为心下痞硬满，引胁下痛，干呕短气，即浆液性胸膜炎和胸水的一类症状。急性胸膜炎初起时的恶寒、发热、头痛、出汗等症状，也就是太阳中风证，虽明知胸膜炎所引起，但肯定要首先解除这些表证，再图治胸膜炎的里证病状，这是治疗的原则。因此，柯氏的临床辨证方法，是值得学习的。

【语译】最初患太阳中风表证，渐后而有腹泻、呕吐等里证，必得要是表证解除了以后，才可以针对着里证进行治疗，这是治疗上的原则。假如病人每天在一定的时间内出点小汗，头痛、干呕、气促，并不发热、恶寒，胸腹部胀满坚硬，两胁肋部牵引发痛，这就是胸膜炎具体的里证出现，而没有表证了，便可用十枣汤来排除胸腔的蓄水。

【释方】陆渊雷云："芫花、大戟，亦是全身性逐水药，峻烈亚于甘遂，而芫花兼主喘咳咽肿，大枣之用，旧注皆以为培土健脾，惟吉益氏云：'主治挛引强急，旁治咳嗽'，今验十枣汤证，其腹必挛。"

原文 153

太阳病，医发汗，遂发热恶寒，因复下之，心下痞，表里俱虚，阴阳气并竭，无阳则阴独，复加烧针，因胸烦，面色青黄，肤瞤者，难治。今色微黄，手足温者，易愈。

【校勘】《玉函经》《脉经》："心上"有"则"字；"瞤"字下有"如此"二字。《脉经》："烧"作"火"。

【串解】成无己云："太阳病因发汗，遂发热恶寒者，外虚阳气，邪复不除也。因复下之，又虚其里，表中虚邪内陷，传于心下为痞，发汗表虚为竭阳，下之里虚为竭阴，表证罢为无阳，里有痞为阴独，又加烧针，虚不胜火，火气内攻，致胸烦也。伤寒之病，以阳为主，其人面色青，肤肉瞤动者，阳气大虚，故云难治，若面色微黄，手足温者，即阳气得复，故云易愈。"

本条重点在说明，"痞证"有阳气易愈，无阳气难治，即是说机体机能没有受到大的损伤，痞证还无碍，如果机能不好了，病体的恢复就很困难。

【语译】患太阳病表证，固然应当发汗，但发汗不得当，调节机能反而遭到伤害，发热恶寒的表证仍然得不到解除。假如又错误地用泻下剂，而引发了痞满症，便弄得表里不和，阴阳两伤，正气衰弱了而邪气加剧。万一更错误地施用烧针治疗，胸腹部不仅痞满，抑且烦躁不安，面部出现贫血的青黄色，肌肤失去营养而瞤动，这是虚弱已极的现象，病证很难治疗了。如面色逐渐转黄而不苍白，手足亦较过去温暖，这说明正气已逐渐恢复，病亦可能逐渐好转了。

原文 154

心下痞，按之濡，其脉关上浮者，大黄黄连泻心汤主之。

大黄黄连泻心汤方

大黄二两　黄连一两

上二味，以麻沸汤二升渍之，须臾绞去滓，分温再服。臣亿等看详大黄黄连泻心汤，诸本皆二味，又后附子泻心汤，用大黄、黄连、黄芩、附子，恐是前方中亦有黄芩，后但加附子也，故后云附子泻心汤，本云加附子也。

【校勘】《千金翼方》："濡"上有"自"字。《玉函经》："浮"上有"自"字。

【音义】沸，音费。

【句释】"关上浮者"，汪琥云："诸阳之脉皆浮也"，据此，似不必分寸关尺言。"麻沸汤"，汪琥云："熟汤也，汤将熟时，其面沸泡如麻，以故云麻。"即是一般叫的开水。

【串解】钱潢云："胃居心之下，故曰心下也……按之濡，乃无形之邪热也，热虽无形，然非苦寒以泻之，不能去也，故以大黄黄连泻心汤主之。"

本条可与第 151 条合看，即是胃炎的实证。

【语译】胃部痞满，按着它濡软而不硬，脉搏现浮象，这是气痞一类的胃炎症，可以斟酌服用大黄黄连泻心汤。

【释方】陆渊雷云："芩连苦寒，专主上部充血，以心下痞，心中烦悸为候，大黄泻下，乃所谓诱导法耳……不煮但汤渍者，以大黄之树胶质、护膜质，经高热则分解，此质分解，则大黄之有效成分被胃吸收，肠黏膜之刺激因而减少，肠蠕动不能亢盛，即不能达诱导之目的故也。"

原文 155

心下痞，而复恶寒汗出者，附子泻心汤主之。

附子泻心汤方

大黄二两　黄连一两　黄芩一两　附子一枚，炮，去皮，破，别

煮取汁

上四味，切三味，以麻沸汤二升渍之，须臾绞去滓，内附子汁，分温再服。

【校勘】《玉函经》："心"字上有"若"字。

附子泻心汤方。《玉函经》《千金翼方》：附子作"一枚"。《玉函经》："切"作"㕮咀"。

【串解】尤在泾云："即上条而引其说，谓心下痞，按之濡，关脉浮者，当与大黄黄连泻心汤，泻心下之虚热，若其人复恶寒而汗出，证兼阳虚不足者，又须加附子，以复表阳之气，乃寒热并用，邪正兼治之法也。"陆渊雷云："心胸部充血而心下痞，故用泻心之苦寒。体温低落而恶寒，机能衰减，不能收摄汗腺而汗出，故用附子之辛热。然体温低落，机能衰减之病，何得同时充血？盖充血必是局部之病，体温低落与机能衰减，多是全身之病，病未至于死，固无全身绝对虚寒者，此证充血在里，而虚寒在表，故用药亦寒温并进而不相悖也。"

本病充血在胃，虚寒在心，泻心汤清胃热，附子扶心弱，所以才并行不悖。本条可与第164条合看，并比较其异同。

【语译】胃部痞满的证候，如又出现了恶寒出汗等症状时，可以采用附子泻心汤强心清胃。

【释方】尤在泾云："此方寒热补泻，并投互治……方以麻沸汤渍寒药，别煮附子取汁，合和与服，则寒热异其气，生熟异其性，药虽同行，而功则各奏。"

原文 156

本以下之，故心下痞，与泻心汤，痞不解，其人渴而口燥烦，小便不利者，五苓散主之。一方云，忍之一日乃愈。

【校勘】《脉经》：无"烦"字。成无己本：无"一方"以下九字，但注里有解释，当是脱落。

【句释】"泻心汤"，即"大黄黄连泻心汤"。"渴而口燥烦"，即渴而口燥心烦。

【串解】成无己云："本因下后成痞，当与泻心汤除之，若服之痞不解，其人渴而口燥烦，小便不利者，为水饮内畜，津液不行，非热痞也，与五苓散发汗散水则愈。一方忍之一日乃愈者，不饮水者，外水不入，所停之水得行，而痞亦愈也。"

太阳病因误用下剂，热陷成痞，服泻心汤后反而烦渴、小便不利，这是胃里可能有蓄水，肾脏的泌尿机能亦有障碍，而不是气痞证，所以要用五苓散表里两解。

【语译】本来是太阳病，因误下后呈现痞证，便给以大黄黄连泻心汤，吃了以后，不仅痞满没有减轻，甚至发渴、口燥、心烦，小便也不通畅了，这是泌尿机能有障碍，可以考虑用五苓散。最好这时要少喝点水，减轻泌尿器官的负担，就是不吃药，也会好转的。

原文 157

伤寒汗出解之后，胃中不和，心下痞鞭，干噫食臭，胁下有水气，腹中雷鸣下利者，生姜泻心汤主之。

生姜泻心汤方

生姜四两，切　甘草三两，炙　人参三两　干姜一两　黄芩三两　半夏半升，洗　黄连一两　大枣十二枚，擘

上八味，以水一斗，煮取六升，去滓，再煎取三升，温服一

升，日三服。附子泻心汤，本云加附子。半夏泻心汤，甘草泻心汤，同体别名耳。生姜泻心汤，本云理中人参黄芩汤，去桂枝、术，加黄连并泻肝法。

【校勘】《玉函经》："下利"作"而利"。

生姜泻心汤方。《玉函经》、成无己本："附子泻心汤"句以下均无。

【音义】噫，音隘，《说文》云："饱食息也。"

【句释】"干噫食臭"，方有执云："噫，饱食息也，食臭，馊气也，平人过饱伤食，则噫食臭，病人初瘥，脾胃尚弱，化输未强，虽无过饱，犹之过饱而然也"，即是一般叫的"嗳气"，又叫作"打饱嗳"。"胁下有水气"，即是胃里有停水。"雷鸣"，可能是十二指肠的炎症，即一般叫的"肠鸣"。

【串解】成无己云："胃为津液之主，阳气之根，大汗出后，外亡津液，胃中空虚，客气上逆，心下痞硬。《金匮要略》曰：中焦气未和，不能消谷，故令噫。干噫食臭者，胃虚而不杀谷也，胁下有水气，腹中雷鸣，土弱不能胜水也，与泻心汤以攻痞，加生姜以益胃。"

"胃虚"是胃机能衰减，这是噫气的原因，但水在胃里，并不"空虚"，成氏是臆说的。本条主要是胃肠炎症，胃机能障碍，是停水和噫气的原因，炎症蔓延至十二指肠，便雷鸣下利，至于痞硬，可能还有胃扩张的病变，生姜泻心汤确有消炎健胃的作用。

【语译】伤寒表证，已经用发汗剂解除了，只是胃部还痞满，嗳气，带食臭味，肠鸣、腹泻，这是胃肠炎症的并发，可以服用生姜泻心汤。

【释方】《医宗金鉴》云："名生姜泻心汤者，其义重在散水气之痞也，生姜、半夏散胁下之水气，人参、大枣补中州之虚，干姜、甘草以温里寒，黄芩、黄连以泻痞热，备乎虚水寒热之治，胃中不和，下利之痞，焉有不愈者乎。"

原文 158

伤寒中风，医反下之，其人下利日数十行，谷不化，腹中雷鸣，心下痞鞕而满，干呕心烦不得安，医见心下痞，谓病不尽，复下之，其痞益甚，此非结热，但以胃中虚，客气上逆，故使鞕也，甘草泻心汤主之。

甘草泻心汤方

甘草四两，炙　黄芩三两　干姜三两　半夏半升，洗　大枣十二枚，擘　黄连一两

上六味，以水一斗，煮取六升，去滓，再煎取三升，温服一升，日三服。臣亿等谨按：上生姜泻心汤法，本云理中人参黄芩汤，今详泻心以疗痞，痞气因发阴而生，是半夏、生姜、甘草泻心三方，皆本于理中也，其方必各有人参，今甘草泻心汤中无者，脱落之也。又按：《千金》并《外台秘要》治伤寒䘌食用此方皆有人参，知脱落无疑。

【校勘】《外台秘要》："谷"字上有"水"字。《玉函经》《脉经》："心烦"作"而烦"。《外台秘要》："不得安"作"不能得安"。《脉经》《千金翼方》："谓"作"为"；"复"字下有"重"字；"使鞕也"作"使之坚"。《外台秘要》《玉函经》：亦有"之"字。

甘草泻心汤方。《外台秘要》：干姜作"二两"；半夏"洗"字下有"去滑"两字；又云："一方有人参三两"。

【句释】"谷不化"，即消化力减退的意思。

【**串解**】《医宗金鉴》云："毋论伤寒中风，表未解，总不当下，医反下之，或成痞，或作利，今其人以误下之故，下利日数十行，水谷不化，腹中雷鸣，是邪乘里虚而利也，心下痞硬而满，干呕、心烦不得安，是邪陷胸，中虚而上逆也，似此痞、利，表里兼病，法当用桂枝加人参汤两解之，医惟以心下痞，谓病不尽复下之，其痞益甚，可见此痞非热结，亦非寒结，乃乘误下中虚，而邪气上逆，阳陷阴凝之痞也，故以甘草泻心汤，以缓其急，而和其中也。"

所谓邪陷中虚上逆，邪气上逆，阳陷阴凝等名词，统是指胃扩张和胃肠炎的病变，也就是胃肠机能衰减，炎症蔓延的机转，都是由于一再错误地用泻下剂造成的。

【**语译**】患伤寒或中风的太阳表证，不用发汗法解表，而错误地用泻下剂，便弄得腹泻不止，一天拉数十次，胃肠的消化和吸收作用都大为减退，以致肠道里有水响声，胃腔亦扩张而胀满，作干呕，烦躁不安。如只见到胃部胀满，便以为是"胃家实"的阳明证，再用泻下剂，胃部便愈是扩张而胀满，要知道这并不是阳明热结证，而是胃机能衰减，食物发酵分解而成的气体在胃里增大了容积，致胃腔扩张而痞硬的缘故，这时用甘草泻心汤的缓急和中剂最好。

【**释方**】《医宗金鉴》云："方以甘草命名者，取和缓之意也，用甘草、大枣之甘，补中之虚，缓中之急，半夏之辛，降逆止呕，芩、连之寒，泻阳陷之痞热，干姜之热，散阴凝之痞塞，缓中降逆，泻痞除烦，寒热并用也。"

林亿说应加"人参"，亦有至理，不仅《金匮要略》狐惑篇有"人参三两"是铁证，在临床经验上，人参确有振奋胃机能，缓解虚性痞满的作用。

原文 159

伤寒服汤药,下利不止,心下痞鞕。服泻心汤已,复以他药下之,利不止,医以理中与之,利益甚,理中者,理中焦,此利在下焦,赤石脂禹余粮汤主之,复不止者,当利其小便。

赤石脂禹余粮汤方

赤石脂一斤,碎　太一禹余粮一斤,碎

上二味,以水六升,煮取二升,去滓,分温三服。

【校勘】《脉经》《千金翼方》:"汤药"下有"而"字。《玉函经》《脉经》:"复不止"作"若不止"。成无己本:"复不止"作"复利不止"。《千金要方》:"已"作"竟"。

赤石脂禹余粮汤方。《玉函经》、成无己本:"禹余粮上"没有"太一"两字。成无己本:"上"作"已上"两字,无"分温"两字。

【句释】"中焦",指上腹腔,胸腔属上焦。"下焦",指下腹腔。

【串解】成无己云:"伤寒服汤药下后,利不止,而心下痞硬者,气虚而客气上逆也,与泻心汤攻之,则痞已,医复以他药下之,又虚其里,致利不止也。理中丸,脾胃虚寒下利者,服之愈,此以下焦虚,故与之其利益甚……与赤石脂禹余粮汤以涩洞泄,下焦主分清浊,下利者,水谷不分也,若服涩剂而利不止,当利小便,以分其气。"

"下利不止,心下痞鞕",即前条"甘草泻心汤证",药效还没有充分发挥,又换用"理中汤",因为这并不是虚寒证,当然理中汤不能治疗;由于再三误下,直肠滑脱,所以用赤石脂禹余粮汤来

涩滑固脱。假若下利还不停止，便是肾脏机能有了障碍，水分排泄
不了，致肠道起代偿性的下利，所以便要分利小便。

【语译】患伤寒误用了泻下剂，便演变成剧烈腹泻、胃部痞满
的胃肠炎症，吃甘草泻心汤是恰好的，但是还没有等到药效的充
分发挥，又错误地再用泻下剂，而弄得腹泻不止了，又掉头来用
理中汤，腹泻还是厉害，他不了解理中汤的主要作用，是在治疗
胃肠的虚寒证，而这病泻下得太久了，已经有直肠滑脱的情形，
可以用赤石脂禹余粮汤的收涩剂来涩滑固脱。假如腹泻仍然不停
止，便可能是肾脏的排泄机能有障碍，便得用利水的方法来进行
治疗。

【释方】成无己云："《本草》云：涩可固脱，石脂之涩，以收
敛之；重可去怯，余粮之重，以镇固。"柯韵伯云："大肠之不固，
仍责在胃，关门之不闭，仍责在脾……二石皆土之精气所结……实
胃而涩肠……凡下焦虚脱者，以二物为本，参汤调服，最效。"

原文 160

伤寒吐下后，发汗，虚烦，脉甚微，八九日心下痞鞕，胁下
痛，气上冲咽喉，眩冒，经脉动惕者，久而成痿。

【校勘】《脉经》："吐下"下没有"后"字。

【句释】"久而成痿"，张锡驹云："痿者，肢体委废，而不为我
用也，久而成痿者，经血不外行于四末也。"

【串解】尤在泾云："心下痞硬，胁下痛，气上冲咽喉，眩冒
者，邪气搏饮，内聚而上逆也，内聚者，不能四布，上逆者，无以
逮下，夫经脉者，资血液以为用者也，汗吐下后，血液所存几何，
而复搏结为饮，不能布散诸经……今既失浸润于前，又不能长养于

后，必将筋膜干急而挛，或枢折胫纵而不任地，如《内经》所云脉痿经痿之证也，故曰久而成痿。"

本条可与第 67 条参看。"心下痞鞭"，即 67 条的"心下逆满"；"气上冲咽喉"，即 67 条的"气上冲胸"；"眩冒"，即 67 条的"起则头眩"；"经脉动惕"，即 67 条的"动经身为振振摇"。所不同的，这里"脉甚微"，那里"脉沉紧"，这里更多虚烦、胁下痛的症状，但总是苓桂术甘汤的证候，魏荔彤主张用"苓桂术甘"倍"桂枝"加"附子"，是合适的。方有执云："上条（按：第 67 条）脉沉紧，以未发汗言也，此条脉甚微，以已发汗言也。"

【语译】伤寒病经过用催吐、泻下、发汗等方法治疗后，便呈现虚烦不安、脉搏微细等虚弱现象，八九天后，更出现胃部痞满，胸胁疼痛，一阵阵好像气往上冲似的，头眩眼花，全身动惕要倒，站立不稳，这病久了，有发生痿废的可能，是应该及早注意的。

原文 161

伤寒，发汗、若吐、若下解后，心下痞鞭，噫气不除者，旋复代赭汤主之。

旋复代赭汤方

旋复花三两　人参二两　生姜五两　代赭一两　甘草三两，炙　半夏半升，洗　大枣十二枚，擘

上七味，以水一斗，煮取六升，去滓，再煎取三升，温服一升，日三服。

【校勘】《玉函经》《脉经》："发汗"作"汗出"；"复"作"覆"。成无己本、《玉函经》："赭"下有"石"字。

旋复代赭汤方。成无己本："生姜五两"下有"切"字。《玉函经》、成无己本："代赭"下有"石"字。

【句释】噫气，即第 157 条的干噫。

【串解】方有执云："解，谓大邪已散也，心下痞硬，噫气不除者，正气未复，胃气尚弱，而伏饮为逆也。"

本条为慢性胃炎症，主要在"噫气"，与三泻心汤急性胃肠炎症主要在"腹中雷鸣"不同。慢性胃炎仍有黏液渗出，所以方氏仍认为有伏饮，而旋覆花、代赭石亦有涤除痰饮的作用。

【语译】患伤寒病，经过发汗，或者催吐、泻下等方法，已经痊愈了，后来发生胃部胀满，并不断地噫气，这是慢性胃炎症，可以选用旋覆代赭汤来治疗。

【释方】周扬俊云："旋覆花能消痰结，软痞，治噫气。代赭石，止反胃，除五脏血脉中热，健脾，乃痞而噫气者用之，谁曰不宜。于是佐以干姜之辛，可以开结也，半夏，逐饮也，人参，补正也，甘草、大枣，益胃也，予每借之以治反胃噫食，气逆不降者，靡不神效。"

原文 162

下后，不可更行桂枝汤，若汗出而喘，无大热者，可与麻黄杏子甘草石膏汤。

【校勘】《玉函经》："下后"作"大下以后"；"杏子"作"杏仁"。

【串解】成无己云："前第三卷十六证云：发汗后不可更行桂枝汤，汗出而喘，无大热者，为与此证治法同，汗下虽殊，既不当损正气则一，邪气所传既同，遂用一法治之，经所谓若发汗、若下、若吐后者，是矣。"

因前后都在论"误下"，所以这条亦在这里提出来一并研究，可参看第 63 条。

【语译】太阳病经过泻下以后，没有其他变化，就不要再用桂枝汤了，假如出现出汗喘息，尽管发热不太厉害，还是可以用麻杏甘石汤宁肺镇喘。

原文 163

太阳病，外证未除，而数下之，遂协热而利，利下不止，心下痞鞕，表里不解者，桂枝人参汤主之。

桂枝人参汤方

桂枝四两，别切　甘草四两，炙　白术三两　人参三两　干姜三两

上五味，以水九升，先煮四味，取五升，内桂，更煮取三升，去滓，温服一升，日再夜一服。

【校勘】成无己本："协"作"恊"。《玉函经》《脉经》《千金翼方》："协"作"挟"。

桂枝人参汤方。《玉函经》、成无己本：桂枝下"别切"两字作"去皮"。《玉函经》："五升"下有"去滓"两字。成无己本："三升"下无"去滓"两字。

【串解】程应旄云："太阳病，外证未除，而数下之，表热不去，而里虚作利，是曰协热。利下不止，心下痞硬者，里气虚，而土来心下也，表里不解者，阳因痞，而被格于外也。桂枝行阳于外以解表，理中助阳于内以止利，阴阳两治，总是补正令邪自却。"

太阳病被误下了，胃肠由于泻下药的刺激，便虚寒而下利，但

太阳表证仍然存在，虚寒下利而痞硬，正是太阴证，所以用理中汤为主力，表热未除，便得加桂枝。

【语译】患太阳表证，表证还没有解除，便一再地使用泻下剂，结果表证既在，又引起了腹泻的里证，这就是一般叫的协热利，可以用桂枝人参汤温里解表。

【释方】喻嘉言云："此方即理中加桂枝，而易其名，亦治虚痞下利之圣法也。"

吴仪洛云："桂枝辛香，经火久煎，则气散而力有不及矣，故须迟入，凡用桂枝诸方，俱当依此为例。"

桂枝含有多种挥发油，高热中易于挥发，吴说的是经验之谈。

原文 164

伤寒大下后，复发汗，心下痞，恶寒者，表未解也，不可攻痞，当先解表，表解乃可攻痞。解表宜桂枝汤，攻痞宜大黄黄连泻心汤。

【校勘】《玉函经》《脉经》："发"字下有"其"字。

【串解】柯韵伯云："心下痞，是误下后里症，恶寒，是汗后未解症，里实表虚，内外俱病，皆因汗、下倒施所致，表里交持，仍当遵先表后里，先汗后下正法。盖恶寒之表，甚于身疼，心下之痞，轻于清谷，与救急之法不同。"

凡治疗伤寒传变的方法，由表入里的，一定要先解表后攻里，里虚不能抵抗疾病的，便应当先温里，后解表。第91条云："伤寒，医下之，续得下利，清谷不止，身疼痛者，急当救里，后身疼痛，清便自调者，急当救表，救里宜四逆汤，救表宜桂枝汤"，就是这个道理。本条适与第91条相反，是泻心汤证与桂枝汤证并发，桂枝汤证急，泻心汤证缓，也就是表证急，里证缓，所以先用桂枝汤，后用泻心汤。

【语译】患伤寒表证，开始就错误地用泻下剂，后来又发汗，在吃泻药当中，便引起胃部的痞满，虽曾一度发汗，而恶寒等表证仍然存在，这时便不要治疗痞满了，应该先把表证完全解除了以后，再回头来治疗它。解除表证还是用桂枝汤，治疗痞满可以选用大黄黄连泻心汤。

原文 165

伤寒发热，汗出不解，心中痞鞕，呕吐而下利者，大柴胡汤主之。

【校勘】《玉函经》："心中"作"心下"。

【串解】程应旄云："心中痞硬，呕吐而下利，较之心腹濡软，呕吐而下利，为里虚者不同；发热汗出不解，较之呕吐下利，表解者乃可攻之，竟用十枣汤者（按：第152条）又不同。况其痞不因下后而成，并非阳邪陷入之痞，而里气内拒之痞。痞气填入心中，以致上下不交，故呕吐而下利也。大柴胡汤，虽属攻剂，然实管领表里上中之邪，总从下焦为出路，则攻中自寓和解之义，主之是为合法。"

本条表证既在，又有里实证，所以用大柴胡汤和表攻里。

【语译】患伤寒病，发热、出汗等表证还没有解除，又出现胃部胀满、呕逆、腹泻等急性胃肠炎症，可以用大柴胡汤和表清里。

原文 166

病如桂枝证，头不痛，项不强，寸脉微浮，胸中痞鞕，气上冲喉咽，不得息者，此为胸有寒也，当吐之，宜瓜蒂散。

瓜蒂散方

瓜蒂—分，熬黄　赤小豆—分

上二味，各别捣筛，为散已，合治之，取一钱匕，以香豉一合，用热汤七合，煮作稀糜，去滓，取汁和散，温顿服之。不吐者，少少加，得快吐乃止。诸亡血虚家，不可与瓜蒂散。

【校勘】《脉经》："头""项"两字上都有"其"字。《千金翼方》："头不痛，项不强"作"头项不强痛"。《玉函经》、成无己本："喉咽"作"咽喉"。《千金要方》："此为胸有寒"句，作"此以内有久痰"。

瓜蒂散方。《玉函经》：瓜蒂、赤小豆分两，作"各六铢"。《千金翼方》："一钱匕"作"半钱匕"。

【句释】"病如桂枝证"，成无己云："为发热，汗出，恶风，言邪在表也。""气上冲喉咽"，方有执云："气上冲喉咽者，痰涌上逆，或谓喉中声如曳锯是也。""胸有寒"，"寒"即指"痰"言。

【串解】喻嘉言云："痰饮内动，身必有汗，加以发热恶寒，全似中风，但头不痛，项不强，此非外入之风，乃内蕴之痰，窒塞胸间，宜用瓜蒂散，以涌出之也。"

【语译】病人发热、出汗、恶风，很像是桂枝汤证，但头项并不痛强，脉搏亦仅些微带浮象，惟主诉胸腔痞塞胀满，气管里的痰涎一阵阵地上涌，甚至妨碍呼吸，有时还换不过气来，这是呼吸道里痰液增多了的关系，可以用催吐剂的瓜蒂散来排痰。

【释方】瓜蒂，含有甜瓜毒素有强烈催吐作用，可能是由于刺激胃黏膜的感觉神经，反射地引起呕吐中枢的兴奋而起，须于瓜未熟时采用，瓜熟后采便无效。赤小豆，《本草》载能利水消肿，排脓散血，它可能有稀释痰涎的作用。香豉，用以消除胸腔的烦满现象。

原文 167

病胁下素有痞，连在脐旁，痛引少腹，入阴筋者，此名藏结，死。

【校勘】《玉函经》《脉经》："病"字下有"者若"二字；"入阴筋"句，作"入阴侠阴筋"。

【句释】"阴筋"，指睾丸系而言。"藏结"，脏气结塞不通的意思。

【串解】程应旄云："其人胁下素有痞积，阴邪之伏里者，根柢深且固也，今因新得伤寒，未察其阴经之痞，误行攻下，致邪气入里，与宿积相互，使藏之真气，结而不通，因连在脐旁，痛引少腹入阴筋，故名藏结。盖痞为阴邪，而脐旁阴分也，在藏为阴，以阴邪结于阴经之藏，阳气虽开，于法为死。"

这可能是重笃的疝发作，与胃炎病的疼痛连在一起，病人往往不能支持这样剧烈的疼痛，而发生生命的危险。藏结，也无非是重笃疾病的形容词。

【语译】患者素来有胃炎性的胃痛病，又突然发生剧烈的疝痛，脐旁、少腹、外阴等处，同时作牵掣性的刺痛，在这样剧烈疼痛之下，往往会危及病人生命，一般称作"藏结"。

表17 第149至167条内容表解

149条至167条
- 痞证
  - 主症：心下满而不痛，按之濡（气痞）（149、151）
  - 病因：太阳病误下，伤寒中风误下，伤寒吐下后发汗（153、158、160、164）
  - 病理：表里俱虚，阴阳气并竭；胃中虚，客气上逆（153、158）
  - 脉象：沉紧，甚微（151、160）
  - 机转
    - 好转：色微黄，手足温（153）
    - 恶化：面色青黄肤瞤（153）
    - 后遗症：筋脉动惕，久而成痿（160）
  - 治疗
    - 原则：表解乃可攻（164）
    - 主方：半夏泻心汤（149）
  - 辨证
    - 大黄黄连泻心汤证：按之濡，其脉关上浮（154、164）
    - 附子泻心汤证：恶寒汗出（155）
    - 五苓散证：渴而口燥，小便不利（156）
    - 生姜泻心汤证：干噫食臭，胁下有水气，腹中雷鸣下利（157）
    - 甘草泻心汤证：下利日数十行，谷不化，干呕心烦不得安（158）
    - 赤石脂禹余粮汤证：下焦下利（159）
    - 旋覆代赭汤证：噫气不除（161）
    - 桂枝人参汤证：协热而利，利不止（163）
    - 大柴胡汤证：发热，汗出不解，呕吐下利（165）
    - 藏结：脐旁痛，引少腹，入阴筋（167）
- 结胸
  - 主证：柴胡证，心下满而鞕痛，下利不止，水浆不下（149、150）
  - 病因：太少阳并病，误下（150）
  - 治疗：大陷胸汤（149）
  - 辨证
    - 十枣汤证：心下痞鞕满，引胁下痛，干呕短气，汗出不恶寒（152）
    - 瓜蒂散证：气上冲喉咽，不得息（166）
- 误下两证
  - 麻杏甘石汤证：汗出而喘，无大热（162）
  - 柴胡汤证在，仍须和解半表半里（149）

❀ 复习题

1.痞证有哪些主要症状？它是属于哪种性质的证候？

2.痞证在病理过程中可能有哪些病理变化？根据以上条文有哪几种治疗方法？

3.结胸证的治疗为什么与痞证基本不同？

4.你认为第160条的证候应该用哪种处理较妥当？

十九、第168至170条

第168至170条等3条，讨论白虎加人参汤一类的证治。

原文 168

伤寒若吐若下后，七八日不解，热结在里，表里俱热，时时恶风，大渴，舌上干燥而烦，欲饮水数升者。白虎加人参汤主之。

白虎加人参汤方

知母六两　　石膏一斤，碎　　甘草二两，炙　　人参二两　　粳米六合

上五味，以水一斗，煮米熟，汤成去滓，温服一升，日三服。此方立夏后立秋前乃可服，立秋后不可服，正月、二月、三月尚凛冷，亦不可与服之，与之则呕利而腹痛。诸亡血虚家，亦不可与，得之则腹痛利者，但可温之，当愈。

【校勘】成无己本："伤寒"下有"病"字。《脉经》《千金翼方》："白虎加人参汤"都作"白虎汤"。

白虎加人参汤方。"辨太阳病脉证并治上"、《玉函经》：人参都作"三两"。《玉函经》："正月"句，作"春三月病常里冷"。辨太阳病脉证并治上：无"此方"以下二十六字。成无己本：不载

本方，只于第十卷云："于白虎汤方内，加人参三两，余依白虎汤法。"

【串解】钱潢云："大渴，舌上干燥而烦，欲饮水数升，则里热甚于表热矣，谓之表热者，乃热邪已结于里，非尚有表邪也，因里热太甚，其气腾达于外，故表间亦热，即阳明篇所谓蒸蒸发热，自内达外之热也。"

白虎汤证是病邪和抗力两两亢盛，所以才发高热，由于高热，所以才有口渴饮水，舌干燥烦闷等症，经吐下后而里热仍甚，正说明病邪和抗力的亢盛，而不是由于吐下的误治。

【语译】伤寒病，七八天来经过催吐或泻下等等方法治疗，病证并没有解除，体温反而愈是升高了，呈显著怕风、烦躁、舌干、口渴、常常要喝水等症状，这是里热证，应给以白虎加人参汤。

【释方】方义见第26条。惟《金镜内台方议》云："问曰：《活人书》云，白虎汤惟夏至后可用，何耶？答曰：非也。古人一方对一证，若严冬之时，果有白虎汤证，安得不用石膏；盛夏之时，果有真武汤证，安得不用附子；若老人可下，岂得不用硝、黄；壮人可温，岂得不用姜、附，此乃合用者必需之，若是不合用者，强而用之，不问四时，皆能为害也。"

原文 169

伤寒无大热，口燥渴，心烦，背微恶寒者，白虎加人参汤主之。

【校勘】《玉函经》"心"作"而"。《千金要方》《千金翼方》《外台秘要》："白虎加人参汤"作"白虎汤"。

【串解】陆渊雷云："白虎证本表里壮热，汗出，不恶寒、反恶热，然因皮肤尽量蒸散之故，其肌表之热，有时反不如麻黄证、大青龙证之盛，此条与麻杏甘石汤条皆云无大热，盖谓肌表之热不甚壮，非谓病之性质无大热也，故身热、汗出、烦渴，脉洪大浮滑，不恶寒反恶热者，白虎之正证，其有时时恶风，或背微恶寒者，则为例外之证，所以然者，汗出肌疏，且体温与气温相差过远，故时或洒然而寒，与太阳之恶寒自异也，此条所云，乃不完具之白虎证，若津液过伤，心下痞硬者，则加人参。"

【语译】患伤寒病，由于不断出汗，有的时候体表虽感觉不怎样发热，甚至还有轻微的恶寒现象，但是口干舌燥、烦闷、口渴极了，这还是里热证，可服用白虎加人参汤。

原文 170

伤寒脉浮，发热无汗，其表不解，不可与白虎汤，渴欲饮水，无表证者，白虎加人参汤主之。

【校勘】《玉函经》、成无己本、《外台秘要》："解"字下有"者"字。《千金要方》《千金翼方》《外台秘要》："白虎加人参汤"作"白虎汤"。

【串解】魏荔彤云："脉浮而不至于滑，则热未变而深入，正发热无汗，表证显然如此，不可与白虎汤，徒伤胃气，言当于麻黄汤、大青龙、桂枝二越婢一之间，求其治法也。如其人渴欲饮水，与之水，果能饮者，是表邪变热，已深入矣，再诊脉无浮缓、浮紧之表脉，审证无头身疼痛、发热、无汗之表证，即用白虎加人参汤，补中益气，止其燥渴。"

表还没有解，当然不能清里，遏阳机体抵抗力的产生，所以徐大椿说："无汗二字，最、为白虎所忌"。"欲饮水"，而又"无表证"，这是显然的里热了，便可用"白虎加人参汤"。

【语译】伤寒病，脉搏现浮，发热不出汗，这是麻黄汤的表证还在，不要随便施用白虎汤；假如已没有表证的存在，而口干烦渴，想喝水，这才说明是里热证，可以考虑"白虎加人参汤"。

表 18　第 168 至 170 条内容表解

白虎加人参汤证

原因：伤寒若吐若下后，七八日不解（168）

症状：恶风、大渴、舌上干燥而烦、欲饮水，背微恶寒（168、169）

病理：热结在里，表里俱热（168）

性质：无表证（170）

禁忌：脉浮发热无汗，表不解（170）

复习题

1. 白虎加人参汤证，究竟是属于哪种性质的证候？

2. 在哪种情况下才不适合用"白虎加人参汤"？

二十、第 171 至 173 条

第171至173条等3条，辨论太阳少阳合并病和上热下寒的证治。

原文 171

太阳少阳并病，心下鞭，颈项强而眩者，当刺大椎、肺俞、肝俞，慎勿下之。

【校勘】《玉函经》："太阳"下有"与"字；"鞭"字作"痞坚"两字；"大椎"下有"一间"两字。成无己本：无"肝俞"两字，但在注文里有注释，显系脱文。

【串解】成无己云："心下痞硬而眩者，少阳也，颈项强者，太阳也，刺大椎、肺俞，以泻太阳之邪，以太阳脉下项侠脊，故尔。肝俞以泻少阳之邪，以胆为肝之府故尔。太阳为在表，少阳为在里，即是半表半里证，前第八证云：不可发汗，发汗则谵语，是发汗攻太阳之邪，少阳之邪益甚干胃，必发谵语，此云慎勿下之，攻少阳之邪，太阳之邪，乘虚入里，必作结胸，经曰：太阳少阳并病，而反下之成结胸。"

本条论治是第 142 条的缩写，而太阳、少阳并病的不可下，又见于第 150 条，因此，都要参合互看。刺大椎、肺俞、肝俞，可以治太、少并病，这是临床事实，但是否必如成氏所说的脉经肝胆的道理，尚待研究，如不用针刺治疗，用柴胡桂枝汤是最恰当的。

【语译】患太阳病的时候，同时又并发了少阳病，呈显著胃部胀满，颈项强直，头目昏眩等症状时，可选择背部大椎、肺俞、肝俞几个经穴用针刺治疗，切不可妄用泻下剂。

原文 172

太阳与少阳合病，自下利者，与黄芩汤，若呕者，黄芩加半夏生姜汤主之。

黄芩汤方

黄芩三两　芍药二两　甘草二两，炙　大枣十二枚，擘

上四味，以水一斗，煮取三升，去滓，温服一升，日再夜一服。

黄芩加半夏生姜汤方

黄芩三两　芍药二两　甘草二两，炙　大枣十二枚，擘　半夏半升，洗　生姜一两半，一方三两切

上六味，以水一斗，煮取三升，去滓，温服一升，日再夜一服。

【校勘】黄芩汤方。《玉函经》：黄芩"三两"作"二两"。成无己本："一服"下有"若呕者加半夏半升，生姜三两"十二字，而没有黄芩加半夏生姜汤方。

【串解】成无己云："太阳阳明合病自下利，为在表，当与葛根汤发汗，阳明少阳合病自下利，为在里，可与承气汤下之，此太阳少阳合病自下利，为在半表半里，非汗下所宜，故与黄芩汤，以和解半表半里之邪，呕者，胃气逆也，故加半夏、生姜以散逆气。"

下利呕吐，为急性胃肠炎病的症状，太少合病，即急性胃肠炎症而有发热恶寒，胸胁满，口苦目眩等症也。但本条针对着下利呕吐用药，而没有针对太阳少阳合病用药，因为黄芩加半夏生姜汤，就是柴胡桂枝汤去掉了柴胡、桂枝、人参，把柴、桂两主药同时去掉了，可以想见。成氏解说于文字上虽觉可通，结合临床经验，便非事实。因此，本条不应与上条的并病同样看待。

【语译】患腹泻而有发热恶寒，胸胁部胀满等太少阳症状时，可以斟酌用黄芩汤，假使还呕吐的，可以用黄芩加半夏生姜汤。

【释方】黄芩汤。《医方集解》云："仲景之书，一字不苟，此证单言下利，故此方亦单治下利，《机要》（按：朱丹溪《活法机要》）用之治热利腹痛，更名黄芩芍药汤，洁古因之加木香、槟榔、大黄、黄连、归尾、官桂，更名芍药汤，治下痢，仲景此方，遂为万世治痢之祖矣。"

黄芩加半夏生姜汤。钱潢云："黄芩撤其热，而以芍药敛其阴，甘草大枣和中而缓其津液之下奔也，若呕者，是邪不下走而上逆，邪在胃口，胸中气逆而为呕也，故加半夏之辛滑，生姜之辛散，为蠲饮治呕之专剂矣。"芍药在方中仍为缓痛作用，并非敛阴。

原文 173

伤寒胸中有热，胃中有邪气，腹中痛，欲呕吐者，黄连汤主之。

黄连汤方

黄连三两　甘草三两，炙　干姜三两　桂枝三两，去皮　人参二两　半夏半升，洗　大枣十二枚，擘

上七味，以水一斗，煮取六升，去滓，温服，昼三夜二。疑非仲景方。

【校勘】黄连汤方。《玉函经》：黄连作"二两"；甘草作"一两"；干姜作"一两"；桂枝作"二两"；半夏作"五合"。《千金翼方》：人参作"三两"。成无己本：服用法作"温服一升，日三服，夜二服"，没有"疑非仲景方"五字，《玉函经》亦无。

【串解】成无己云："此伤寒邪气传里，而为下寒上热也，胃中有邪气，使阴阳不交，阴不得升，而独治于下，为下寒，腹中痛；阳不得降，而独治于上，为胸中热欲呕吐，与黄连汤升降阴阳之气。"

本条为胃热肠寒的病变，胃热可能是胃里有炎症，肠寒是肠道的吸收机能减退了，胃炎所以作呕吐，肠寒所以现腹痛。成氏所谓的"阴阳不交"，大概即指胃肠的两种不同的病变机转而言。

又本条的"胸中"是指胃，"胃中"是指肠。

【语译】患伤寒病，如果胃里有炎症，而肠机能减退时，便会出现肚子痛和呕吐等症状，可以服用"黄连汤"。

【释方】本方即半夏泻心汤去黄芩加桂枝，《医宗金鉴》云："君黄连以清胸中之热，臣干姜以温胃中之寒，半夏降逆，佐黄连呕吐可止，人参补中，佐干姜腹痛可除，桂枝所以安外，大枣所以培中也。"

表19　第171至173条内容表解

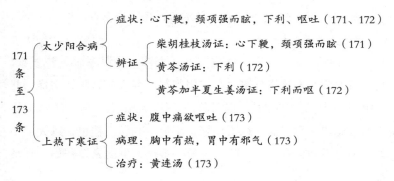

❀ 复习题

1.同样是太阳少阳合病，为什么有几种不同的治疗方法呢？

2.你对上热下寒证有新的体会吗？

二十一、第174至175条

第174至175条2条，讨论风湿病。

原文174

伤寒八九日，风湿相搏，身体疼烦，不能自转侧，不呕不渴，脉浮虚而涩者，桂枝附子汤主之，若其人大便鞕，一云脐下心下鞕。小便自利者，去桂加白术汤主之。

桂枝附子汤方

桂枝四两，去皮　附子三枚，炮，去皮，破　生姜三两，切　大枣十二枚，擘　甘草二两，炙

上五味，以水六升，煮取二升，去滓，分温三服。

去桂加白术汤方

附子三枚，炮，去皮，破　白术四两　生姜三两，切　甘草二两，炙　大枣十二枚，擘

上五味，以水六升，煮取二升，去滓，分温三服。初一服，其人身如痹，半日许复服之，三服都尽，其人如冒状，勿怪，此以附子、术，并走皮内，逐水气未得除，故使之耳。法当加桂四两，此本一方二法，以大便鞕，小便自利，去桂也；以大便不鞕，小便不利，当加桂。附子三枚恐多也，虚弱家及产妇，宜减服之。

【校勘】成无己本、《脉经》："疼烦"作"疼痛"。《外台秘要》："不渴"下有"下之"两字。《千金翼方》："不渴"下有"下已"两字。《玉函经》《脉经》《千金翼方》："去桂加白术汤"作"术附子汤"。成无己本："桂"字下有"枝"字。《金匮要略》："其人大便鞕"句，作"大便坚"，无"其人"两字。

桂枝附子汤方。成无己本：附子"破"字下有"八片"两字。

去桂加白术汤方。《金匮要略》名"白术附子汤"；用附子一枚，白术二两，生姜、甘草各一两，大枣六枚；"水六升"作"水三升"；"煮取二升"作"煮取一升"；"法当"以下五十二字无。《玉函经》：名"术附汤"；生姜作"二两"；甘草作"三两"；大枣作"十五枚"。《外台秘要》：引仲景《伤寒论》云："本云附子一枚，今加之二枚，名附子汤"；又云："此二方，但治风湿，非治伤寒也"。

【音义】搏，音博，至也，击也。风湿相搏，犹言风湿并至，风湿交作的意思，方有执改作"抟"，取义亦不过如此。

【串解】陆渊雷云："桂枝附子汤，即伤寒太阳篇之桂枝去芍药加附子汤（按：第21条、22条），再加桂枝一两，附子二枚，彼云：太阳病，下之后，脉促胸满者，桂枝去芍药汤主之，若微恶寒者，桂枝去芍药加附子汤主之。盖因中风汗出而用桂，因胸满而去芍，因阳虚恶寒而用附。所谓阳虚者，体温低落，细胞之生活力衰减也。此条之桂枝附子汤方，药既同去芍加附汤，而桂附尤重，即药以测证，则知体温低落，汗出恶寒，必更甚于去芍加附汤证，经不言者，省文也。体温低落，汗出而不得蒸发，于是既出者流离于皮肤，则恶寒益甚，未出者停蓄于汗腺，则郁成外湿，谓之风者，以其得之发热汗出之中风也。身体疼烦是风，不能转侧是湿，不呕不渴是里和胃中无病，亦以明八九日之非少阳、阳明证也，脉浮虚是表阳微，涩是湿，重用桂枝者，治其自汗之风也，重用附子者，复其将绝之阳也，不用芍药者，无拘挛之证也。"

大便鞕，应从原注的"脐下"或"心下"硬为妥。

【语译】患伤寒八九天以后，呈现周身疼痛，烦懑不安，运动不自如等症状，脉搏的波动，浮虚而滞涩，这是阳虚而并发的风湿证，可以服用桂枝附子汤。假使大便不好，小便还正常的，可以酌量用去桂加白术汤。

【释方】桂枝附子汤，即桂枝去芍药加附子汤，加重附子，作用当同，参看第22条方释。

去桂加白术汤。程应旄认为：此湿虽盛而津液自虚也，于上汤中去桂，以其能走津液，加术，以其能生津液。

原文 175

风湿相搏，骨节疼烦，掣痛不得屈伸，近之则痛剧，汗出短气，小便不利，恶风不欲去衣，或身微肿者，甘草附子汤主之。

甘草附子汤方

甘草二两，炙　附子二枚，炮，去皮，破　白术二两　桂枝四两，去皮

上四味，以水六升，煮取三升，去滓，温服一升，日三服。初服得微汗则解，能食，汗止复烦者，将服五合，恐一升多者，宜服六七合为始。

【校勘】成无己本："疼痛"作"烦疼"。

甘草附子汤方。《玉函经》：白术、甘草均作"三两"。《外台秘要》：甘草亦作"三两"。《玉函经》："二升"作"三升"。《金匮要略》、成无己本："汗止"作"汗出"，无"将"字；"始"字，作"妙"。《千金翼方》："始"字作"愈"。《外台秘要》：风湿门引《古今录验》"附子汤"，即本方。

【串解】钱潢云："掣痛者，谓筋骨肢节抽掣疼痛也。不得屈伸，寒湿之邪，流着于筋骨肢节之间，故拘挛不得屈伸也。近之则痛剧者，即烦疼之甚也。疼而烦甚，人近之则声步皆畏，如动触之而其痛愈剧也。汗出，即中风汗自出也。短气，邪在胸膈，而气不得伸也。小便不利，寒湿在中，清浊不得升降，下焦真阳之气化不行也。恶风不欲去衣，风邪在表也。或微肿者，湿淫肌肉，经所谓湿伤肉也。风邪寒湿搏聚而不散，故以甘草附子汤主之。"

本条的症状比上条更重笃。上条疼痛仅不能转侧，这条更不得伸屈，不得近；上条小便自利，这条小便不利；上条不呕不渴，这条汗出短气。短气、身微肿、小便不利，恶风不欲去衣，都是心脏衰弱的征象，钱氏所谓"真阳之气化不行"等等现象，都是由于心

脏衰弱造成的，所以要用甘草附子汤的强心剂。

【语译】患风湿病，周身骨节疼痛，不能按摩，不能运动，时而出汗气喘，怕风，要多穿衣服，小便不通利，身上各部都有轻度的水肿，这是心脏衰弱的现象，可以用甘草附子汤强心除湿。

【释方】吴仪洛云："此方用附子除湿温经，桂枝祛风和荣，白术去湿实卫，甘草辅诸药而成敛散之功也。"

表20　第174至175条内容表解

风湿病
{
桂枝附子汤证：身体疼烦，不能自转侧，不呕不渴，

脉浮虚而涩（174）

去桂加白术汤证：桂枝附子汤证而有心下鞕，小便自利者（174）

甘草附子汤证：骨节疼烦，掣痛不得屈伸，近之则痛剧，汗出

短气，小便不利，恶风不欲去衣（175）
}

✿ 复习题

1. 桂枝附子汤、去桂加白术汤、甘草附子汤应如何鉴别应用？

2. 这里所谓"风湿病"，究竟是哪种性质的病证？

二十二、第176至178条

第176至178条等3条，白虎汤条应列入白虎加人参汤诸条中（第168至170条），第177、178两条，是一个性质，为心肌衰惫的炙甘草汤证。

原文176

伤寒脉浮滑，此以表有热，里有寒，白虎汤主之。

白虎汤方

知母六两　　石膏一斤，碎　　甘草二两，炙　　粳米六合

上四味，以水一斗，煮米熟，汤成去滓，温服一升，日三服。

臣亿等谨按：前篇云热结在里，表里俱热者，白虎汤主之，又云其表不解，不可与白虎汤，此云脉浮滑，表有热，里有寒者，必表里字差矣。又阳明一证云，脉浮迟，表热里寒，四逆汤主之。又少阴一证云，里寒外热，通脉四逆汤主之。以此表里自差明矣，《千金翼方》云白通汤，非也。

【校勘】《玉函经》：作"伤寒脉浮滑，而表热里寒者，白通汤主之，旧云白通汤，一云白虎者恐非"，并有注云"旧云以下出叔和"七字，《千金翼方》仍作"白虎"。

白虎汤方。《外台秘要》：煮服法作"水一斗二升，煮取米熟，去米内药，煮取六升，去滓，分六服。"原注云："《千金翼方》云白通汤"，《千金翼方》并无此语。

【串解】程应旄认为：读厥阴篇中，脉滑而厥者，里有热也，白虎汤主之（按：第350条），则知此处"表里"二字为错简，里有热，表有寒，亦是热结在里，郁住表气于外，但较之时时恶寒，背微恶寒者，少倏忽零星之状。

第168条白虎加人参汤证的"时时恶风"，第169条白虎加人参汤证的"背微恶寒"，都是表有寒的症状。第168条白虎加人参汤证的"大渴，舌上干燥而烦"，第219条白虎汤证的"谵语，腹满身重"，第169条白虎加人参汤证的"口燥渴"，都是里有热的症状。表寒里热，即所谓"热厥"，亦即是真热假寒，而且要是脉管扩张，血液充实流利的时候，才能见到"浮滑"的脉搏，因此脉浮滑，亦足以说明它里热的真实性，如小陷胸汤证（第138条）的脉

浮滑，太阳下血证（第 140 条）的脉浮滑，都是例子。

【语译】患伤寒病，脉搏现浮滑，而有里热表寒证候的，可以服用白虎汤。

【释方】柯韵伯云："石膏辛寒，辛能解肌热，寒能胜胃火，寒能沉内，辛能走外，此味两擅内外之能，故以为君。知母苦润，苦以泻火，润以滋燥，故用为臣。甘草、粳米调和于中宫，且能土中泻火，稼穑作甘，寒剂得之缓其寒，苦剂得之平其苦，使二味为佐，庶大寒大苦之品，无伤损脾胃之虑也。煮汤入胃，输脾归肺，水精四布，大烦大渴可除矣。白虎为西方金神，取以名汤，秋金得令，而炎暑自解。"并可参阅第 26 条白虎加人参汤释方。

原文 177

伤寒脉结代，心动悸，炙甘草汤主之。

炙甘草汤方

甘草四两，炙　生姜三两，切　人参二两　生地黄一斤　桂枝三两，去皮　阿胶二两　麦门冬半升，去心　麻仁半升　大枣三十枚，擘

上九味，以清酒七升，水八升，先煮八味，取三升，去滓，内胶烊消尽，温服一升，日三服。一名复脉汤。

【校勘】《玉函经》："心动悸"句作"心中惊悸"。

炙甘草汤方。《金匮要略》：生地黄，有"酒洗"两字。《千金翼方》：生地黄，有"切"字。成无己本、《玉函经》：大枣，都作"十二枚"。成无己本：麻仁，作"麻子人"。

【句释】脉结代，即是有歇止的脉搏。

【串解】《医宗金鉴》云："心动悸者，谓心下筑筑惕惕然，动

而不自安也，若因汗下者多虚，不因汗下者多热，欲饮水小便不利者属饮，厥而下利者属寒。今病伤寒，不因汗下而心动悸，又无饮、热、寒、虚之证，但据结代不足之阴脉，即主以炙甘草汤者，以其人平日血气衰微，不任寒邪，故脉不能续行也。此时虽有伤寒之表未罢，亦在所不顾，总以补中生血复脉为急，通行营卫为主也。"

大凡血液虚少，血压有低落之虞的时候，心脏便起代偿性的搏动兴奋，所以一方面感觉到心悸亢进，另方面因为血液不能充盈脉管，心脏虽然大起落紧张地工作着，脉搏的波动仍然不能很均匀地传达到桡骨动脉，因而便现歇止的结代脉搏。

【语译】病伤寒而现歇止的结脉或代脉，同时又有心悸亢进的症状，这是血虚心弱的证候，可急用炙甘草汤来补血强心。

【释方】柯韵伯云："仲景凡于不足之脉，阴弱者用芍药以益阴，阳虚者用桂枝以通阳，甚则加人参以生脉……此以中虚脉结代，用生地黄为君，麦冬为臣，峻补真阴者……然地黄、麦冬，味虽甘而气则寒，非发陈蕃秀之品，必得人参、桂枝以通阳脉，生姜、大枣以和荣卫，阿胶补血，酸枣安神，甘草之缓，不使速下，清酒之猛，捷于上行，内外调和，悸可宁而脉可复矣，酒七升，水八升，只取三升者，久煎之则气不峻，此虚家用酒之法，且知地黄、麦冬得酒则良，此证当用酸枣仁，肺痿用麻子仁可也，如无真阿胶，以龟板胶代之。"

《名医别录》云："甘草通经脉，利血气"，现在动物实验，证明甘草有强心作用，是本方仍应以"炙甘草"为主药，柯氏无此经验，便把它忽视了。

原文 178

脉按之来缓，时一止复来者，名曰结。又脉来动而中止，更来小数，中有还者反动，名曰结阴也。脉来动而中止，不能自还，因而复动者，名曰代阴也。得此脉者，必难治。

【校勘】《玉函经》：无此条。成无己本："缓"字下有"而"字；"复动"下无"者"字。

【串解】陆渊雷云："《玉函》无此条，此后人注释前条之语，传钞误入正文耳，注盖引古说二则，以释前条之结代脉，前一则有结无代，后一则称结阴代阴，引者以为结阴即结，代阴即代也，中有还者反动句，义不甚晰，聊可意会，今考诸家旧注，及论脉诸书，知所谓结代者，皆是歇止之脉，惟结之歇止，一止后有若干搏动特别加速，以补偿歇止之至数，此即本条所谓更来小数，亦即前条有持氏所谓不失至数也。代之歇止，则一止后无加速之补偿，即本条所谓不能自还也……若夫脉之所以有歇止，或因心肌衰弱，其张缩自有歇止，或因张缩力微弱，血液不能逐步输送于桡骨动脉，或因大动脉口之瓣膜闭锁不全，心张时有少量血液逆流入左心室，因影响于脉搏，或因动脉管失去弹力性，致心缩时脉管受血液之撞击力大，大则脉数，心张时脉管中血行缓，缓则脉迟，迟数相间，一若真有歇止者，若此者皆为结脉。至于代脉，多起于代偿机能已障碍之心脏病，其脉或二至而一歇，或三至、四至而一歇，秩然不乱，西医所谓二连脉、三连脉、四连脉者是也。"

要之，凡体温低降，静脉的回流减少，心脏的搏动失去平衡，便会频见歇止而少顷又来的结脉；至于神经衰惫，心脏搏动时有间歇性的休止，便是代脉。两脉都为气血虚惫，真气衰微的不良征象，所以说"得此脉者必难治"。

【语译】什么叫作结脉呢？一般来说，凡是脉波的搏动很缓慢，同时又有歇止的现象的就是。结脉和代脉怎样分别呢？脉波的搏动时而歇止，一会又出现了很快的搏动率的脉搏，这就叫作结脉，也叫作"结阴脉"；假如脉搏突然歇止，并不像结脉那样一会出现加速率的脉搏，而是歇止后，再来和先时一样搏动的脉搏，这就叫代脉，也叫作"代阴脉"。这两种脉搏，都是心脏衰竭、循环障碍的不良征象，治疗起来是很困难的。

表 21　第 176 至 178 条表解

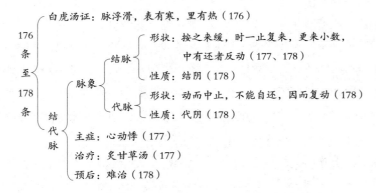

复习题

1. 结脉和代脉在临床上怎样区别？它们象征着怎样的病理变化？

2. 炙甘草汤的主要作用是什么？方中的甘草、人参、生地黄等谁是主药？

辨阳明病脉证并治

　　热性病到了峰极的时期，便叫作"阳明"。"阳"字已如太阳的解释，具有亢奋的意义；而"明"字则解释同"显著"的意义，《易·系辞》云"悬象著明，莫大乎日月"，所以古人把日球叫作"阳明"，《汉书》云："日者众阳之宗，人君之表，至尊之象，君德衰微，阴道盛，侵蔽阳明，则日蚀应之。"为什么把日球叫作阳明呢？正如《周易正义》所解释的："日月中时，遍照天下，无幽不烛，故云明。"于此便可以体会得，疾病之所以称作阳明，无非就是病变和抗力两俱极盛的形容词，也就是病变过程中的峰极期。——从第 179 条至第 262 条。

一、第 179 至 186 条

　　第 179 至 186 条等 8 条，辨论导致阳明病的原因，及其对阳明病证候的认识。

原文 179

　　问曰：病有太阳阳明，有正阳阳明，有少阳阳明，何谓也？答曰：太阳阳明者，脾约一云络。是也；正阳阳明者，胃家实是也；少阳阳明者，发汗利小便已，胃中燥烦实，大便难是也。

　　【校勘】《玉函经》《千金翼方》：两句"少阳"都作"微阳"；

"胃中燥"没有"烦实"两字。《玉函经》:"脾约"下有"一作脾结"四字。

【句释】"脾约",钱潢云:"脾约以胃中之津液言,胃无津液,脾气无以转输,故如穷约,而不能舒展也。""脾",是指肠道的吸收作用而言,吸收机能亢奋,肠道里缺乏水分,便是脾约。

【串解】《医宗金鉴》云:"阳明可下之证,不止于胃家实也,其纲有三,故又设问答,以明之也。太阳之邪,乘胃燥热,传入阳明,谓之太阳阳明,不更衣无所苦(按:第244条),名脾约者是也。太阳之邪,乘胃宿食,与燥热结,谓之正阳阳明,不大便,内实满痛(按:第241条),名胃家实者是也。太阳之邪,已到少阳,法当和解,而反发汗利小便,伤其津液,少阳之邪,复乘胃燥,转属阳明,谓之少阳阳明,大便涩而难出,名大便难者是也(按:第181条)。"

大抵太阳阳明较轻,少阳阳明较重,正阳阳明更重,也就是三种不同程度的里热证。

【语译】问:阳明病有太阳、正阳、少阳三种的不同,究竟怎样鉴别呢?答:肠道缺水,便秘,而没有什么痛苦,就是较轻的"太阳阳明"证;如经过发汗、利小便等治疗,脱失水分,大便结燥,排泄困难,就是较重的"少阳阳明"证;如大便秘结,腹部胀满疼痛,这便是最重笃的"正阳阳明"证。

原文 180

阳明之为病,胃家实—作寒。是也。

【校勘】《玉函经》:本条列在第一。成无己本:无"是"字。

【句释】"胃家",犹言消化系统,主要是指肠道。"实",方有执云："实者，大便结为硬满而不得出也。"

【串解】柯韵伯云："致实之由，最宜详审，有实于未病之先者，有实于得病之后者，有风寒外束，热不得越而实者，有妄汗吐下，重亡津液而实者，有从本经热盛而实者，有从他经转属而实者，此只举其病根在实，而勿得以胃实即为可下之症。按阳明提纲，与《内经·热论》不同，《热论》重在经络，病为在表，此以里证为主，里不和，即是阳明病……是二经所由分也。"

【语译】阳明病的主要症状，就是消化道发生"实"性证的病变。

原文 181

问曰：何缘得阳明病？答曰：太阳病，若发汗、若下、若利小便，此亡津液，胃中干燥，因转属阳明，不更衣，内实大便难者，此名阳明也。

【校勘】《玉函经》："也"字上有"病"字。《千金翼方》："衣"字下有"而"字。

【音义】缘，音元，因也。更，音庚，易也。

【句释】"不更衣"，成无己云："古人登厕必更衣，不更衣者，通为不大便。"

【串解】成无己云："本太阳病不解，因汗、利小便亡津液，胃中干燥，太阳之邪入腑，转属阳明。"

阳明病的致病因子是多端的，有的开始便是阳明，有的由其他疾病传变而来，由传变而来的，又有来自太阳、少阳的不同，本条是指由太阳传变而来的，并不能概括所有阳明病的原因。

【语译】问：为什么会害阳明病呢？答：假如它是由太阳而传变来的，往往是由于发汗、泻下、利尿等方法太过了，以致引起水分缺乏，肠道干燥，因而大便秘结，排泻困难，便造成阳明病的"里实"证。

原文 182

问曰：阳明病外证云何？答曰：身热汗自出，不恶寒反恶热也。

【校勘】《玉函经》《千金翼方》："反"字上有"但"字。

【串解】汪琥云："上言阳明病系胃家内实，其外见证从未言及，故此条又设为问答。夫身热与发热异，以其热在肌肉之分，非若发热之翕翕然仅在皮肤以外也；汗自出者，胃中实热，则津液受其蒸迫，故其汗自出，与太阳中风汗虽出而不能透，故其出甚少，亦有异，此条病，则汗由内热蒸出，其出必多而不能止也；不恶寒者，邪不在表也；反恶热者，明其热在里也，伤寒当恶寒，故以恶热为反，夫恶热虽在内之证，其状必见于外，或扬手掷足，迸去覆盖，势所必至，因外以征内，其为阳明胃实无疑矣。"

身发热汗出，为阳明太阳共有症状，在临床上鉴别，太阳恶寒，阳明恶热，太阳脉浮，阳明脉洪大，太阳无里实证，阳明有里实证。至于身热发热，汗多汗少，不一定兢兢如汪氏所说。如太阳的麻黄汤证和大青龙汤证，何尝不是"身热"；第20条的太阳病发汗遂漏不止，第71条的太阳病，发汗后大汗出，汗又何尝少；第199条的阳明病无汗，是阳明病的汗，又何尝一定多。这些都是明证。

【语译】问：阳明病应该有哪些外表症状呢？答：全身发热出汗，不怕冷，只怕热，这些都是阳明病的典型症状。

原文 183

问曰：病有得之一日，不发热而恶寒者，何也？答曰：虽得

之一日，恶寒将自罢，即自汗出而恶热也。

【校勘】《玉函经》："发热"作"恶热"。《千金翼方》："发热"上没有"不"字。

【串解】周扬俊云："案承上言，虽云反恶热，亦有得之一日而恶寒者，曰，此尚在太阳居多耳，若至转阳明，未有不罢而恶热者。"

即是说，阳明外证应该是"不恶寒而恶热"，当始发阳明病时，固有"不恶热而恶寒"的，但它的"恶寒"并不像太阳病那样持久，一会便"出汗而恶热"了，这是指开始就患阳明病的而言。

【语译】问：患阳明病的，为什么在开始的第一天也有"不恶热而恶寒"的呢？答：虽是如此，它在这第一天马上就会停止恶寒现象，一转变而出现出汗恶热等症状来的。

原文 184

问曰：恶寒何故自罢？答曰：阳明居中，主土也，万物所归，无所复传，始虽恶寒，二日自止，此为阳明病也。

【校勘】《玉函经》、《千金翼方》、成无己本：都无"主"字。

【串解】《医宗金鉴》云："此释上条阳明恶寒自罢之义，阳明属胃，居中土也，土为万物所归，故邪热归胃，则无所复传，亦万物归土之义。阳明初病一日，虽仍恶寒，是太阳之表未罢也，至二日恶寒自止，则是太阳之邪，已悉归并阳明，此为阳明病也。"

"无所复传"，也就是说并没有其他的演变，而仅影响了"中土"的消化系统，"中土"仅为当时代表消化道的术语，不要穿凿误解。

本条即为解释前条，前条是开始便病阳明的证候，不必如《医宗金鉴》牵涉到太阳病了。

【语译】问：患阳明病，开始"恶寒"的情况为什么不会牵延下去，而自行终止了呢？答：由于仅是影响了消化道的里实证病变，并没有其他的演变，所以只是在开始时短暂的恶寒，第二天就终止，而出现阳明病的本证来了。

原文 185

本太阳初得病时，发其汗，汗先出不彻，因转属阳明也。**伤寒发热无汗，呕不能食，而反汗出濈濈然者，是转属阳明也。**

【校勘】《玉函经》《千金翼方》："伤寒"两字，作"病"一字。《玉函经》、成无己本："伤寒发热"句以下，另析为一条。

【句释】"彻"，方有执云："除也。""濈濈"，方有执云："热而汗出貌。"程应旄云："濈濈，连绵之意。"

【串解】方有执云："言发汗不对，病不除也，此言由发太阳汗不如法，致病入胃之大意。"

成无己云："伤寒发热无汗，呕不能食者，太阳受病也，若反汗出濈濈然者，太阳之邪，转属阳明也，经曰：阳明病法多汗。"

本条应分作两段看，前半段，即第48条的二阳并病，后半段，呕不能食，是少阳小柴胡汤证，成氏解为"太阳病"欠妥，第4条"颇欲吐，若躁烦，脉数急者，为传也"，可以作证。因此，前半段是由太阳而传变的阳明病，后半段是由少阳而传变的阳明病。

【语译】本来太阳病可以一汗而解的，但亦有汗出而不彻，演变为"阳明病"的。也有患伤寒发热无汗，干呕不能食的少阳病时，突然转成不断地出汗，这又是演变为"阳明病"的征象了。

原文 186

伤寒三日，阳明脉大。

【校勘】《玉函经》：无此条。

【串解】《医宗金鉴》云："伤寒一日太阳，二日阳明，三日少阳，乃《内经》言传经之次第，非必以日数拘也。此云三日阳明脉大者，谓不兼太阳阳明之浮大，亦不兼少阳阳明之弦大，而正见正阳阳明之大脉也，盖由去表传里，邪热入胃，而成内实之证，故其脉象有如此者。"

《黄帝内经》言"二日阳明"，这里说"三日阳明"，这是《伤寒论》"六经"不同于《黄帝内经》"六经"的又一证明，但"三日"仍是例举，不能次第计算，脉搏之所以现"大"，是内热充血的缘故。

【语译】患伤寒两三天以后，如已经演变成为"阳明病"，因有里热，脉搏常常现洪大。

表22 第179至186条内容表解

阳明病 {
　原因：若发汗、若下、若利小便，此亡津液（181、185）
　机转：虽得之一日，恶寒将自罢，即汗出而恶热（183、184）
　主要症状：大便难，身热，汗自出，不恶寒，反恶热（181、182）
　脉象：大（186）
　性质：胃家实（180）
　种类 {
　　太阳阳明——脾约（179）
　　正阳阳明——胃家实（179）
　　少阳阳明——胃中燥烦实，大便难（179）
　}
}

❀ 复习题

1. 什么叫作阳明病？

2. 太阳阳明、正阳阳明、少阳阳明怎样区分？并应分别做怎样理解？

3. 根据阳明病的主要症状，它在病理过程中，是怎样的病理机转？

二、第187至203条

第187至203条等17条，主要在辨论阳明中风、中寒两大证，以及阳明与里虚证的主要鉴别。

原文187

伤寒脉浮而缓，手足自温者，是为系在太阴。太阴者，身当发黄，若小便自利者，不能发黄。至七八日大便鞕者，为阳明病也。

【校勘】《玉函经》："自温"下无"者"字；"太阴"下亦无"者"字；"大便鞕"作"便坚"；"为阳明病也"句作"属阳明"。

【音义】系，系属也。

【串解】陆渊雷云："太阴篇二百八十一条（按：本书第278条）亦有此文，文虽不似仲景，读之可以知三事焉。太阴阳明，部位本同，所异惟在寒热，昔人以太阴为脾，阳明为胃，乃沿袭《内经》之误，此其一。黄疸病之治愈，黄色素必以小便为依归，此其二。同一脉象有数种病，故诊病不得仅凭脉，此其三。此条盖有阴寒证候，而手足不冷，大便微利，故不系少阴而系太阴。手足自温者，言不逆冷也。至七八日大便硬，明七八日之内本微利也，寒证微利者，例称太阴，其实是小肠发炎，蠕动过速，肠内容物不及吸收之故。若炎症延及十二指肠者，常发黄疸，以十二指肠为容受胆汁之处也，故曰太阴身当发黄，排除血液中之有害物质，职在肾脏，观乎黄疸病人之小便奇黄，而茵陈以利小便治疸，可以知也。

若使胆汁混入血液之始，其小便本自通利，则胆汁随入随泄，不致
淤滞于肌肉而发黄。故曰小便自利者，不能发黄。七八日后，或由
药力，或正气自复，寒证化热，大便因硬，病虽仍在小肠，然寒则
太阴，热则阳明，故为阳明病，脉浮而缓者，《金匮》黄疸病篇亦
以寸口脉浮而缓为瘀热发黄之脉，与此条契合，是知浮缓之脉，或
属太阴，或属太阳桂枝证，不凭外证，何由识别。"

【语译】患伤寒病，脉搏浮缓，腹泻而手足温暖，这是肠炎的
太阴证。肠炎症常常出现黄疸，假使小便通利，胆色素随尿排泻
了，便不至于持续地发黄。如到了七八天以上，腹泻终止，转变为
大便燥结时，这又是要出现阳明证的征象。

原文 188

伤寒转系阳明者，其人濈然微汗出也。

【校勘】《玉函经》："濈然"作"濈濈然"。《千金翼方》："转"
作"传"。

【串解】汪琥云："此承上文而申言之，上言伤寒系在太阴，要
之既转而系于阳明，其人外证，不但小便利，当濈濈然微汗出，盖
热蒸于内，汗润于外，汗虽微而府实之证的矣。""府实"，即里实。

本条与第 185 条的后半段同义。

【语译】患伤寒病要转变为阳明病证的时候，往往有不断地出
汗的现象。

原文 189

阳明中风，口苦咽干，腹满微喘，发热恶寒，脉浮而紧，若
下之，则腹满小便难也。

【校勘】《玉函经》：无"而"字。

【串解】程知云："此言阳明兼有太阳、少阳表邪，即不可攻也，阳明中风，热邪也，腹满而喘，热入里也，然喘而微，则未全入里也，发热恶寒，脉浮而紧，皆太阳未除之证，口苦咽干，为有少阳之半表半里，若误下之，则表邪乘虚内陷，而腹益满矣，兼以重亡津液，故小便难也。"

本条是三阳合病，但以太阳和阳明证最重，所以称作"阳明中风"。

【语译】凡患三阳合病的阳明中风证，常呈现咽喉干燥、口苦、腹部胀满、些微的咳喘、发热恶寒、脉搏浮紧等症状，这时切不可用泻下剂，提防它有腹部更加胀满和小便困难等病变。

原文 190

阳明病，若能食，名中风；不能食，名中寒。

【校勘】《玉函经》《千金翼方》：两"名"字作"为"。

【串解】程应旄云："本因有热，则阳邪应之，阳化谷，故能食，就能食者，名之曰中风，犹云热则生风，其实乃瘀热在里证也。本因有寒，则阴邪应之，阴不化谷，故不能食，就不能食者，名之曰中寒，犹云寒则召寒，其实乃胃中虚冷证也。"

"中风"为亢进证，"中寒"为衰减证，两两对待而言，余无深义。

【语译】患阳明病而食欲强的，这是中风实证；反之，食欲不强的，这是中寒虚证。

原文 191

阳明病，若中寒者，不能食，小便不利，手足濈然汗出，此欲作固瘕，必大便初鞕后溏，所以然者，以胃中冷，水谷不别故也。

【校勘】成无己本："寒"字下无"者"字。《玉函经》《千金翼方》：无"若"字；"食"字下有"而"字；"固"字作"坚"字。

【句释】"固瘕"，陆渊雷云："盖即《内经》所谓大瘕泄，以其深固不易愈，故曰固瘕，始本便秘，继而初硬后溏，是为欲作固瘕。"钱潢云："其为坚凝固结之寒积可知。"

【串解】陆渊雷云："承前条，言阳明中寒之证治……既云阳明病，知是胃家实之便秘，便秘本主承气，若是寒秘，则宜理中汤之类，后世亦有半硫丸之类，而承气反在所禁……此时若误用承气，则竟成固瘕，至难救治。胃中冷，水谷不别，即小便不利与初硬后溏之原因，胃肠寒而消化吸收俱退减，则营养液与粪便并入结肠，于是大便溏，小便少，即所谓水谷不别也。胃肠寒，当属太阴，而非阳明，注家以首句有阳明字，遂多曲说。"周扬俊亦云："此条阳明中之变证，着眼只在中寒不能食句……胃中阳气向衰，不能蒸腐水谷，尔时急以理中温胃，尚恐不胜，况可误以寒下之药乎，仲景惧人于阳明证中，但知有下法，及有结未定俟日而下之法，全不知有不可下反用温之法，故特揭此以为戒。"

本证是阳明虚证，也就是太阴证一类的病。

【语译】阳明病亦有中寒的虚证，它的主要症状是：食欲减退，小便短少，手足时时出汗，大便最初干燥，以后便长期的溏泻，甚至变成顽固性的泄泻等，这是由于肠胃机能衰减，消化和吸收的作用都发生障碍的缘故。

原文 192

阳明病，初欲食，小便反不利，大便自调，其人骨节疼，翕翕如有热状，奄然发狂，濈然汗出而解者，此水不胜谷气，与汗共并，脉紧则愈。

【校勘】成无己本：无"初"字。《玉函经》："不利"作"不数"。成无己本、《玉函经》："并"作"併"。《玉函经》："脉紧"作"坚"一个字。

【音义】奄，音厌，忽也。

【句释】"谷气"，犹言正气，一般指胃机能健全消化力强的为有谷气。

【串解】陆渊雷云："亦承前条，而论阳明中风证也，骨节疼，翕翕如有热状，皆是表证。奄，忽也。忽然发狂，濈然汗出而解者，正气战胜毒害性物质，自然汗解也。发狂而汗出，盖与战汗同理，而有阴阳静躁之异。"

本条是阳明而有表证的，里热未成，表证亢奋，所以始终病从表解。"小便反不利"，是尿比较的减少，即由于濈然汗出而造成。"大便自调"，就是说明里证未成。"水不胜谷气"，水即指"汗"，犹言病邪不能战胜正气，随汗而解，所以下文便有"与汗共并"一句。"脉紧"，就是表脉的浮紧，为脉管充血，脉跃紧张的缘故。

【语译】阳明不仅是里证，同时还有表证的，它的主要症状是：食欲和大便都正常，小便反倒不畅利，骨节疼痛，发热，脉搏浮紧，异常烦躁，继而不断地出了一通大汗，各种症状都渐次轻减了，这是由于体力亢奋，病随汗解的缘故。

原文 193

阳明病欲解时，从申至戌上。

【校勘】《玉函经》《千金翼方》："至"作"尽"；无"上"字。

原文 194

阳明病，不能食，攻其热必哕，所以然者，胃中虚冷故也，以其人本虚，攻其热必哕。

【校勘】《玉函经》："其人"上无"以"字；"攻"字上有"故"字。

【串解】魏荔彤云："阳明病不能食，即使有手足濈然汗出等证之假热，见于肤表面目之间，一考验之于不能食，自不可妄言攻下。若以为胃实之热而攻之，则胃阳愈陷而脱，寒邪愈盛而冲，必作哕证，谷气将绝矣。再明其所以然，确为胃中虚冷之故，以其人本属胃冷而虚，并非胃热之实，误加攻下，下陷上逆，则医不辨寒热虚实，而概为阳明病必当下之之过也。"

《金匮要略》"湿病篇"云："若下之早则哕"，"黄疸病篇"云："不可除热，热除必哕。""哕"即呃逆，误用寒凉攻下而哕，胃机能衰减至极，最属难治，汪琥于本条处"附子理中汤"，可以想见。

【语译】阳明的中寒里虚证，食欲往往是极度衰惫的，这时如误认为是里热证而用攻下，必然会引起呃逆，因为中寒里虚的人，胃肠机能和体力都衰惫极了，哪里还能够胜任攻下而不呃逆呢？

原文 195

阳明病，脉迟，食难用饱，饱则微烦头眩，必小便难，此欲作谷瘅，虽下之腹满如故，所以然者，脉迟故也。

【校勘】成无己本："瘅"作"疸"。《玉函经》："微"作"发"。《金匮要略》："微"作"发"；"食"字上有"者"字；"必小便难"作"小便必难"。

【句释】"谷瘅"，即肠炎并发的黄疸。《金匮要略》云："谷气不消，胃中苦浊，浊气下流，小便不通，阴被其寒，热流膀胱，身体尽黄，名曰谷疸。""脉迟"，迷走神经兴奋，而心动弛缓的，常见迟脉。

【串解】陆渊雷云："此条亦见《金匮》黄疸病篇，盖杂病，非急性热病也，其证不过脉迟腹满，食难用饱而小便难，乃太阴寒湿之病，故下之不效，何以知其腹满？下文云，虽下之，腹满如故，知未下之前，固已腹满矣。柯氏于脉迟下补腹满二字，然古文本有互文见义之例，不必补矣，食难用饱者，非不能饱，第饱食后苦微烦头眩耳。此因消化衰减，胃有积水之故，与苓桂术甘证（按：本书第67条）真武证（按：本书第82条）之头眩同理。小便难，即前百九十九条（按：本书第191条）所谓水谷不别，因肠不吸收，非肾不分泌也。末二句，意谓脉迟者，虽腹满不可下，然大承气证正多脉迟者，不可执一而论。"

【语译】阳明中寒证，由于胃肠机能衰减，体力疲惫，常见到至数减少的迟脉，胃里有蓄水，不仅食欲大为减退，进饮食后便烦躁不安，头晕、目眩，而且还小便不畅利，腹部胀满，并发黄疸等，这时脉迟体弱，万不能使用下剂，因为泻下剂对于"腹满"等里虚证是有损无益的。

原文 196

阳明病，法多汗，反无汗，其身如虫行皮中状者，此以久虚故也。

【校勘】《玉函经》《千金翼方》："阳明病"句下有"久久而坚者，阳明当"八字；无"法"字；"反无汗"句上有"而"字。

【句释】"其身如虫行皮中状者"，谓身痒也。

【串解】程应旄云："阳明病，阳气充盛之候也，故法多汗，今反无汗，胃阳不足，其人不能食可知。盖汗生于谷精，阳气所宣发也。胃阳既虚，不能透出肌表，故怫郁皮中，如虫行状。虚字指胃言，兼有寒，久字指未病时言。"

桂枝麻黄各半汤证（第23条）云"以其不能得小汗出，身必痒"，是表郁证，这条"身痒"是表虚，虽然虚实不同，但同是汗腺口的蓄汗，并无二致。

【语译】阳明病的出汗情况，是不断地排出大量的汗，假使并没有显著的出汗，而皮肤发痒，像虫在皮肤里爬一般，这是由于表气久虚的缘故。

原文 197

阳明—云冬阳明。病，反无汗，而小便利，二三日呕而咳，手足厥者，必苦头痛，若不咳不呕，手足不厥者，头不痛。

【校勘】《玉函经》："阳明病"上有"各"字。《千金翼方》："阳明病"上有"冬"字。《玉函经》："小便"上有"但"字；下无"利"字；"手足"下有"若"字；"必苦头痛"句作"其人头不痛"；"头不痛"上有"其"字。

【串解】成无己云："阳明病，法多汗，反无汗而小便利者，阳明伤寒，而寒气内攻也。至二三日，呕咳而支厥者，寒邪发于外也，必苦头痛，若不咳不呕，手足不厥者，是寒邪但攻里，而不外发，其头亦不痛也。"

本条为阳明中寒病，指出阳明中寒病可能有两种演变情况，一种现咳、呕、头痛、肢厥等症状，一种不现咳、呕、头痛、肢厥等症状。有这等症状的，寒重；没有这等症状的，寒轻。至"小便利"，正是"无汗"的关系。

【语译】患阳明中寒病，不出汗，小便清畅，在两三天以后，因其中寒的程度不同，而有两种不同的病变，寒重的，常出现咳嗽、呕吐、头痛、手足厥冷等症，寒轻的便不出现这些症状了。

原文 198

阳明一云冬阳明。病，但头眩，不恶寒，故能食而咳，其人咽必痛，若不咳者，咽不痛。

【校勘】《玉函经》："阳明病"上有"各"字。《千金翼方》："阳明病"上有"冬"字。

【串解】钱潢云："但头眩者，热在上也，不恶寒，即阳明篇首所谓不恶寒，反恶热之义也。能食，阳明中风也，咳者，热在上焦，而肺气受伤也，中风之阳邪，壅于上焦，故咽门必痛也，若不咳者，上焦之邪热不甚，故咽亦不痛，此条纯是热邪，当与前条之不咳不呕，手足不厥，头不痛一条，两相对待，示人以风寒之辨也。"

本条为阳明中风病，仍然指出有两种不同的病变，一种是有咳而咽痛的症状，一种是没有咳而咽不痛的，发热、头眩，当是上部的充血，也就是钱氏所谓"热在上也"的意义。

【语译】患阳明中风病，一般都有头眩晕，能饮食，不恶寒等症状，但其中亦往往出现两种不同的情况，有的咳嗽咽痛，有的不咳嗽咽不痛。

原文 199

阳明病，无汗，小便不利，心中懊侬者，身必发黄。

【校勘】《玉函经》："必发黄"句上无"身"字。

【串解】成无己云："阳明病无汗，而小便不利者，热蕴于内而不得越。心中懊侬者，热气郁蒸，欲发于外而为黄也。"

本条颇似中毒性黄疸，柯韵伯主以栀子蘗皮汤。

【语译】阳明病，发高热，不出汗，小便不畅利，甚而现极度的烦躁不安时，可能并发"黄疸病"。

原文 200

阳明病，被火，额上微汗出，而小便不利者，必发黄。

【校勘】《玉函经》：无"而"字，成无己本同。

【串解】喻嘉言云："阳明病湿停热郁而烦渴有加，势必发黄，然汗出，热从外越，则黄可免，小便多，热从下泄，则黄可免，若误下之，其热邪愈陷，津液愈伤，而汗与小便愈不可得矣，误火之，则热邪愈炽，津液上奔，额虽微汗，而周身之汗与小便愈不可得矣，发黄之变，安能免乎。"

本条可能是溶血性黄疸，因误用火法，热甚津伤的结果。溶血性黄疸参看第 111 条。

【语译】阳明病如错误地用火法治疗，津液受到损伤，仅额上出些微的汗，而小便不通畅，便可能并发"黄疸病"。

原文 201

阳明病，脉浮而紧者，必潮热，发作有时，但浮者，必盗汗出。

【校勘】《玉函经》："必潮热"句作"其热必潮"，《千金翼方》同。

【句释】"盗汗"，张锡驹云："睡中汗出，如盗贼乘人之不觉而窃去也。""潮热"，参看第 104 条句释。

【串解】钱潢云："邪在太阳，以浮紧为寒，浮缓为风；在阳明，则紧为在里，浮为在表。脉浮而紧者，言浮而且紧也，谓邪虽在经，太半已入于里也。邪入于里，必发潮热，其发作有时者，阳明气旺于申酉，故日晡时潮热也，潮热则已成可下之证矣。若但脉浮者，风邪全未入里，其在经之邪未解，必盗汗出，犹未可下也。阳明本多汗多眠，故有盗汗，然不必阳明始有盗汗，如太阳上篇，脉浮而动数，因自汗出之中风（按：第 134 条），盖由目瞑则卫气内入，皮肤不合，则盗汗出矣。此示人当以脉证辨认表里，未可因潮热而轻用下法也。"

"潮热"是里热，所以"柴胡加芒消汤证"（第 104 条）有潮热，"大承气汤证"（第 208 条）也有潮热，这是钱氏所谓"潮热则已成可下之证"的凭据，而"盗汗"便有虚证和实证的不同，如《金匮要略》云："男子平人，脉虚弱细微者，喜盗汗也"，这就是虚证，本条和第 134 条都是实证，不过本条为在里，134 条为在表，总应脉证互参，不要轻率。

【语译】患阳明病，脉搏虽浮紧而潮热，这证明是里热证，如脉搏浮而出盗汗，这便要审慎虚实表里的辨别了。

原文 202

阳明病，口燥但欲漱水，不欲嚥者，此必衄。

【校勘】《玉函经》：无"此"字。《千金翼方》："嚥"作"咽"。

【音义】嚥，音晏，吞也。漱，音树，荡口使清洁也。

【串解】喻嘉言云："口中干燥与渴异，漱水不欲嚥，知不渴也。"

头部充血热甚，往往口腔黏膜干燥，所以想漱水，胃里不干燥，所以不想吞，鼻腔黏膜的干燥，便不能胜任充血的高压，微细血管不免破裂而衄血，因此，本条总是头部有充血的情形。

【语译】患阳明病，如头部充血时，往往有口腔干燥，只想漱口，不想喝水，甚至衄血等症状。

原文 203

阳明病，本自汗出，医更重发汗，病已差，尚微烦不了了者，此必大便鞕故也，以亡津液，胃中干燥，故令大便鞕。当问其小便日几行，若本小便日三四行，今日再行，故知大便不久出，今为小便数少，以津液当还入胃中，故知不久必大便也。

【校勘】成无己本："此必大便鞕"句，作"此大便必鞕"。《玉函经》："差"作"瘥"；"津液"作"精液"；"尚微烦"作"其人微烦"；"此必大便硬故也"句，作"此大便坚也"；"燥"字上无"干"字；"故令大便鞕"句，作"故令其坚"；"若本"下无"小便"二字；"再行"下有"者"字；"故知大便"作"知必大便"；"津液"上无"以"字；"故知不久必大便也"句，作"故知必当大便也"。

【音义】差，拆去声，病除也。

【串解】方有执云："盖水谷入胃，其清者为津液，粗者成渣滓，津液之渗而外出者，则为汗，潴而下行者，为小便，故汗与小便出多，皆能令人亡津液，所以渣滓之为大便者，干燥结硬而难出也。然二便者，水谷分行之道路，此通则彼塞，此塞则彼通，小便出少，则津液还停胃中，胃中津液足，则大便润，润则软滑，此其所以必出可知也。"

水分损耗多了，肠黏膜势必干燥，大便的硬度加强，同时也现烦闷症状，这是一般的情况。如病已差，调节机能已渐趋正常，肠黏膜的分泌已不感缺乏，小便过多的现象已逐渐减少，大便当然也因之而不再结燥了。下文第244条云："小便数者，大便必鞕"，第251条云："小便少者，虽不受食，但初头鞕，后必溏，未定成鞕，攻之必溏，须小便利，屎定鞕，乃可攻之"，都是相互发明水分多寡和大便硬度的密切关系，可以参看。"胃中"，仍应为肠道。

【语译】患阳明病的，本来就常常出汗，医生又重行发汗，发热出汗等症状虽然好了，但仍然有些微的烦躁，始终感到不清爽，这是由于肠道里有陈宿的干燥粪便所影响，粪便之所以干燥，就是由于一再出汗，水分损失得太多而来的。水分损失的情况，从小便量的多少也可以窥测，如素常小便的次数多，现在次数减少了，说明肠道水分已经不会缺乏，干燥的大便可能渐次稀释而排出，因为尿既排得少，肠道里的水分便会多，大便当然不致再干燥了。

表23　第187至203条内容表解

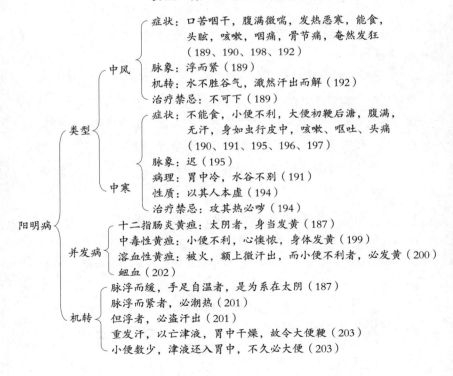

阳明病
- 类型
  - 中风
    - 症状：口苦咽干，腹满微喘，发热恶寒，能食，头眩，咳嗽，咽痛，骨节痛，奄然发狂（189、190、198、192）
    - 脉象：浮而紧（189）
    - 机转：水不胜谷气，濈然汗出而解（192）
    - 治疗禁忌：不可下（189）
  - 中寒
    - 症状：不能食，小便不利，大便初鞕后溏，腹满，无汗，身如虫行皮中，咳嗽、呕吐、头痛（190、191、195、196、197）
    - 脉象：迟（195）
    - 病理：胃中冷，水谷不别（191）
    - 性质：以其人本虚（194）
    - 治疗禁忌：攻其热必哕（194）
- 并发病
  - 十二指肠炎黄疸：太阴者，身当发黄（187）
  - 中毒性黄疸：小便不利，心懊恼，身体发黄（199）
  - 溶血性黄疸：被火，额上微汗出，而小便不利者，必发黄（200）
  - 衄血（202）
- 机转
  - 脉浮而缓，手足自温者，是为系在太阴（187）
  - 脉浮而紧者，必潮热（201）
  - 但浮者，必盗汗出（201）
  - 重发汗，以亡津液，胃中干燥，故令大便鞕（203）
  - 小便数少，津液还入胃中，不久必大便（203）

❊ **复习题**

1. 阳明中风、阳明中寒，它们的症状有哪些不同？是否同一性质的证候？

2. 阳明病并发的黄疸，都是一个性质吗？

3. "迟"和"紧"都是寒性脉，为什么阳明病也会脉迟、脉紧？试结合条文，提出你的意见。

4. 阳明病本来是"法多汗"，但有的时候又"反无汗"，这是怎样的两种不同病变？

三、第 204 至 206 条

第 204 至 206 条等 3 条，辨论不可攻的阳明病。

原文 204

伤寒呕多，虽有阳明证，不可攻之。

【句释】"攻"，《伤寒论》所谓"攻"，系指发汗和泻下言。第 29 条云："反与桂枝汤欲攻其表"，第 372 条云："攻表宜桂枝汤"，这是发汗的攻；第 209 条云："少与小承气汤，汤入腹中，转失气者，此有燥屎也，乃可攻之。若不转失气者，此但初头鞕，后必溏，不可攻之"，这便是泻下的攻。

【串解】沈明宗云："呕多则气已上逆，邪气偏侵上脘，或带少阳，故虽有阳明证，慎不可攻也。"

"呕"多为少阳证，少阳禁下，所以这里不可攻。"呕"也是机体抗力有驱病向上的趋势，如用下法，便逆正气，所以也不可攻，"攻"虽有两义，这里明言有阳明证不可攻，是指"泻下"而言可知。

"多"字尤为重点，"呕多"即说明少阳证多，阳明证少。

【语译】患伤寒病，如呕吐、胸胁满、寒热往来等症状偏多的时候，虽然有少许的阳明证，仍然不能施用泻下的方法。

原文 205

阳明病，心下鞕满者，不可攻之，攻之利遂不止者死，利止者愈。

【校勘】《玉函经》《千金翼方》："利遂"作"遂利"。

【串解】汪琥云："结胸证，心下鞕满而痛（按：第 135、137、138 等条），此为胃中实，故可下。此证不痛当是虚鞕虚满，故云不可攻也，常器之云，未攻者，可与生姜泻心汤，利不止者，四逆汤，愚以须理中汤救之。"

这也是阳明虚证，所以不可攻。惟其是虚证，所以一经攻下便腹泻不止，也就是胃肠功能的衰减，实际就是太阴证，如腹泻自然地终止了，就说明胃肠机能已渐好转，所以主自愈。

【语译】患阳明虚证，胃肠部虽然硬满，不要随便用泻下药，万一泻下而腹泻不止，便会脱水而发生危险，如腹泻能及时停止了，这病还可能希望好转的。

原文 206

阳明病，面合色赤，不可攻之，必发热色黄者，小便不利也。

【校勘】《玉函经》、成无己本："色赤"作"赤色"；"黄"字下无"者"字。《玉函经》："必"字上有"攻之"两字。

【音义】合，成无己云："通也"。

【串解】柯韵伯云："面色正赤者，阳气怫郁在表，当以汗解（按：第 48 条），而反下之，热不得越，故复发热，而赤转为黄也……总因津液枯涸，不能通调水道而然（按：第199、200条），须栀子、蘗皮滋化源而致津液，非渗泄之剂所宜矣。"

小便不利而发黄，与第199、200条同一理由。

【语译】患阳明病，头面部充血发赤，提防还有表证的存在，不要随便用泻下剂。如小便不畅利的，往往还会有发热和黄疸。

表24　第204至206条内容表解

$$
\text{不可攻的阳明病} \begin{cases} \text{表证} \begin{cases} \text{面合色赤（206）} \\ \text{伤寒呕多（204）} \end{cases} \\ \text{虚证：心下鞕满者（205）} \end{cases}
$$

❀ 复习题

1. 在哪种情况下，阳明病不能够用"攻里"的办法？

2. 第205条云："阳明病，心下鞕满者，不可攻之。"这种不可攻的心下硬满证，是属于哪种病证？

四、第207至220条

第207至220条等14条，辨论阳明证有清里和攻里的不同，攻里复有轻重泻下的区分。

原文207

阳明病，不吐不下，心烦者，可与调胃承气汤。

【校勘】《玉函经》《千金翼方》《脉经》："不吐不下，心烦者"，作"不吐下而烦"。《脉经》：无"调胃"两字。

【串解】《医宗金鉴》云："不吐、不下心烦者，谓未经吐、下而心烦也，其为热盛实烦可知，故与调胃承气汤，泻热而烦自除也。"

柯韵伯云："言阳明病，则身热汗出，不恶寒反恶热矣，若吐下后而烦为虚邪，宜栀子豉汤。"

本条是实证的"心烦"，应与虚证鉴别。

【语译】患阳明病，并没有经过用吐或下的方法治疗，而心里现烦躁，这是里热证，可以服用调胃承气汤。

原文 208

阳明病，脉迟，虽汗出，不恶寒者，其身必重，短气腹满而喘，有潮热者，此外欲解，可攻里也。手足濈然汗出者，此大便已鞕也，大承气汤主之；若汗多，微发热恶寒者，外未解也，一法与桂枝汤。其热不潮，未可与承气汤；若腹大满不通者，可与小承气汤，微和胃气，勿令至大泄下。

大承气汤方

大黄四两，酒洗　厚朴半斤，炙，去皮　枳实五枚，炙　芒消三合

上四味，以水一斗，先煮二物，取五升，去滓，内大黄，更煮取二升，去滓，内芒消，更上微火一两沸，分温再服，得下，余勿服。

小承气汤方

大黄四两　厚朴二两，炙，去皮　枳实三枚，大者，炙

上三味，以水四升，煮取一升二合，去滓，分温二服，初服汤当更衣，不尔者尽饮之，若更衣者，勿服之。

【校勘】《玉函经》《脉经》："攻里"作"攻其里"。成无己本："濈然"下有"而"字。《玉函经》："汗多"作"汗出多"。《千金要方》《外台秘要》："外未解也"句下，有"桂枝汤主之"五字。《脉经》《千金要方》："不通"作"不大便"。成无己本："勿令"

下无"至"字。《外台秘要》:"至"作"致"。《千金要方》:"勿令至大泄下"句作"勿令大下"。

大承气汤方。《外台秘要》:大黄下无"酒洗"两字。成无己本:"煮"字上没有"更"字;"微火"作"火微"。

小承气汤方。《千金翼方》:"二服"句下,作"初服谵语即止,服汤当更衣,不尔,尽服之"。《外台秘要》:"二服"句下,作"若一服得利,谵语止,勿服之"。

【句释】"承气",《伤寒明理论》曰:"承顺也,糟粕秘结,壅而为实,是正气不得舒顺也,以汤荡涤,使塞者利而闭者通,正气得以舒顺,是以承气名之。"

"小承气",钱潢云:"即大承气而小其制也。"

【串解】魏荔彤云:"汗出,太阳所有,而不恶寒,则太阳所无也;身疼体痛,太阳所有,而身重则太阳所无也,兼以短气腹满,喘而潮热,纯见里证,而不见表证,知此外之太阳病,欲解而非解也,乃转属阳明,而阳明之胃实将成也,考验于此八者,乃可攻里无疑矣。但攻里又非一途,更必于汗于热辨之,如手足漐然而汗出者,胃热盛而逼汗于四末,津液知其内亡矣,大便必已干硬,胃实之成,确乎不易,大承气汤,荡积通幽,何容缓乎?若汗虽多,而发热反微,且带恶寒,仍存于表可知矣。再谛之于热,汗出虽多,热却不潮,则阳明之病未尽全,仍当从太阳表治可也。或病人患腹大满不通者,则胃家已有闷塞之征,小承气调和胃气,下而非下,勿令大泄下,以伤正气也。"

本条着重在辨析太阳、阳明的疑似证。脉迟、汗出、不恶寒,是阳明病,脉迟、汗出、恶寒发热是太阳病;潮热是阳明病,热不潮是太阳病。此亦说明，仲景临床主要是依靠辨证。

【语译】患阳明病，脉搏现迟，出汗，并不恶寒，周身感觉沉重，腹部胀满，喘气，每天午后按时潮热，这是纯全可以攻下的里证。假如手足不断地出汗，很可能肠道里已经有了干燥的粪便，酌量给以大承气汤。假如脉搏现迟，微微地发热（并不是潮热），还有恶寒的现象，这是表证，便不能用承气汤了。假如患阳明病，仅有腹部胀满、大便不通这点症状，便只须用小承气汤，轻微地通其大便，又不要使它过分地泻下就行了。

【释方】大承气汤方。《医宗金鉴》云："诸积热结于里，而成满痞燥实者，均以大承气汤下之也。满者，腹胁满急膜胀，故用厚朴以消气壅；痞者，心下痞塞硬坚，故用枳实以破气结；燥者，肠中燥屎干结，故用芒硝润燥软坚；实者，腹痛大便不通，故用大黄攻积泻热，然必审四证之轻重，四药之多少，适其宜，始可与也。"

小承气汤方。钱潢云："邪热轻者，及无大热，但胃中津液干燥，而大便难者，以小承气微利之，以和其胃气，胃和则止，非大攻大下之骏剂也，以无大坚实，故于大承气中去芒硝，又以邪气未大结满，故减浓朴枳实也。"

原文 209

阳明病，潮热，大便微鞕者，可与大承气汤，不鞕者，不可与之。若不大便六七日，恐有燥屎，欲知之法，少与小承气汤，汤入腹中，转失气者，此有燥屎也，乃可攻之。若不转失气者，此但初头鞕，后必溏，不可攻之，攻之必胀满不能食也。欲饮水者，与水则哕。其后发热者，必大便复鞕而少也，以小承气汤和之，不转失气者，慎不可攻也。

【校勘】成无己本："不可与之"句无"可"字。《玉函经》："不可与之"句，作"勿与之"。成无己本："此有燥屎也"句，无"也"字。《玉函经》："转失气"的三个"失"字，都作"矢"。《千金要方》：后两句作"转气"，无"失"字。《玉函经》："其后发热"作"其后发潮热"。

【句释】"转失气"，章太炎云："失气，即今言放屁，此乃汉人常语耳。"

【串解】成无己云："潮热者实，得大便微鞕者，便可攻之，若不鞕者，则热未成实，虽有潮热，亦未可攻。若不大便六七日，恐有燥屎，当先与小承气汤溃之，如有燥屎，小承气汤药势缓，不能宣泄，必转气下失，若不转失气，是胃中无燥屎，但肠间少鞕耳。止初头鞕，后必溏，攻之则虚其胃气，致腹胀满不能食也。胃中干燥，则欲饮水，水入胃中，虚寒相搏，气逆则哕，其后却发热者，则热气乘虚，还复聚于胃中，胃燥得热，必大便复鞕，而少与小承气汤微利与和之，故以重云不转失气，不可攻内，慎之至也。"成氏所谓"胃中"，便是指的肠道。

本条应分作三截看：从开首至"不可与之"是第一截，辨识大承气汤的应用；"若不大便"至"与水则哕"是第二截，从失气、不失气，辨识小承气汤的应用；其后"发热"至文末是第三截，从发热和失气的机转来决定是否应用小承气汤。

【语译】患阳明病，按时潮热，大便燥结的，可以用大承气汤；不燥结的，便不能用。假如已经六七天不大便了，这便可能是肠道里粪便的干燥，究竟是否干燥呢？可以少少地给他点小承气汤吃，如吃了放屁，便说明有干燥粪便，可以用大承气汤的攻下剂；如不放屁，那就是并没有什么干燥粪便，甚至还会溏泻，这便不能用大承气汤，万一用了，将损伤胃肠功能，而引起虚胀和食欲减退，就是喝点水也会打哕。假如又重新发热，大便虽少而干燥，还可以用小承气汤，最好还要看他放屁与否，如并不放屁，可见肠道里没有结粪，便不要随便用泻下剂了。

原文 210

夫实则谵语，虚则郑声，郑声者，重语也。直视谵语，喘满者死，下利者亦死。

【校勘】《玉函经》："也"字上有"是"字。《外台秘要》："郑声者，重语也"六字是小注。《玉函经》、成无己本："直视"句以下，另作一条。

【句释】"谵语""郑声""直视"，张锡驹云："实则谵语者，阳明燥热甚，而神昏气乱，故不避亲疏，妄言骂詈也；虚则郑声者，神气虚而不能自主，故声音不正，而语言重复，即《素问》所谓言而微，终日乃复言者是也；直视者精不灌目，目系急而不转也。"

"谵语"和"郑声"，同为大脑官能病变，是虚是实，当从全面症状来确定。"直视"，常因于视神经、动眼神经、滑车神经等的麻痹，病灶多半都在脑底。

【串解】成无己云："《内经》曰：邪气盛则实，精气夺则虚。谵语由邪气盛而神识昏也，郑声由精气夺而声不全也……直视谵语邪胜也，喘满为气上脱，下利为气下脱，是皆主死。"

直视谵语而喘满，是重度的脑症状和肺症状，可能多为死证。直视谵语而下利，须看下利的轻重而决定，如下利失禁，则同样为重度的脑症状，确有极大的危险性。

【语译】热证实证，可能常常出现神昏谵语，而阴证虚证，亦可能常常出现神识昏迷的郑声。所谓郑声，就是颠三倒四的乱说。如谵语的同时又现眼神直视，呼吸浅表，多属危险死证，或者有重笃的腹泻脱水时，也是非常危险的。

原文 211

发汗多，若重发汗者，亡其阳，谵语，脉短者死，脉自和者不死。

【校勘】《玉函经》："多"字下无"若"字；"重发汗"下无"者"字，下有"若已下，复发其汗"七字。

【句释】"亡阳"，柯韵伯云："即津液越出之互辞"，也就是虚脱。"脉短"，是虚弱的脉搏。

【串解】汪琥云："此系太阳病转属阳明谵语之证，本太阳经得病时，发汗多，转属阳明，重发其汗，汗多亡阳，汗本血之液，阳亡则阴亦亏，津血耗竭，胃中燥实而谵语，谵语者，脉当弦实或洪滑，为自和，自和者，言脉与病不相背也，是病虽甚不死。若谵语脉短者，为邪热盛，正气衰，乃阳证见阴脉也，以故主死。"

汪氏说"脉"与"病"不相背，"病虽甚不死"，颇费解。"脉自和"，应解释为脉搏很好，心脏正常的现象，所以它的预后良好。

【语译】病人已经出了很多的汗，再用发汗剂发汗，便引起亡阳虚脱，神昏谵语等危险症状。如这时脉搏又不好，极其虚弱，更是危险；假如脉搏还好，说明心脏还能维系，没有其他病变，便不会至于死亡。

原文 212

伤寒若吐若下后不解，不大便五六日，上至十余日，日晡所发潮热，不恶寒，独语如见鬼状。若剧者，发则不识人，循衣摸床，惕而不安，一云顺衣妄撮，怵惕不安。微喘直视，脉弦者生，涩者死。微者但发热谵语者，大承气汤主之。若一服利，则止后服。

【校勘】《玉函经》："日晡所"作"日晡时"；"摸床"作"撮空"。《脉经》："摸床"作"妄撮"。《玉函经》《脉经》："惕而"作"怵惕"。《脉经》："谵语"下无"者"字；"至十余日"句上无"上"字。成无己本："止后服"上无"则"字。

【串解】汪琥云："此条举谵语之势重者而言。伤寒若吐若下后，津液亡而邪未尽去，是为不解，邪热内结。不大便五六日，上至十余日，此为可下之时。日晡所发潮热者，府实燥甚，故当其王时，发潮热也。不恶寒者，表证罢也。独语者，即谵语也，乃阳明腑实，而妄见妄闻。病剧则不识人，剧者，甚也，热气甚大，昏冒正气，故不识人。循衣摸床者，阳热偏胜，而躁动于手也。惕而不安者，胃热冲膈，心神为之不宁也。又胃热甚，而气上逆则喘，今者喘虽微而直视，直视则邪干藏矣，故其死生之际，须于脉候决之。《后条辨》云，以上见证，莫非阳亢阴绝，孤阳无依，而搅乱之象，弦涩皆阴脉，脉弦者为阴未绝，犹带长养，故可生，脉涩者为阴绝，已成涸竭，以故云死。其热邪微，而未至于剧者，但发潮热谵语，宜以大承气汤，下胃中实热，肠中燥结，一服利，止后服者，盖大承气虽能抑阳通阴，若利而再服，恐下多反亡其阴，必至危殆，可不禁之。"

本条亦分作三截，从"伤寒"句至"如见鬼状"止，叙述阳明热证的一般症状，以下"若剧者"句起是一截，"微者"句起又是一截，说明阳明证有轻重的不同。

【语译】患伤寒病，或者经过吐剂，或者经过下剂的治疗，病证不仅不消失，大便反而已经五六天，甚至十多天不解了，而且每天午后都潮热，并不恶寒，甚至说神说鬼的发谵语，这说明已经演变成为阳明病了。严重的，还要发生神识昏迷，不自主地两手乱摸，神情极度不安，呼吸喘促，两眼射人等脑症状，这时如脉搏有力现弦象，还有医好的希望，如脉搏虚弱而涩，那更危险。至于轻微的，只是有点发热谵语症状，一剂大承气汤，大便通利了便可好转，只是不要服过量了。

原文 213

阳明病，其人多汗，以津液外出，胃中燥，大便必鞕，鞕则谵语，小承气汤主之，若一服谵语止者，更莫复服。

【校勘】成无己本："止"字下无"者"字。《玉函经》："鞕"字作"坚"字；无"若"字和"更"字。

【串解】柯韵伯云："多汗是胃燥之因，便硬是谵语之根，一服谵语止，大便虽未利，而胃濡可知矣。"

陆渊雷云："胃肠结实者，常致脑证，故小儿恣食，甚则发食厥，而本论言谵语，必推原于便硬若燥屎，谵语止莫复服者，惧益伤其津也。"

中病而止，不要过量，这是一般服用药物的原则。

【语译】患阳明病，出了过多的汗，津液损失太多了，便引起肠道里的缺水，而大便干燥，甚至发谵语，可以酌用小承气汤，假若服一次后，谵语消失了，便不必服第二次。

原文 214

阳明病，谵语，发潮热，脉滑而疾者，小承气汤主之。因与承气汤一升，腹中转气者，更服一升，若不转气者，勿更与之。明日又不大便，脉反微涩者，里虚也，为难治，不可更与承气汤也。

【校勘】成无己本：两句"转气"都作"转失气"，《玉函经》作"转矢气"。成无己本："勿更与之"句上无"者"字；"明日"下无"又"字。《千金翼方》："谵语"下有"妄言"两字。《脉经》《千金翼方》："承气汤"上无"小"字。

【句释】"脉滑而疾"，脉管的张缩都快，脉搏波充实流利，便见"滑疾"脉，常见于高热期，为心动亢进的征象。"脉反微涩"，微涩脉颇同于微弱脉，常由于心脏弱，血液少的缘故。

【串解】成无己云："阳明病，谵语发潮热，若脉沉实者，内实者也，则可下，若脉滑疾，为里热未实，则未可下，先与小承气汤和之。汤入腹中，转失气者，中有燥屎，可更与小承气汤一升以除之，若不转失气者，是无燥屎，不可更与小承气汤，至明日邪气传时，脉得沉实紧牢之类，是里实也，反得微涩者，里气大虚也，若大便利后，脉微涩者，止为里虚而犹可，此不曾大便，脉反微涩，是正气内衰，为邪气所胜，故云难治。"

小承气汤是轻泻下剂，亦如桂枝汤的轻发汗剂，如成氏所说，小承气汤好像不是泻下剂似的，便非事实。

【语译】患阳明病，神昏谵语，发潮热，脉搏现滑疾，可以酌量用小承气汤。吃了第一次，如果便放屁，可以再服一次排泄燥粪，洗涤肠道。假如吃了不放屁，再吃便要考虑了。隔了一天，如又不大便，脉搏反而出现微涩的虚弱现象，这是里虚证，医疗比较困难，当然更不能用承气汤了。

原文 215

阳明病，谵语有潮热，反不能食者，胃中必有燥屎五六枚也，若能食者，但鞕耳，宜大承气汤下之。

【校勘】成无己本："耳"作"尔"。《玉函经》《脉经》："反"字上有"而"字。《玉函经》：无"宜"字。《脉经》："承气汤"上无"大"字。

【串解】张璐云："此以能食不能食，辨燥结之微甚也。详仲景言，病人潮热谵语，皆胃中热盛所致，胃热则能消谷，今反不能食，此必热伤胃中津液，气化不能下行，燥屎逆攻于胃之故，宜大承气汤，急祛亢极之阳，以救垂绝之阴。若能食者，胃中气化自行，热邪原不为盛，津液不致大伤，大便虽硬，而不久自行，不必用药反伤其气也。"

柯韵伯把"宜大承气汤下之"句，移在"燥屎五六枚也"句下面，与张璐的见解是一致的。

【语译】患阳明病，神昏谵语潮热，又不能吃东西，这是肠道里有燥屎的里热证，可以酌量用大承气汤，假如食欲还好，说明肠道里还没有太多的宿便，只是比较干燥一点就是了。

原文 216

阳明病，下血谵语者，此为热入血室，但头汗出者，刺期门，随其实而写之，濈然汗出则愈。

【校勘】成无己本："写"字作"泻"字。《玉函经》《千金翼方》《脉经》："刺"字上有"当"字；"则"字上有"者"字。《金

匮要略·妇人杂病脉证并治》："刺"字上亦有"当"字；"则"字
作"者"字。

【句释】"血室"，即子宫，参看第 143、144、145 各条。"期门"，
见第 108 条句释。

【串解】成无己云："阳明病热入血室，迫血下行，使下血谵
语。阳明病法多汗，以夺血者无汗，故但头汗出也，刺期门以散血
室之热，随其实而泻之，以除阳明之邪热，散邪除热，荣卫得通，
津液得复，濈然汗出而解。"

"头汗出"，不一定是夺血，仍是里热郁蒸的关系。

【语译】妇女患阳明病，阴道出血，神昏谵语，这是子宫有炎
症的病变，如仅是头上充血出汗的，可以酌刺期门穴，诱导头上的
充血，扩张全身末梢血管，使其周身不断地出点汗就好了。

原文 217

汗汗，一作卧。**出谵语者，以有燥屎在胃中，此为风也，须下
者，过经乃可下之，下之若早，语言必乱，以表虚里实故也，下
之愈，宜大承气汤。**一云大柴胡汤。

【校勘】成无己本、《玉函经》："须下者"作"须下之"；"愈"
字上有"则"字。

【串解】成无己云："胃中有燥屎则谵语，以汗出为表未罢，故
云风也，燥屎在胃则当下，以表未和，则未可下，须过太阳经，无表
证，乃可下之，若下之早，燥屎虽除，则表邪乘虚复陷于里，为表虚
里实，胃虚热甚，语言必乱，与大承气汤却下胃中邪热，则止。"

本条先有桂枝表证，所以说"此为风也"，即有太阳中风证的
意思。

陆渊雷云："此为至故也二十八字，盖后人傍注，传写误入正文，当删。汗出不恶寒为阳明证，谵语为胃有燥屎之证，言阳明病，有燥屎，下之则愈，宜大承气汤。"其说虽是，惜无所据。

【语译】发热出汗，神昏谵语，本是大便燥结的阳明证，如兼有中风表证的时候，纵然要泻下，亦必须使表证解除了，才能施用泻下剂，万一表不解而用泻下剂太早了，可能越发神昏谵妄，发热出汗，而造成表虚里实的证候，里热过于高亢了，可以用大承气汤通便解热。

原文 218

伤寒四五日，脉沉而喘满，沉为在里，而反发其汗，津液越出，大便为难，表虚里实，久则谵语。

【串解】张璐云："伤寒四五日，正热邪传里之时，况见脉沉喘满，里证已具，而反汗之，必致燥结谵语矣。盖燥结谵语，颇似大承气证，此以过汗伤津，而不致大实大满腹痛，止宜小承气为允当耳。"

大便燥结，神昏谵语，腹部并不大实大满，这是小承气汤证。实而不满，是调胃承气汤证，本证似宜大柴胡汤。

【语译】患伤寒病已经四五天，脉搏沉实，气喘胀满，这是里实证，不可施用发汗法，如果发了汗，津液损失太多，一定会引起大便燥结，神昏谵语，而演变成为表虚里实的证候。

原文 219

三阳合病，腹满身重，难以转侧，口不仁面垢， 又作枯，一云向经。 **谵语遗尿，发汗则谵语，下之则额上生汗，手足逆冷，若自汗出者，白虎汤主之。**

【校勘】《脉经》："口"字下有"中"字。成无己本、《玉函经》："面"字上有"而"字。《千金翼方》："面垢"两字作"语言向经"四字。《玉函经》："则谵语"下有"甚"字；"逆冷"作"厥冷"，《千金翼方》同。

【句释】"口不仁"，即口腔的一切运动和感觉都迟钝，如言语不利，不知食味等都是。"面垢"，为皮脂腺分泌的亢进，因而面垢晦，即俗所谓的"油妆"，为阳明病、温热病最习见的面色。

【串解】柯韵伯云："里热而非里实，故当用白虎，而不当用承气，若妄汗则津竭而谵语，误下则亡阳而额汗出，手足厥也，此自汗出，为内热甚者言耳，接遗尿句来，若自汗而无大烦大渴证，无洪大浮滑脉，当从虚治，不得妄用白虎，若额上汗出，手足冷者，见烦渴、谵语等证，与洪滑之脉，亦可用白虎汤。"

本证腹满谵语而不可下，为表热炽盛，抵抗力颇有祛病外向的趋势，白虎汤清里热，亦解表热，所以选用它，发热汗出身重为表热，腹满谵语遗尿为里热，而身重遗尿等症，常为神经受热灼而麻痹的结果。

【语译】凡患表里皆热的三阳合病，有腹部胀满，周身沉重，口里舌苔厚腻无味，满脸油腻晦气，神昏谵语，发热出汗等症，可以服用白虎汤，清里达表。万不要错误地发汗和泻下，发汗伤津，可能使谵语越发厉害，泻下亡阳，更会导致额上出汗，四肢厥冷等险症。

原文220

二阳并病，太阳证罢，但发潮热，手足漐漐汗出，大便难而谵语者，下之则愈，宜大承气汤。

【串解】成无己云："本太阳病，并于阳明，名曰并病。太阳证罢，是无表证，但发潮热，是热并阳明，一身汗出为热越，今手足漐漐汗出，是热聚于胃也，必大便难而谵语。经曰：手足漐然而汗出者，必大便已硬也（按：第208条），与大承气汤，以下胃中实热。"

这是表证已罢而里热方盛的证候。

【语译】太阳病与阳明病并发，太阳病的症状已经消失了，只是有按时潮热，手足不断地出汗，大便燥结，神昏谵语等里实证，可以选用大承气汤来洗涤实热就行了。

表25　第207至220条内容表解

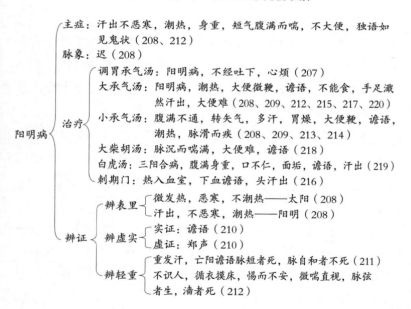

阳明病
- 主症：汗出不恶寒，潮热，身重，短气腹满而喘，不大便，独语如见鬼状（208、212）
- 脉象：迟（208）
- 治疗
  - 调胃承气汤：阳明病，不经吐下，心烦（207）
  - 大承气汤：阳明病，潮热，大便微鞕，谵语，不能食，手足漐然汗出，大便难（208、209、212、215、217、220）
  - 小承气汤：腹满不通，转矢气，多汗，胃燥，大便鞕，谵语，潮热，脉滑而疾（208、209、213、214）
  - 大柴胡汤：脉沉而喘满，大便难，谵语（218）
  - 白虎汤：三阳合病，腹满身重，口不仁，面垢，谵语，汗出（219）
  - 刺期门：热入血室，下血谵语，头汗出（216）
- 辨证
  - 辨表里
    - 微发热，恶寒，不潮热——太阳（208）
    - 汗出，不恶寒，潮热——阳明（208）
  - 辨虚实
    - 实证：谵语（210）
    - 虚证：郑声（210）
  - 辨轻重
    - 重发汗，亡阳谵语脉短者死，脉自和者不死（211）
    - 不识人，循衣摸床，惕而不安，微喘直视，脉弦者生，濇者死（212）

✿ 复习题

1.试述调胃承气汤、小承气汤、大承气汤，所主治的共通证和不同证。

2.谵语、郑声在症状上有哪些不同？是不同性质的病变吗？

3.根据第208、209条，提出你在临床上应用承气汤的意见。

4.第219条的白虎汤证，既不能发汗，又不能泻下，究竟是哪种性质的证候？

五、第221至236条

第221至236条等16条，讨论阳明兼证而无里实的病变。

原文221

阳明病，脉浮而紧，咽燥口苦，腹满而喘，发热汗出，不恶寒反恶热，身重。若发汗则躁，心愦愦反谵语；若加温针，必怵惕烦躁不得眠；若下之，则胃中空虚，客气动膈，心中懊侬，舌上胎者。栀子豉汤主之。

【校勘】《脉经》《千金翼方》："反恶热"作"反偏恶热"。《千金翼方》："愦愦"上有"中"字。成无己本："温针"作"烧针"。

【句释】"愦愦"，成无己云："愦愦者，心乱"。"怵惕"，方有执云："恐惧貌"。

【串解】《医宗金鉴》云："若以脉浮而紧，误发其汗，则夺液伤阴；或加烧针，必益助阳邪，故谵语烦躁，怵惕愦乱不眠也……宜以栀子豉汤一涌而可安也。"喻嘉言云："汗出、不恶寒、反恶热、身重四者，则皆阳明之见证。"

钱潢云："舌上胎，当是邪初入里，胃邪未实，其色犹未至于黄黑焦紫，必是白中微黄耳。"

本条的咽燥（即"口不仁"之渐）、腹满、身重，与第219条三阳合病的症状基本上是一致的，因而误汗了亦出现谵语等症，仍然可以用"白虎汤"。

【语译】患阳明病，脉搏现浮紧，而有咽喉干燥，口苦无味，腹部胀满，呼吸喘促，发热出汗，不恶寒而恶热，周身沉重等症时，这是用白虎汤的证候。用汗、下、温针等法都不适合。假如发了汗，可能发生心里愦乱烦躁，神昏谵语等病变；假如用了温针，可能发生心悸胆怯，躁烦失眠等病变；假如用了泻下剂，胃机能受到损伤，可能发生舌苔厚腻，心里极度地烦躁不安等病变。这些病变都是由于里热越发加剧的现象，可以服用栀子豉汤。

原文 222

若渴欲饮水，口干舌燥者，白虎加人参汤主之。

【校勘】《玉函经》：无"加人参"三字，并与上条为一条。

【串解】本条亦承上条而言，《医宗金鉴》云："若脉浮不紧，证无懊恢，惟发热，渴欲饮水，口干舌燥者，为太阳表邪已衰，阳明燥热正甚，宜白虎加人参汤，滋液以生津。"

白虎加人参汤本为治大烦渴不解（第26条），大渴，舌上干燥而烦，欲饮水数升（第168条），因而口干舌燥，亦很适合。

【语译】患阳明病，如口干舌燥，发渴时，可以用白虎加人参汤生津止渴。

原文 223

若脉浮发热，渴欲饮水，小便不利者，猪苓汤主之。

猪苓汤方

猪苓去皮　茯苓　泽泻　阿胶　滑石碎，各一两上五味，以水四升，先煮四味，取二升，去滓，内阿胶烊消，温服七合，日三服。

【校勘】《玉函经》：本条与第221、222两条连接为一条。

猪苓汤方。《外台秘要》："阿胶"下有"炙"字；"滑石"下有"绵裹"两字。成无己本："内"字下有"下"字。《玉函经》："烊消"作"消尽"。

【串解】仍承接第221条而言，《医宗金鉴》云："若发热，渴欲饮水，小便不利者，是阳明饮热并盛，宜猪苓汤利水以滋干。"

脉浮、发热、渴欲饮水、小便不利等症，与五苓散殊无二致，不过五苓散的病变在肾脏，小便不利而小腹不满；猪苓汤证病变在膀胱，小便不利而小腹多满，此其大较。

【语译】患阳明病，如脉搏现浮，发热，口渴，小便不通畅，可以用猪苓汤清热利尿。

【释方】陆渊雷云："本方虽以猪苓名汤，实以滑石为君，阿胶为臣，余三味不过佐使耳，苏颂谓古方治淋病，多单使滑石，殆以其能滑利尿道，故得名欤。阿胶则专为止血，旧注以为育阴，盖以本方冠以阳明、少阴（按：本条及下条为阳明病，第319条为少阴病）字样，想当然耳。猪苓、茯苓、泽泻三味，同五苓散，所以促肾脏之分泌。盖下流不通，则上源亦塞，膀胱积尿不去，则肾脏之泌尿亦阻也。"

本方用于膀胱炎、尿道炎、血尿淋病等有显效。

原文 224

阳明病，汗出多而渴者，不可与猪苓汤，以汗多胃中燥，猪苓汤复利其小便故也。

【串解】成无己云："《针经》曰：水谷入于口，输于肠胃，其液别为五，天寒衣薄则为溺，天热衣厚则为汗（按：见《灵枢·五癃津液别》篇），是汗溺一液也，汗多为津液外泄，胃中干燥，故不可与猪苓汤利小便也。"

柯韵伯云："汗多而渴，当白虎汤，胃中燥，当承气汤，具在言外。"

本条可能有小便不利的症状，所以提醒不能再利小便。

【语译】患阳明病，出了大量的汗，口干发渴，这时不要施用猪苓汤的利尿剂，因为出汗口渴，已经有了缺水的征象，哪里还能用利尿剂呢？

原文 225

脉浮而迟，表热里寒，下利清谷者，四逆汤主之。

【串解】钱潢云："此与少阴厥阴，里寒外热同义，若风脉浮而表热，则浮脉必数，今表虽热而脉迟，则知阴寒在里，阴盛格阳于外，而表热，虚阳在外，故脉浮，阴寒在里故脉迟，所以下利清谷，此为真寒假热，故以四逆汤祛除寒气，恢复真阳也，若以为表邪而汗之，则殆矣。"

真寒假热，是虚性兴奋，虽在阳明篇，确是少阴病。

【语译】在临床上见到脉象虽浮而至数不够的脉搏，腹泻，尽是排泄些不消化的东西，这是抗力衰减而呈虚性兴奋的真寒假热证，可以用四逆汤强心温里。

原文 226

若胃中虚冷，不能食者，饮水则哕。

【校勘】《玉函经》："不能"上有"其人"两字。《千金翼方》：

无"若"字。《脉经》："若"字上有"阳明病"三字；"不能"上也有"其人"两字。

【串解】张锡驹云："此论阳明中焦虚冷也，若者，承上文而言也，言不特下焦生阳不启，而为虚寒，即中焦火土衰微，而亦虚冷也。夫胃气壮，则谷消而水化，若胃中虚冷，则谷不消而不能食，夫既不能食，则水必不化，两寒相得，是以发哕。"

虚冷而哕，是胃机能衰减，颇有蓄水激动横膈膜的缘故。

【语译】凡胃机能衰减的人，便不能很好地消化和排水，所以食欲大为减退，就是喝点水也会哕逆。

原文 227

脉浮发热，口干鼻燥，能食者则衄。

【校勘】《玉函经》："则"作"即"。

【串解】魏荔彤云："脉浮发热，太阳病尚有存者，而口干鼻燥能食，虽阳明里证未全成，阳明内热已太盛，热盛则上逆，上逆则引血，血上则衄，此又气足阳亢之故，热邪亦随之而泄。"

"衄"是头面充血口鼻燥的结果，发热、口干、鼻燥、能食等，是一系列的症状，并不是能食才衄，不能食便不衄的意思。

【语译】脉浮发热，而又口干鼻燥，食欲强，这是上部有充血的现象，甚至可能引起衄血。

原文 228

阳明病，下之，其外有热，手足温，不结胸，心中懊憹，饥不能食，但头汗出者，栀子豉汤主之。

【校勘】《脉经》《千金翼方》："饥"字上有"若"字。

【串解】汪琥云："此亦阳明病误下之变证。阳明误下，邪热虽应内陷，不比太阳病误下之深，故其身外犹有余热，手足温，不结胸，手足温者，征其表和而无大邪，不结胸者，征其里和而无大邪，表里已无大邪，其邪但在胸膈之间，以故心中懊侬。饥不能食者，言懊侬之甚，则似饥非饥，嘈杂不能食也，但头汗出者，成注云，热自胸中熏蒸于上，故但头汗出而身无汗也。"

这是阳明误下变证的轻者，所以仅用栀子豉汤肃清胸中的余热。

【语译】阳明病服泻下药太早了，所幸表热虽受到阻遏，还不太甚，手足还有余热，里热虽没有完全肃清，但并没有充血结胸的情况，只是胃里感到烦闷不舒服，嘈杂不想吃东西，一阵阵地头上出汗，正合用栀子豉汤清热解烦。

原文 229

阳明病，发潮热，大便溏，小便自可，胸胁满不去者，与小柴胡汤。

【校勘】成无己本、《玉函经》、《千金翼方》：无"与"字；"汤"下有"主之"两字。《玉函经》《千金翼方》"胸"字上还有"而"字。

【串解】钱潢云："此阳明兼少阳之证也，邪在阳明而发潮热，为胃实可下之候矣，而大便反溏，则知邪虽入而胃未实也，小便自可，尤知热邪未深，胸胁满者，邪在少阳之经也，盖阳明虽属主病，而仲景已云伤寒中风，有柴胡证，但见一证便是，不必悉具（按：第101条），故凡见少阳一证，便不可汗下，惟宜以小柴胡汤和解之也。"

第251条云："无太阳柴胡证……须小便利，屎定鞕，乃可攻之，宜大承气汤。"这里"胸胁满"是柴胡证，小便自可，并非不利，大便溏，并没有定硬，所以虽有潮热，只能用小柴胡汤。

【语译】本来是阳明病，按时发潮热，但是大便是溏泻的，小便也正常，只胸胁部闷满不舒服，说明它还有少阳证候，可给以小柴胡汤和解表里。

原文 230

阳明病，胁下鞕满，不大便而呕，舌上白胎者，可与小柴胡汤，上焦得通，津液得下，胃气因和，身濈然汗出而解。

【校勘】成无己本："汗出而解"作"而汗出解也"。《玉函经》："鞕"作"坚"。

【串解】钱潢云："此亦阳明兼少阳之证也，上文虽潮热，而大便反溏，小便自可也，此虽不大便，而未见潮热，皆为阳明热邪未实于胃之证……不大便为阳明里热，然呕则又少阳证也……若热邪实于胃，则舌胎非黄即黑，或干硬，或芒刺矣。舌上白胎，为舌胎之初现，若夫邪初在表，舌尚无胎，既有白胎，邪虽未必全在于表，然犹未尽入于里，故仍为半表半里之证。"

张锡驹云："不大便者，下焦不通，津液不得下也。"小柴胡汤本有通利三焦的作用，三焦即淋巴系，淋巴系通畅无阻，当然津液得下，胃气因和（即大便通利的意思），汗水亦出而通畅了。

【语译】患阳明病而有胸胁部硬满，大便秘结，干呕，舌上呈现白苔等症状时，这是并发有少阳病，可给以小柴胡汤，使它疏通淋巴，畅流津液，这样，大便既得以泻下，汗腺也得以通畅，而达到表里两解的目的了。

原文 231

阳明中风，脉弦浮大而短气，腹都满，胁下及心痛，久按之气不通，鼻干，不得汗，嗜卧，一身及目悉黄，小便难，有潮热，时时哕，耳前后肿，刺之小差，外不解，病过十日，脉续浮者，与小柴胡汤。

【校勘】成无己本、《玉函经》："目"字上有"面"字。《脉经》：有注云："按之气不通，一作按之不痛"。《玉函经》："嗜卧"上有"其人"两字；"外不解"上有"其"字。

【句释】"久按之气不通"，钱潢云："言不按已自短气，若久按之，则气愈不通，盖言其邪气充斥也。""耳前后肿"，陆渊雷云："即并发流行性腮腺炎，内经所谓发颐，世俗所谓痄腮也。""刺之小差"，柯韵伯云："刺之，是刺足阳明（按：指足三里穴），随其实而泻之。少差句，言内证俱减，但外证未解耳，非刺耳前后，其肿少差之谓也。"

【串解】方有执云："弦，少阳；浮，太阳；大，阳明；胁下痛，少阳也；小便难，太阳之膀胱不利也；腹满，鼻干，嗜卧，一身及面目悉黄，潮热，阳明也；时时哕，三阳俱见，而气逆甚也。耳前后肿，阳明之脉，出大迎（按：在鼻旁），循颊车，上耳前。太阳之脉，其支者，从巅至耳。少阳之脉，下耳后，其支者，从耳后，入耳中，出走耳前也。然则，三阳俱见证，而曰阳明者，以阳明居多，而任重也。"

方氏以本条为三阳俱病是正确的，但太阳病并不在"小便难"，而在中风，脉浮，不得汗等症。

【语译】患阳明中风病，脉搏浮大而弦，呼吸浅表，胸胁和腹部都胀满，甚至疼痛，如过分地按摩胸部，呼吸愈是迫促，鼻腔干燥，不出汗，整天昏睡，周身发黄疸，小便不通畅，按时发潮热，常常干哕，耳下腺肿胀，这样表里皆热的三阳合病，可以先用针刺足阳明经穴，稍稍减轻它的热势，再行解表。如已经十来天了，脉搏仍然现浮象，还可以采用小柴胡汤和解表里的方法。

原文 232

脉但浮，无余证者，与麻黄汤，若不尿，腹满加哕者，不治。

【校勘】《玉函经》、成无己本：与上条紧接，合为一条。《玉函经》："但"字上无"脉"字；"若不尿"句，作"不溺"；"哕"作"喘"。

【串解】本条系承上条而言，柯韵伯云："若脉但浮而不弦大，则非阳明少阳脉。无余证，则上文诸证悉罢，是无阳明少阳证。惟太阳之表邪未散，故可与麻黄汤以解外……若不尿，腹满加哕，是接'耳前后肿'来，此是内不解，故小便难者，竟至不尿，腹部满者，竟不减，时时哕者，更加哕矣，非刺后所致，亦非用柴胡麻黄后变证也。"

脉但浮，无余症，是阳明中风的轻证；若不尿，腹满加哕，是阳明中风的重证。轻证可以用麻黄汤，重证便不是麻黄汤可以治疗的了。

【语译】阳明中风证，只是脉搏见浮，而没有其他夹杂症的，可以用麻黄汤发汗解热，假如有其他的夹杂症，如排尿困难、腹部胀满、常常干哕等，这就不是麻黄汤治疗的范围了。

原文 233

阳明病，自汗出，若发汗，小便自利者，此为津液内竭，虽鞭不可攻之，当须自欲大便，宜蜜煎导而通之，若土瓜根及大猪胆汁，皆可为导。

蜜煎方

食蜜七合

上一味，于铜器内，微火煎，当须凝如饴状，搅之勿令焦著，欲可丸，并手捻作挺，令头锐，大如指，长二寸许。当热时急作，冷则鞕。以内谷道中，以手急抱，欲大便时乃去之。疑非仲景意，已试甚良。

又大猪胆一枚，泻汁，和少许法醋，以灌谷道内，如一食顷，当大便出宿食恶物，甚效。

【校勘】成无己本："及"字下有"与"字。《玉函经》《脉经》："猪"字上无"大"字。

蜜煎方。成无己本："蜜煎方"作"蜜煎导方"。成无己本、《玉函经》、《千金翼方》："食蜜"，无"食"字。成无己本、《玉函经》："于铜器内"作"内铜器中"。成无己本："火煎"下有"之"字；"当须"作"稍"；"如"作"似"。《玉函经》：无"当须凝"及"状"四字；亦无"搅之"和"著"三字；"欲"字作"俟"字；亦无"并手"两字；"指"字下有"许"字；"当热"下无"时急"两字；"令头锐"句在"作"字下；"内谷"上无"以"字；亦无"疑非"以下九字；"和少许法醋"句作"和醋少许"；"谷道内"作"谷道中"；无"甚效"两字。成无己本："大猪胆"上无"又"字。

【音义】须，当作𤕟，待也，见《汉书·翟方进传》。

【句释】"土瓜根"，即王瓜根，又叫作野甜瓜，大如鸭蛋而色红，含蛋白氨基酸、胆碱等，有通经、利尿、祛痰、滑肠作用。

【串解】《医宗金鉴》云："阳明病自汗出，或发汗，小便自利者，此为津液内竭，虽大便硬，而无痛满之苦，不可攻之，当待津液还胃，自欲大便，燥屎已至直肠，难出肛门之时，则用蜜煎，润窍滋燥，导而利之，或土瓜根，宣气通燥，或猪胆汁清热润燥，皆可为引导法，择而用之可也。"

这是肠道干燥，大便燥结，而没有里热证的，所以不用攻下而用润导，自汗出、发汗、小便自利，可能是使肠道干燥的原因。

【语译】患阳明病，或者经过不断地出汗，或者曾经大量发汗，或者小便排泄得太多了，都可能引起肠道里的黏液缺乏，而致粪便干燥，但这并不是里实证，便不要轻率地用攻下剂，要等它自行泻下才是，必要时可以用蜜煎方法来引导，或者用土瓜根及猪胆汁来浣肠。

【释方】《伤寒准绳》云："凡多汗伤津，或屡汗不解，或尺中脉迟弱，元气素虚人，便欲下而不能出者，并宜导法，但须分津液枯者用蜜导，邪热盛者用胆导，湿热痰饮固结，姜汁麻油浸栝楼根导。"

蜂蜜含有多种糖类、蚁酸、酵素、胶质等，于消化性溃疡有显效，为滋养润肠药。猪胆含胆盐、脂肪酸、卵磷脂、脂肪等，为利胆助消化药，有通便解毒作用。

原文 234

阳明病，脉迟，汗出多，微恶寒者，表未解也，可发汗，宜桂枝汤。

【校勘】《玉函经》《千金翼方》："脉"字上有"其"字；"多"字下有"而"字。

【串解】汪琥云："此条言阳明病，非胃家实之证，乃太阳病初传阳明，经中有风邪也。"

"脉迟"本为大承气汤证，但"出汗"，是太阳、阳明的共有症，而"恶寒"是太阳证仅有的，是太阳的表证多阳明的里证少，所以仲景从"症"不从"脉"而用桂枝汤解表。

【语译】虽患阳明病而脉搏现迟，但有出汗恶寒等表证，仍宜用桂枝汤解表。

原文 235

阳明病，脉浮，无汗而喘者，发汗则愈，宜麻黄汤。

【校勘】《玉函经》《千金翼方》："而喘"作"其人必喘"；无"者"字。

【串解】《医宗金鉴》云："是太阳之邪，未悉入阳明，犹在表也，当仍从太阳伤寒治之，发汗则愈。"

前条是太阳中风与阳明并病，这条是太阳伤寒与阳明并病，脉浮，无汗而喘，是太阳伤寒的证，所以用麻黄汤。

【语译】虽患阳明病，但脉搏现浮，不出汗，气喘，这是太阳伤寒证还存在，可以用麻黄汤发汗解表。

原文 236

阳明病，发热汗出者，此为热越，不能发黄也。但头汗出，身无汗，剂颈而还，小便不利，渴引水浆者，此为瘀热在里，身必发黄，茵陈蒿汤主之。

茵陈蒿汤方

茵陈蒿六两　栀子十四枚，擘　大黄二两，去皮

上三味，以水一斗二升，先煮茵陈，减六升，内二味，煮取三升，去滓，分三服。小便当利，尿如皂荚汁状，色正赤，一宿腹减，黄从小便去也。

【校勘】《玉函经》："汗出"上有"而"字；下无"者"字，成无己本同。《千金翼方》《外台秘要》："身无"作"身无有"。《玉

函经》《千金翼方》："剂"作"齐"。《玉函经》、成无已本、《千金翼方》：无"蒿"字。

茵陈蒿汤方。《千金要方》：栀子作"四十枚"。《金匮要略》、《玉函经》、成无已本："一斗二升"作"一斗"；"分"字下有"温"字。《肘后方》《千金要方》《外台秘要》："六升"下有"去滓"两字。《千金要方》《千金翼方》："汁"作"沫"。《千金要方》：无"宿"字。《千金翼方》：无"腹减"两字。

【句释】"瘀热"，钱潢云："瘀，留蓄壅滞也，盖饮食之迟浊留滞于内，壅瘀而作热。"

【串解】成无已云："但头汗出，身无汗，剂颈而还者，热不得越也，小便不利，渴饮水浆者，热甚于胃，津液内竭也。"程应旄云："无汗而小便利者属寒，无汗而小便不利者属湿热，两邪交郁，不能宣泄，故合而发黄。"柯韵伯云："身无汗，小便不利，不得用白虎，瘀热发黄，内无津液，不得用五苓，故制茵陈汤，以佐栀子、承气之所不及也。"

"发黄"固然与胆囊、胆管、十二指肠、肝脏等器官有密切关系，然而发热不出汗，小便又不利，热无从排泄，就酿成所谓"瘀热"，大大地影响肝脏和胆囊等器官的病理改变，自是意中事，所以"发黄"和"汗"与"小便"的关系，古人在临床上有较深切的体会。

【语译】患阳明病，虽发高热，但汗液在不断地排泄，也就是体热在不断地放散，这种情况，在临床上很少见着并发黄疸的。假如仅头上出点小汗，从颈部以下，周身都没有出汗，又兼之小便不通畅，还常常发渴，喝水，这是体内蓄有高热的现象，可能合并发黄疸，应处以茵陈蒿汤的解热退黄剂。

【**释方**】陆渊雷云："茵陈利尿，排除组织中之胆汁色素，而栀子佐之，大黄通涤肠道，开输胆管下流之壅滞。"

表26　第221至236条内容表解

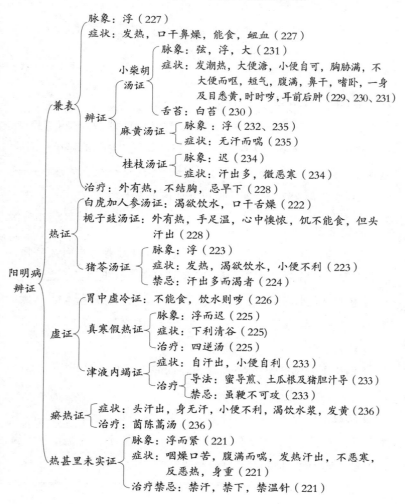

脉象：浮（227）
症状：发热，口干鼻燥，能食，衄血（227）

兼表 ┬ 辨证
　小柴胡汤证 ┬ 脉象：弦，浮，大（231）
　　　　　症状：发潮热，大便溏，小便自可，胸胁满，不大便而呕，短气，腹满，鼻干，嗜卧，一身及目悉黄，时时哕，耳前后肿（229、230、231）
　　　　　舌苔：白苔（230）
　麻黄汤证 ┬ 脉象：浮（232、235）
　　　　　症状：无汗而喘（235）
　桂枝汤证 ┬ 脉象：迟（234）
　　　　　症状：汗出多，微恶寒（234）
治疗：外有热，不结胸，忌早下（228）

阳明病辨证

热证
　白虎加人参汤证：渴欲饮水，口干舌燥（222）
　栀子豉汤证：外有热，手足温，心中懊憹，饥不能食，但头汗出（228）
　猪苓汤证 ┬ 脉象：浮（223）
　　　　　症状：发热，渴欲饮水，小便不利（223）
　　　　　禁忌：汗出多而渴者（224）

虚证
　胃中虚冷证：不能食，饮水则哕（226）
　真寒假热证 ┬ 脉象：浮而迟（225）
　　　　　　症状：下利清谷（225）
　　　　　　治疗：四逆汤（225）
　津液内竭证 ┬ 症状：自汗出，小便自利（233）
　　　　　　治疗：导法：蜜导煎、土瓜根及猪胆汁导（233）
　　　　　　　　　禁忌：虽鞕不可攻（233）

瘀热证 ┬ 症状：头汗出，身无汗，小便不利，渴饮水浆，发黄（236）
　　　　治疗：茵陈蒿汤（236）

热甚里未实证 ┬ 脉象：浮而紧（221）
　　　　　　症状：咽燥口苦，腹满而喘，发热汗出，不恶寒，反恶热，身重（221）
　　　　　　治疗禁忌：禁汗，禁下，禁温针（221）

❀ **复习题**

1.阳明兼表经常有哪些证候？应该怎样治疗？试列举条文说明。

2.白虎加人参汤证和猪苓汤证，都有发热、渴欲饮水的症状，为什么用两个绝对不同的方法处理呢？

3.第234和235条，还是太阳病吗？为什么？

4.蜜煎导法适合用于哪种证候？

六、第 237 至 258 条

第 237 至 258 条等 22 条，辨论承气汤一类证治。惟第 243 条为胃热证；第 246 条虽为阴虚，但仍有"胃气生热"的症状；两抵当汤证（第 237、257 条），亦有"屎鞕"和"不大便"的症状；第 258 条是承接第 257 条而来，所以亦在这里提出。

原文 237

阳明证，其人喜忘者，必有畜血。所以然者，本有久瘀血，故令喜忘，屎虽鞕，大便反易，其色必黑者，宜抵当汤下之。

【校勘】《外台秘要》："喜忘"作"善忘"。成无己本："黑"字下无"者"字。《玉函经》："下之"作"主之"。

【音义】畜，与"蓄"字同。

【句释】"喜忘"，钱潢云："语言动静，随过随忘也"，犹言健忘，是知觉神经的病变。

【串解】程应旄云："血畜于下，则心窍易塞，而识智昏，故不昏则狂，不狂则忘，忘字包有妄字在内。应酬问答，必失常也，病属阳明，故屎硬，血与粪并，故易而黑。"

高热如大脑血管有栓塞，可能影响知觉神经的改变而健忘。

陆渊雷云："瘀血有沉降之性，其入于肠也，常在结肠下端，附近直肠之处，此处已无吸收能力，故瘀血中之脂肪、蛋白质、纤维素、血球等，附着于粪便之外，遂令大便胶黏而黑色。"

黑便，即是临床上所见到隐性出血的大便，是否宜抵当汤，当以有无抵当汤证而决定，第124、125、126几条，都可作参考。

【语译】患阳明证，如常常健忘，可能是大脑血管有栓塞的病变，而影响了知觉神经；如果大便干燥，虽不秘结，而呈黑色，这是隐性出血的粪便，如有抵当汤证，亦可用抵当汤治疗。

原文 238

阳明病，下之，心中懊憹而烦，胃中有燥屎者，可攻。腹微满，初头鞕，后必溏，不可攻之。若有燥屎者，宜大承气汤。

【校勘】《玉函经》《脉经》《千金翼方》："腹"字上有"其人"两字；"初头鞕，后必溏"作"头坚后溏"。

【串解】成无己云："下后心中懊憹而烦者，虚烦也，当与栀子豉汤，若胃中有燥屎者，非虚烦也，可与大承气汤下之，其腹微满，初硬后溏，是无燥屎，此热不在胃，而在上也，故不可攻。"

第76条，"虚烦不得眠，心中懊憹"，第77条"下之而烦热胸中窒"，都用"栀子豉汤"，第79条云："伤寒下后，心烦腹满，卧起不安者，栀子厚朴汤主之"，可见"懊憹而烦"，是栀子豉汤证，"腹微满"，是栀子厚朴汤证。

【语译】患阳明病，已服过泻下剂，而心里现极度的烦躁，这时如真还有干燥宿便，才可以考虑继续用攻下的方法。假如腹部仅些微的胀满，大便最初时虽有点干燥，但以后都是稀溏的，便不能随便使用攻下剂了。在必得用攻下剂时，仍以大承气汤较为恰当。

原文 239

病人不大便五六日，绕脐痛，烦躁，发作有时者，**此有燥屎，故使不大便也**。

【校勘】《玉函经》："病人不大便五六日"作"病者五六日不大便"；"烦躁"作"躁烦"；"时"字下无"者"字；"此"字下有"为"字。

【串解】钱潢云："不大便五六日，而绕脐痛者，燥屎在胃肠也，烦躁，实热郁闷之所致也，发作有时者，日晡潮热之类也，阳明胃实之里证悉备，是以知其有燥屎，故使不大便也。"

肚脐周围疼痛，可能是横结肠有宿便，发作有时，不一定是潮热，即痛烦的阵发性发作。

【语译】病人已经有五六天不大便了，肚脐部周围疼痛，更有时烦躁，这可能是肠道里有干燥粪便潴留的缘故。

原文 240

病人烦热，汗出则解，又如疟状，日晡所发热者，属阳明也。脉实者，宜下之；脉浮虚者，宜发汗。下之与大承气汤；发汗宜桂枝汤。

【校勘】《玉函经》："又"字作"复"字；前两"宜"字，都作"当"字；"与"字作"宜"字。

【句释】"脉实"，动脉血液充盈，血压亢进时，便见到实脉，这是病机在亢进时期，而体力亦强盛的现象。

【串解】《医宗金鉴》云："病人，谓病太阳经中风、伤寒之人也。"

钱潢云："言病人烦热，至汗出而后解者，又或如疟状，必至日晡时发热者,即潮热也,如此则邪气已属阳明矣,然表里之分,当以脉辨之,若按其脉而实大有力者,为邪在阳明之里而胃实,宜攻下之,若脉浮虚者,即浮缓之义,为风邪犹在太阳之表而未解,宜汗解之,谓之浮虚者,言浮脉按之本空,非虚弱之虚也,若虚弱则不宜于发汗矣,宜详审之。脉实者下之,以其胃热,故宜与大承气汤;浮虚者汗之,以其风邪未解,故宜与桂枝汤。"

本条系太阳阳明并病,即表里俱病,必须先解表后攻里。第44、45、48、56等条可参看。

【语译】患太阳病而烦热,本来经过出汗症状便会轻减的,假如热型像疟疾般的发作,甚至很显明地按时潮热,这是阳明里证的现象了。这时如又现洪大实脉,便可以考虑用泻下剂;如脉搏为浮虚象,这仍是太阳中风的表虚证,只能考虑用发汗剂。用泻下剂应以大承气汤为标准,用发汗剂应以桂枝汤为标准。

原文 241

大下后,六七日不大便,烦不解,腹满痛者,**此有燥屎也,所以然者,本有宿食故也,宜大承气汤。**

【校勘】《玉函经》:"屎"字下无"也"字;末句作"大承气汤主之"。

【句释】"宿食",舒驰远云:"所言有宿食者,即胃家实之互辞。"

【串解】方有执云:"烦不解,则热未退可知,腹满痛,则胃实可诊,故曰有燥屎。"

《医宗金鉴》云:"下之未尽,仍当下之。"

阳明里实证,曾经一度泻下,里热没有消尽,六七天后又成为胃家实的证候，所以应该再泻下，这亦是证不变，药亦不变的又一例。

【语译】患阳明大热证，曾经泻下过，但在六七天后，大便又秘结了，同时也有烦躁、腹部满痛等症状，这很显然仍是阳明胃家实的证候，仍应用大承气汤继续泻下。

原文 242

病人小便不利，大便乍难乍易，时有微热，喘冒—作怫郁。不能卧者，有燥屎也，宜大承气汤。

【校勘】《玉函经》："燥屎"下有"故"字；"宜大承气汤"句，作"大承气汤主之"。

【句释】"喘冒"，钱潢云："喘者，中满而气急也，冒者，热邪不得下泄，气蒸而郁冒也。"

【串解】王宇泰云："此证不宜妄动，必以手按之，脐腹有硬块，喘冒不能卧，方可攻之，何也，乍难乍易故也。"

本条应分两截看：①"时有微热"以上的症状，不可攻下；②"喘冒"以下的症状，才宜攻下。

【语译】病人小便不通畅，大便时而很好，时而燥结，仅些微有点发热，这还不完全是里实证，假如高热而喘气昏冒，兼之又有燥屎的症状时，便可以考虑用"大承气汤"的泻下剂了。

原文 243

食谷欲呕，属阳明也，吴茱萸汤主之，得汤反剧者，属上焦也。

吴茱萸汤方

吴茱萸—升，洗　人参三两　生姜六两，切　大枣十二枚，擘上四味，以水七升，煮取二升，去滓，温服七合，日三服。

【校勘】《玉函经》、成无己本："呕"字下有"者"字。《玉函经》：无两个"也"字。

吴茱萸汤方。《肘后方》：吴茱萸"一升"作"半斤"；人参"三两"作"一两"。《外台秘要》："洗"作"炒"。《金匮要略》："七升"作"五升"；"二升"作"三升"。《外台秘要》："七升"作"五升"。

【串解】程应旄云："食谷欲呕者，纳不能纳之象，属胃气虚寒，不能消谷使下行也。"

成无己云："得汤反剧者，上焦不内也。"

第230条云："阳明病，胁下鞕满，不大便而呕，舌上白胎者，可与小柴胡汤，上焦得通，津液得下，胃气因和。"

可见这条上焦证，即是小柴胡汤证。

【语译】吃东西下去便想呕，如是胃机能衰弱所引起的，可给以吴茱萸汤，假如吃了这药，呕吐反而厉害了，这便是由于上焦有热的缘故。

【释方】汪琥云："呕为气逆，气逆者必散之，吴茱萸辛苦，味重下泄，治呕为最，兼以生姜又治呕圣药，非若四逆中之干姜，守而不走也，武陵陈氏云，其所以致呕之故，因胃中虚生寒，使温而不补，呕终不愈，故用人参补中，合大枣以为和脾之剂焉。"

本方利于慢性胃炎和胃酸过多证，吴茱萸为有效的制酸镇呕药，因以为主。

原文244

太阳病，寸缓关浮尺弱，其人发热汗出，复恶寒，不呕，但心下痞者，此以医下之也。如其不下者，病人不恶寒而渴者，此转属阳明也。小便数者，大便必鞕，不更衣十日，无所苦也，渴欲饮水，少少与之，但以法救之，渴者，宜五苓散。

【校勘】《玉函经》："关"字下有"小"字；"如其"以下十三字作"若不下，其人复不恶寒而渴"十二字；"此转"作"为转"；"阳明"下无"也"字；"必鞕"作"即坚"；"饮水"下有"者"字。

【句释】"寸缓关浮尺弱"，即桂枝汤证的脉浮缓或浮弱，寸、关、尺，是相对的比较而言，不必强为分划。吴仪洛云："寸缓，风伤卫也，关浮，邪犹在经，未入腑也，尺弱，其人阴精素亏也"，反觉支离。

【串解】陆渊雷云："寸缓关浮尺弱，表证仍在也，不呕，未传少阳也，若是而心下痞，知是前医误下所致，当先与桂枝汤解表，继与大黄黄连泻心汤攻痞（百七十一条。按：本书第164条）；若未经误下，病人复不恶寒而渴者，为转属阳明，阳明发热汗出而渴，心下痞而硬者，人参白虎证也。"

陆氏的解释，可能是根据第164条来的，164条云："伤寒大下后，复发汗，心下痞，恶寒者，表未解也，不可攻痞，当先解表，表解乃可攻痞，解表宜桂枝汤，攻痞宜大黄黄连泻心汤。"

两条似可以互证，小便排泄得太多了，肠道缺水，大便虽干燥而无所苦，这便要提起对干燥粪便的注意，以免积久了酿成里实证，所以要以法救之。因此，"太阳病"至"阳明也"句，是在辨识误下和非误下的转属证；"小便数"至"以法救之"句，是在辨识伤津液的大便硬；末两句辨识烦渴与五苓散渴证不同。

【语译】患太阳病，现浮缓或者浮弱的脉搏，发热、出汗、恶风，并不呕吐，只是胃部现痞满，这是由于表证误下而引起的。假如没有误下，而恶热口渴，这是已经转变成阳明病的证候了。同时，有的时候小便排泄得太多，肠道缺水，大便也会干燥，甚至有的十来天不解大便，除口渴而外，并不现什么不舒服的症状，这时不仅要不断地给他补充水分，还要按照辨证施治的方法来治疗，如果有消渴等情况时，五苓散一类的方剂，都可以考虑。

原文 245

脉阳微而汗出少者，为自和一作如。也，汗出多者，为太过。阳脉实，因发其汗，出多者，亦为太过。太过者，为阳绝于里，亡津液，大便因鞭也。

【校勘】成无己本："太过"下无"者"字；"阳脉实"句以下，另为一条。《玉函经》："和"字下无小注"一作如"三字，亦无"也"字；"阳绝"上无"为"字；"于里"作"于内"；"鞭也"两字，作一"坚"字。

【句释】"脉阳微""阳脉实"，《医宗金鉴》云："脉阳微，谓脉浮无力而微也；阳脉实，谓脉浮有力而盛也。""阳绝于里"，程应旄云："阳气闭绝于内，而不下通也。"

【串解】《医宗金鉴》云："凡中风伤寒，脉阳微则热微，微热蒸表作汗，若汗出少者，为自和欲解，汗出多者，为太过不解也，阳脉实则热盛，因热盛而发其汗出多者，亦为太过，汗出太过，则阳极于里，亡津液，大便因硬，而成内实之证矣。"

本条似为解释桂枝汤煮服法，所谓"遍身漐漐，微似有汗者益佳，不可令如水流离，病必不除"的深义，这是发汗解表的基本精神。

【语译】患太阳病，脉搏浮弱，能够周身都出通了少许的汗，调节机能便可能因此得到调和，而病变消退；如果汗出得太多，可能因过分损失水分，而发生其他病变，这是出汗太过了；假如见到患者脉搏浮大，便使用重量发汗药，而通身出了大汗，这仍然是太过了，是不适当的，因为过多的出汗，往往会引起肠道干燥，津液缺乏，大便燥结，不能不留意。

原文 246

脉浮而芤，浮为阳，芤为阴，浮芤相搏，胃气生热，其阳则绝。

【校勘】《玉函经》：两"为"字上都有"则"字。

【句释】"芤为阴"，芤脉为失血过甚，心脏排血量极度弱小的一种反应脉搏。因组织失掉营养，尽量扩张血管求血，企图得到多量的血液分布于各小血管以营养组织，但血管虽然尽量扩张，而因血已大量消失之故，终究不能充满脉管，这时诊察脉搏，便会得到芤象。正因其脉管壁的过分扩张，所以芤脉常见于浮部。

【串解】钱潢云："浮为阳邪盛，芤为阴血虚，搏，聚也。浮芤并见，故曰浮芤相搏。阳邪盛则胃气生热，阴血虚则津液内竭，故其阳则绝，绝者，非断绝败绝之绝，言阳邪独治，阴气虚竭，阴阳不相为用，故阴阳阻绝，而不相流通也。"

"胃气生热，其阳则绝"，即是说里热太重，津液缺乏，肠道干燥，而大便燥结，也就是阴虚人的便秘。

【语译】有种阴虚体质的人，常常诊察到浮而中空的脉搏，这种脉搏，往往是津液缺乏，肠道干燥，大便秘结的征象。

原文 247

跌阳脉浮而濇，浮则胃气强，濇则小便数，浮濇相搏，大便则鞕，其脾为约，麻子仁丸主之。

麻子仁丸方

麻子仁二升　芍药半斤　枳实半斤，炙　大黄一斤，去皮　厚朴一尺，炙，去皮　杏仁一升，去皮尖，熬别作脂

上六味，蜜和丸，如梧桐子大，饮服十丸，日三服，渐加，以知为度。

【校勘】《玉函经》："鞕"作"坚"；"丸"作"圆"。成无己本："濇"作"涩"；无"子"字；"仁"作"人"。

麻子仁丸方。《千金翼方》：枳实、芍药各作"八两"。《玉函经》：厚朴作"一斤"；杏仁亦作"一斤"。《玉函经》、成无己本："六味"下有"为末炼"三字；"和"作"为"。成无己本：无"梧"字。《证类本草》："饮服十丸"作"浆水饮下十丸"。

【句释】"跌阳"，即冲阳穴，在足背的第二、第三跖骨间，分布有胫前动脉，属足阳明胃经，古人在此候脾胃。"其脾为约"，陆渊雷云："细释古书所谓脾，本指小肠之吸收作用，推而广之，一切脏器组织之吸收毛细动脉血以自养，淋巴管之吸收组织液，莫不谓之脾焉，脾约云者，肠部吸收肠道中水分之力强，故小便数而大便硬，然其吸收动脉血以自养之力弱，故肠道之自身，无液为养，有似乎俭约，于是肠黏膜不能分泌黏液，以滑润其大便，又有似乎约束也。"

【串解】成无己云："跌阳者，脾胃之脉，诊浮为阳，知胃气

强，涩为阴，知脾为约，约者，俭约之约，又约束之约。《内经》曰：饮入于胃，游溢精气，上输于脾，脾气散精，上归于肺，通调水道，下输于膀胱，水精四布，五经并行，是脾主为胃行其津液者也，今胃强脾弱，约束津液，不得四布，但输膀胱，致小便数，大便难，与脾约丸，通肠润燥。"

所谓胃强，即肠道的吸收力强。所谓脾约，即肠道的黏液缺乏。

【语译】趺阳部的脉搏现浮涩，常常为肠道吸收水分太过，排出过多的小便，因而津液缺乏，大便干燥，这时可以用麻子仁丸润肠通便。

【释方】方有执云："麻子杏仁，能润干燥之坚，枳实厚朴，能导固结之滞，芍药敛液以辅润，大黄推陈以致新，脾虽为约，此之疏矣。"

本方为有效的润下剂，用于虚弱体质尤佳。

原文 248

太阳病三日，发汗不解，蒸蒸发热者，属胃也，调胃承气汤主之。

【校勘】《外台秘要》《玉函经》："发汗"作"发其汗"。《玉函经》："蒸蒸"下有"然"字。《脉经》：无"调胃"两字。

【句释】"蒸蒸发热"，钱潢云："犹釜甑之蒸物，热气蒸腾，从内达外，气蒸湿润之状，非若翕翕发热之在皮肤也。"即是在"发热"的同时又不断地出汗的意思。

【串解】程应旄云："何以发汗不解便属胃，盖以胃燥素盛，故他表证虽罢，而汗与热不解也，第征其热，如炊笼蒸蒸而盛，则知其汗必连绵濈濈而来，此即大便已硬之征，故曰属胃也。"

不断地发热，不断地出汗，便是造成阳明证的有利条件，便叫作"属胃"。

【语译】患太阳病已经三天以上，不仅出了汗，热不退，还加劲地边发热边出汗，这是演变成为里热证的征象，可根据症状酌用调胃承气等一类的方剂。

原文 249

伤寒吐后，腹胀满者，与调胃承气汤。

【串解】陆渊雷云："伤寒汗吐下三法，汗下皆顺生理之自然，不过于时间质量上有所更改增益，初不令其营特殊机转，故汗下后，不须善后之药。若夫吐，乃令胃及食管作逆蠕动，故较为蹈险而难用，用后诸证皆去，胃中逆气未和，因自觉胀满者，须调胃承气汤微下，以演安其气也，胀满是自觉证，而无他觉证，故不须枳朴。"

【语译】患伤寒病，经过施用吐法后，胃部现胀满的，可以选用调胃承气汤安静其胃蠕动。

原文 250

太阳病，若吐、若下、若发汗后，微烦，小便数，大便因鞕者，与小承气汤和之愈。

【校勘】成无己本：无"后"字。《玉函经》：并无三"若"字；"大便因鞕者"句作"大便坚"；"与"字上有"可"字。

【串解】《医宗金鉴》云："太阳病，若吐若下若发汗后不解，入里微烦者，乃栀子豉汤证也，今小便数，大便因硬，是津液下夺也，当与小承气和之，以其结热未甚，入里未深也。"

这条仍是脱水伤津的结果。

【语译】患太阳病,经过催吐、泻下、发汗等治法后,又出现轻微的烦躁,小便频数,大便干燥时,可以用小承气汤增加肠道水分,排除硬便。

原文 251

得病二三日,脉弱,无太阳柴胡证,烦躁,心下鞕,至四五日,虽能食,以小承气汤,少少与微和之,令小安。至六日,与承气汤一升,若不大便六七日,小便少者,虽不受食,一云不大便。但初头鞕,后必溏,未定成鞕,攻之必溏。须小便利,屎定鞕,乃可攻之,宜大承气汤。

【校勘】成无己本、《玉函经》:"受"作"能"。《千金翼方》:"不受食"作"不大便";"承气汤"上无"大"字。《玉函经》:"鞕"作"坚";"初头鞕,后必溏"作"头坚后溏"。

【串解】汪琥云:"得病二三日,不言伤寒与中风者,乃风寒之邪皆有,不须分辨之病也。脉弱者,谓无浮紧等在表之脉也,无太阳柴胡证,谓无恶寒发热或往来寒热,在表及半表半里之证也,烦躁,心下硬者,全是阳明府热邪实,至四五日,则足阳明胃府实热者,下而传于手阳明,当大肠之府实热也。经云,肠实则胃虚,故能食。能食者,其人不痞不满……结在肠间,而胃火自盛……止须以小承气汤少少与微和之,因其人烦躁,必不大便,欲令其小安也。至六日仍烦躁不安,而不大便者,前用小承气汤,可加至一升,使得大便而止,此言小承气汤不可多用之意。若不大便句,承上文烦躁心下硬而言,至六七日不大便,为可下之时,但小便少,乃小水不利,此系胃中之水谷不厘清,故不能食,非谵语潮热有燥屎之不能食也。故云虽不能食，但初头硬，后必溏，未定成硬而攻之，并硬者必化而为溏矣，须待小便利，屎定成硬，乃可用大承气汤攻之，此言大承气亦不可骤用之义。"

本条着重在承气汤的审慎应用，与第208、209、238条颇类似，可以相互参看。

【语译】患太阳病已经两三天，脉和症都没有表病的现象了，只是现烦躁，胃肠部硬满，虽还能吃东西，也可以用小量的小承气清热消满，如经过六七天还是这样，还可以再多吃一点小承气汤。假如虽然六七天不大便了，但他很少吃东西，所以小便也很少，胃肠这样弱的人，纵然有时大便干燥，终究会溏泻的，便不能随便用承气汤攻下剂。要知道只有在小便排泄了过多的水分，而致大便燥结时，才是使用大承气汤的时机。

原文252

伤寒六七日，目中不了了，睛不和，无表里证，大便难，身微热者，此为实也，急下之，宜大承气汤。

【校勘】《玉函经》："实"字下无"也"字。

【句释】"不了了"，汪琥云："病人之目视物不明了也。""睛不和"，汪琥云："乃医者视病人之睛光，或昏暗，或散乱，是为不和。"《医宗金鉴》云："目中不了了而睛和者，阴证也；睛不和者，阳证也……此结热神昏之渐，危恶之候也。"凡视神经、动眼神经、滑车神经、外展神经有障碍时，都可能发生"目中不了了，睛不和"的症状，在阳证常为高热刺激中枢神经的结果。"无表里证"，陆渊雷云："盖谓无少阳半表半里之证，不禁攻者。"

【串解】钱璜云："六七日，邪气在里之时也，外既无发热恶寒之表证，内又无谵语腹满等里邪，且非不大便，而曰大便难，又非发大热，而身仅微热，势非甚亟也，然目中不了了，是邪热伏于里，而耗竭其津液也。经云，五脏六腑之精，皆上注于目，热邪内烁，津液枯燥，则精神不得上注于目，故目中不了了，睛不和也。"

本条是里实证，谓无表证则可，谓无里证则不可，钱氏之说，亦自相矛盾，因此，无表里证的解释，应以陆说为优。

【语译】患伤寒六七天了，病人眼神昏暗，大便燥结，虽然不太厉害，这已经是里实证，而不是少阳半表半里证了，可急用大承气汤通便泻热。

原文 253

阳明病，发热汗多者，急下之，宜大承气汤。一云大柴胡汤。

【校勘】成无己本：无"病"字。

【串解】钱潢云："潮热自汗，阳明胃实之本证也，此曰多汗，非复阳明自汗可比矣，里热炽盛之极，津液泄尽，故当急下，然必以脉证参之，若邪气在经，而发热汗多，胃邪未实，舌胎未干厚而黄黑者，未可下也。"

钱潢的解释是正确的，不然，便和白虎汤证的发热汗多没有分别了，第 213 条云："阳明病，其人多汗，以津液外出，胃中燥，大便必鞕，鞕则谵语，小承气汤主之，若一服谵语止者，更莫复服。"可以作本条的解释。

【语译】患阳明胃实证，发高热，出很多的汗，可以急用大承气汤泻下剂。

原文 254

发汗不解，腹满痛者，急下之，宜大承气汤。

【串解】成无己云："发汗不解，邪热传入府，而成腹满痛者，传之迅也，是须急下之。"

【语译】伤寒病经发汗后，并没有轻减，反而出现了腹部胀满疼痛等胃实证，可以急用大承气汤泻下剂。

原文 255

腹满不减，减不足言，当下之，宜大承气汤。

【串解】成无己云："腹满不减，邪气实也，经曰：大满大实，自可除下之。大承气汤下其满实，若腹满时减，非内实也，则不可下。"

喻嘉言云："减不足言四字，形容腹满如绘，见满至十分，即减去一二分，不足杀其势也。"

【语译】如腹部胀满，一点也不轻快，这是阳明的胃实证，可以用大承气汤泻下剂。

原文 256

阳明少阳合病，必下利，其脉不负者，为顺也。负者，失也，互相克贼，名为负也。脉滑而数者，有宿食也，当下之，宜大承气汤。

【校勘】成无己本："顺"字上无"为"字。《玉函经》："顺也""失也""负也"句，无三个"也"字；"失"字上有"为"字；"脉"字作"若"字。《脉经》："宜大承气汤"句作"属大柴胡承气汤证"。

【串解】成无己云："阳明土，少阳木，二经合病，气不相和，则必下利，少阳脉不胜，阳明不负，是不相克，为顺也；若少阳脉胜，阳明脉负者，是鬼贼相克，为正气失也。《脉经》曰：脉滑者为病食也。又曰：滑数则胃气实。下利者，脉当微厥。今脉滑数，知胃有宿食，与大承气汤以下除之。"程应旄云："见滑数之脉，为不负，为顺，见弦直之脉，为负为失。"本条总的在说明，脉与证合，为顺；脉与证不合，为逆，就是所谓负，不必穿凿作解释。如《金匮要略》云："脉数而滑者，实也，此有宿食也，下之愈，宜大承气汤。"

这就是实证实脉，脉与症合的里实证，这就为"不负"，为"顺"。

【语译】阳明并发少阳病，而又腹泻，这是实证，假如脉搏不现虚象，这种疾病治疗起来是很顺利的。假如脉搏现虚象，病实体虚，治疗起来可能就不很顺利了。如果下利是因于消化不良，肠道里还储留有宿粪，脉搏又现滑数的实象，这脉与症合，就应该用大承气汤泻下剂了。

原文 257

病人无表里证，发热七八日，虽脉浮数者，可下之。假令已下，脉数不解，合热则消谷喜饥，至六七日，不大便者，有瘀血，宜抵当汤。

【校勘】《玉函经》："虽脉"作"脉虽"。

【句释】"无表里证"，即无少阳的半表半里证，与第 252 条的意义同。

【串解】周扬俊云："伤寒一书，凡太阳表证未尽者，仲景戒不

可攻，今发热七八日，太阳表证也，脉浮数，太阳表脉也，此仲景
自言者也，七八日中，未尝更衣，阳明府证也，此仲景言外者也，
何云病人无表里证，乃至自为矛盾耶？必始先发热，至七八日则热
势已杀，且热不潮，七八日虽不更衣，未尝实满，则里不为急，故
曰无表里证。然脉尚浮数，仲景以为可下者，正以浮虽在外，而数
且属府，不一两解，恐内外之邪，相持而不去也，尔时以大柴胡议
下，不亦可乎。"

　　周氏怀疑"无表里证"句是对的，但明知其有七八日不更衣，
"脉数"且属腑的里证，却又曲为敷衍，便不合临床事实了。本条
没有半表半里的少阳证，而为阳明里实证是很显然的，不能强词
夺理。

　　【语译】病人并不是害的少阳半表半里证，而是已发了七八天
的高热，大便秘结，脉搏见浮数，可以斟酌用泻下剂。假使经过泻
下，脉搏还是现数，说明里热还重，尽管饮食照常吃，又是六七天
不解大便了，如果还有瘀血，便得用抵当汤来活血通便。

原文 258

　　若脉数不解，而下不止，必协热便脓血也。

　　【校勘】《玉函经》《千金翼方》：与前条合为一条；"协"字作"挟"。

　　【串解】《医宗金鉴》云："若脉数不解，不大便硬，而下利不
止，必有久瘀，协热腐化，而便脓血也，则不宜用抵当下之矣。"

　　本条为急性痢疾，所以便排出含有脓血的粪便，而脉数、协
热，亦为急性痢固有的热型，应服用白头翁汤。

　　【语译】如病人脉搏加快而现数，频频下利，又泻的脓血性粪
便，这是热性痢疾无疑。

表27 第237至258条内容表解

大承气汤证
- 诊断
  - 病理机转（便硬的原因）：小便数，汗出多，亡津液，浮芤相搏，胃气生热（244、254、246、247、250）
  - 不可攻
    - 脉象：浮虚，浮弱（240、244）
    - 症状：腹微满，初鞕后溏，大便乍难乍易，未定成鞕（238、242、251）
  - 可攻
    - 脉象：滑而数，浮数，脉实（256、257、240）
    - 热型：日晡所发热，发热汗多（240、253）
    - 神经系：目中不了了，睛不和、烦躁、发作有时，烦不解（239、241、252）
    - 呼吸系：喘冒不能卧（242）
    - 消化系：不大便，绕脐痛，腹满痛，屎定鞕，大便鞕，腹满不减，有宿食（239、241、251、252、254、255、256）
  - 误攻的坏证：心下痞（244）
- 辨证
  - 调胃承气汤证：太阳病，三日汗出不解，蒸蒸发热，吐后腹胀满（248、249）
  - 小承气汤证：汗吐下后，微烦，小便数，大便因鞕，脉弱，烦躁，心下鞕（250、251）
  - 大承气汤证：有燥屎，脉实，烦不解，腹满痛，小便利，喘冒，屎定鞕，目中不了了，睛不和，大便难，腹满不减，发热汗多，脉滑而数（238、240、241、242、251、252、253、254、255、256）
  - 抵当汤证：有瘀血，喜忘，大便色黑，消谷善饥，不大便，脉数（237、257）
  - 疑似证
    - 五苓散证：小便数，大便鞕，不更衣，十日无所苦，渴欲饮水（244）
    - 麻子仁丸证：脉浮而涩，胃气强，小便数，大便鞕，脾为约（247）
  - 并发证
    - 胃寒证：食谷欲呕，属阳明也，吴茱萸汤主之（243）
    - 热痢证：脉数不解，下利不止，协热便脓血（258）

❀ 复习题

1.大承气汤证在病理过程中，究属于怎样的病理机转？

2.运用大承气汤的时候，应该怎样观察脉证的变化？

3.第 252、257 两条的"无表里证"究应该怎样理解？

4.有"食谷欲呕"的症状，而用吴茱萸汤，这是阳明证吗？

七、第 259 至 262 条

第 259 至 262 条等 4 条，辨论伤寒并发黄疸病的证治。

原文 259

伤寒发汗已，身目为黄，所以然者，以寒湿—作温。在里不解故也，以为不可下也，于寒湿中求之。

【校勘】《玉函经》："发"字下有"其"字；"以寒湿"下有"相搏"两字；"以为"下有"非瘀热而"四字；"下"字下无"也"字；"于"字作"当于"两字。

【串解】汪琥云："伤寒则发汗已，热气外越，何由发黄？今者发汗已，身目为黄，所以然者，以其人在里素有寒湿，在表又中寒邪，发汗已，在表之寒邪虽去，在里之寒湿未除，故云不解也。且汗为阳液，乃中焦阳气所化，汗后中气愈虚，寒湿愈滞，脾胃受寒湿所伤，而色见于外，此与湿热发黄不同，故云不可下……或问云：湿挟热则郁蒸，故发黄，今挟寒，何以发黄？余答云：寒湿发黄，譬之秋冬阴雨，草木不应黄者亦黄，此冷黄也，王海藏云：阴黄，其证身冷汗出，脉沉，乃太阴经中湿，亦有身体发热者，身如熏黄，言如烟熏色黯也，终不如阳黄之明如橘子色。治法：小便利者，术附汤，小便不利，大便反快者，五苓散。"

本条不是由于伤寒发汗而"黄"，是由于患黄疸而有如伤寒般发汗等症，急性黄疸病初期，多有是等症状。寒湿黄疸，固为阴黄，也就是慢性黄疸。两者治法，截然不同。

【语译】像伤寒般发热出汗以后，随即周身发黄疸，这是原发性的黄疸病，假如这黄疸病，一转变而为寒湿证的阴黄，便不能用治阳黄实证的泻下法，而应从阴证慢性证方面来设法治疗。

原文 260

伤寒七八日，身黄如橘子色，小便不利，腹微满者，茵陈蒿汤主之。

【校勘】《玉函经》："腹"字上有"少"字。《千金要方》："七八日"下有"内实瘀热结"五字；"微"字下有"胀"字。

【串解】钱潢云："此言阳明发黄之色状，与阴黄如烧熏之不同也。伤寒至七八日，邪气入里已深，身黄如橘子色者，湿热之邪在胃，独伤阳分，故发阳黄也，小便不利，则水湿内蓄，邪食壅滞，而腹微满也。以湿热实于胃，故以茵陈蒿汤主之。"

本条为阳明并发黄疸，可参看第236条，并为阳黄证。

【语译】患伤寒七八天后，并发黄疸，周身呈橘子黄色，小便亦不通畅，腹部现轻微的胀满，可以酌用茵陈蒿汤。

原文 261

伤寒身黄发热，栀子蘗皮汤主之。

栀子蘗皮汤方

肥栀子十五个，擘　　**甘草**一两，炙　　**黄蘗**二两

上三味，以水四升，煮取一升半，去滓，分温再服。

【校勘】成无己本："热"字下有"者"字。

栀子蘗皮汤方。成无己本："栀子"上无"肥"字，《玉函经》同，并作"十四枚"。《千金翼方》："一升半"作"二升"。

【串解】汪琥云："武林陈氏曰，发热身黄者，乃黄证中之发热，而非麻黄桂枝证之发热也，热既郁而为黄，虽表而非纯乎表证，但当清其郁以退其黄，则发热自愈。"

本条为卡他性黄疸，所以发黄同时发热。

【语译】伤寒并发黄疸症而发热的，可以用栀子蘗皮汤清热。

【释方】钱潢云："栀子苦寒，泻三焦火，除胃热时疾病，通小便，治心烦懊侬郁热结气。蘗皮苦寒，治五脏肠胃中结热黄疸，故用之以泻热邪，又恐苦寒伤胃，故以甘草和胃保脾，而为调剂之妙也。"

原文262

伤寒瘀热在里，身必黄，麻黄连轺赤小豆汤主之。

麻黄连轺赤小豆汤方

麻黄二两，去节　　连轺二两，连翘根是。　　杏仁四十个，去皮尖　赤小豆一升　大枣十二枚，擘　生梓白皮切，一升　生姜二两，切　甘草二两，炙

上八味，以潦水一斗，先煮麻黄再沸，去上沫，内诸药，煮取三升，去滓，分温三服，半日服尽。

【校勘】成无己本："必"字下有"发"字。《千金要方》《千金翼方》："轺"作"翘"。

麻黄连轺赤小豆汤方。《千金要方》《千金翼方》："轺"作"翘"。成无己本：甘草作"一两"；"上"字作"已上"二字；无"去滓"两字。《玉函经》："再沸"作"一二沸"。《千金要方》："潦"字作"劳"字。

【句释】"潦水"，钱潢云："李时珍云，潦水，乃雨水所积。韩退之诗云，潢潦无根源，朝灌夕已除，盖谓其无根而易涸，故成氏

谓其味薄，不助湿气，而利热也。"

【串解】钱潢云："瘀，留蓄壅滞也，言伤寒郁热，与胃中之湿气，互结湿蒸，如淖泽中之淤泥，水土黏泞而不分也。经云，湿热相交，民多病瘅，盖以湿热胶固，壅积于胃，故曰瘀热在里，身必发黄也，麻黄连轺赤小豆汤治表利小便，解郁热，故以此主之。"

【语译】患伤寒病，里热瘀积不解，常常并发黄疸，可以用麻黄连轺赤小豆汤除湿清热。

【释方】钱潢云："麻黄汤，麻黄桂枝杏仁甘草也，皆开鬼门而泄汗，汗泄则肌肉腠理之郁热湿邪皆去，减桂枝而不用者，恐助瘀热也，赤小豆除湿散热，下水肿而利小便，梓白皮性苦寒，能散湿热之邪。"

陆渊雷云："本方用连翘者，一以消胃肠之炎症，一以排除黄色素也。"

表 28　第 259 至 262 条内容表解

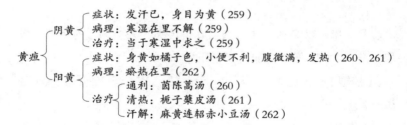

黄疸
- 阴黄
  - 症状：发汗已，身目为黄（259）
  - 病理：寒湿在里不解（259）
  - 治疗：当于寒湿中求之（259）
- 阳黄
  - 症状：身黄如橘子色，小便不利，腹微满，发热（260、261）
  - 病理：瘀热在里（262）
  - 治疗
    - 通利：茵陈蒿汤（260）
    - 清热：栀子蘗皮汤（261）
    - 汗解：麻黄连轺赤小豆汤（262）

❀ **复习题**

1. 阴黄证、阳黄证，究竟怎样辨别和治疗？

2. 麻黄连轺赤小豆汤和茵陈蒿汤，都是治疗黄疸病的方剂，在药理方面的作用相同吗？

辨少阳病脉证并治

少阳病，在临床上为半表半里证，什么是半表半里证呢？也就是说：病变既不如太阳表证的轻，也不如阳明里证的重，它的性质是介于太阳表证和阳明里证之间的。《玉篇》云："少，幼也。""阳"既是代表体力的亢奋，则"少阳"便意味着机体抗力较差，生理机转和病理变化两两相持不下的情况。——从第263条至第272条。

一、第263至265条

第263至265条等3条，先提出少阳病的性质，再谈少阳病禁吐、禁下、禁汗的治疗禁忌。

原文263

少阳之为病，口苦，咽干，目眩也。

【校勘】成无己本：无"为"字。

【串解】柯韵伯云："少阳居半表半里之位，仲景特揭口苦、咽干、目眩为提纲，盖口、咽、目三者，不可谓之表，又不可谓之里，是表之入里、里之出表处，所谓半表半里也。"

口苦、咽干、目眩，少阳病自然可以见到，但不得为"提纲"。如第189条云"阳明中风，口苦咽干"，第221条云"阳明病，脉浮而紧，咽燥口苦"，第 67 条茯苓桂枝白术甘草汤证云"气上冲胸，起则头眩"，第 82 条真武汤证云"心下悸，头眩身眴动"，等等。这说明口苦、咽干、目眩等症，太阳病、阳明病都有，作为"提纲"看，在临床上没有多大价值。相反，把太阳篇的第 96 条作为少阳病的"提纲"，还全面得多。

口苦、咽干、目眩，究竟是怎样的病变呢？《医宗金鉴》云："口苦者，热蒸胆气上溢也；咽干者，热耗其津液也；目眩者，热薰眼发黑也。"这说明，少阳病还是一个半表半里的热证。

【语译】少阳病，常常有口发苦味、咽头干燥、两眼昏眩等症状。

原文 264

少阳中风，两耳无所闻，目赤，胸中满而烦者，不可吐下，吐下则悸而惊。

【校勘】《玉函经》：无"所"字；"烦"字下无"者"字；"则"字作"即"字。

【串解】《医宗金鉴》云："少阳，即首条口苦、咽干、目眩之谓也，中风，谓此少阳病，是从中风之邪传来也……表邪传其经，故目赤耳聋，胸中满而烦也，然此乃少阳半表半里之胸满而烦，非太阳证具之邪陷胸满而烦者比，故不可吐、下，若吐、下虚其中，神志虚怯，则悸而惊也。"

本条在说明体虚而有热证时应审慎处理的方法。少阳中风，两耳无所闻（第 75 条），是阳虚证；而目赤、胸中满而烦，是热证；本虚而标热，应从其本，不可吐下。

【语译】患少阳病而有自汗出的中风症状，两耳的听觉亦大为减退，这是阳虚证。这时，虽有两目充血发赤、胸部现胀满而烦躁等热象，仍然不应该用吐法或下法，万一用了，可能引起心悸加重和其他的神经症状。

原文 265

伤寒，脉弦细，头痛发热者，属少阳，少阳不可发汗。发汗则谵语，此属胃，胃和即愈，胃不和，烦而悸。—云躁。

【校勘】成无己本："烦"字上有"则"字；"即愈"作"则愈"，《玉函经》同。

【句释】"脉弦细"，脉管壁的收缩神经兴奋，便见弦脉，但弦脉的血液并不充实，重按即陷，弦中显细，说明排血量的弱小。

【串解】《医宗金鉴》云："脉弦细，少阳之脉也，上条不言脉，此言脉者，补言之也。头痛发热无汗，伤寒之证也，又兼见口苦、咽干、目眩，少阳之证，故曰属少阳也。盖少阳之病，已属半里，故不可发汗，若发汗，则益伤其津，而助其热，必发谵语，既发谵语，则是转属胃矣。若其人津液素充，胃能自和，则或可愈，否则津干热结，胃不能和，不但谵语，且更烦而悸矣。"

"脉弦细"是体力不好的征象，所以属少阳，所以不可发汗。汗出、谵语是阳明证，所以属胃，所以要和胃。和胃的方法，成无己用"调胃承气汤"，汪琥用"大柴胡汤"。

【语译】患伤寒病，脉搏现弦细，这时虽然头痛发热，已属于少阳抵抗力薄弱的证候，便不应该再发汗了。如发汗过于消耗了水分，还可能引起神昏、谵妄的症状，要有胃实的阳明证候时，才可以用泻下和胃的办法，否则又会引起烦躁心悸等症状。

表29　第263至265条内容表解

少阳病 ⎰ 性质：半表半里（263）
　　　　症状：口苦、咽干、目眩，两耳无所闻，目赤，胸中满而烦，头痛
　　　　　　　发热（263、264、265）
　　　　脉象：弦细（265）
　　　　治则：禁吐，禁下，禁汗（264、265）

❀ 复习题

1. 什么是少阳病？

2. 治疗少阳病，为什么要禁吐、禁下、禁汗？

二、第266至272条

第266至272条等7条，辨识病传少阳与不传少阳及其他传变的机转。

原文266

本太阳病不解，转入少阳者，胁下鞕满，干呕不能食，往来寒热，尚未吐下，脉沉紧者，与小柴胡汤。

【校勘】《玉函经》《千金翼方》：无"本"字；"食"字下有"饮"字。《玉函经》："鞕满"作"坚满"；"脉沉紧者"作"其脉沉紧"。

【串解】成无己云："太阳转入少阳，是表邪入于里，胁下鞕满，不能食，往来寒热者，邪在半表半里之间，若已经吐下脉沉紧者，邪陷入府，为里实；尚未经吐下而脉沉紧，为传里虽深，未全入府，外犹未解也，与小柴胡汤以和解之。"

脉沉紧，参考第67条。

【语译】太阳病没有好，又转变而为少阳病，两胁部现硬满，

发干呕，不想吃东西，呈间歇型热，并没有经过吐或下的治疗，而脉搏也现沉紧，这时可予以小柴胡汤和解表里。

原文 267

若已吐下、发汗、温针，谵语，柴胡汤证罢，此为坏病，知犯何逆，以法治之。

【校勘】《玉函经》《千金翼方》：本条与前条合为一条。《诸病源候论》：无"谵语"二字。

【串解】沈明宗云："太阳不解，而传少阳，当与小柴胡和解，乃为定法，反以吐下发汗温针，以犯少阳之戒，而邪热陷入阳明，故发谵语，已为坏证，要知谵语乃阳明受病，即当知犯阳明之逆而治之，若无谵语，而见他经坏证，须凭证凭脉，另以活法治之也。"

【语译】少阳病假如经过催吐、泻下、发汗、温针等法误治，而见神昏谵语的，这是少阳的柴胡本证已经不存在，而成为难治的坏病了，这时应根据是由什么方法误治的，变坏成为什么样的证候，选用适当的方法来进行治疗。

原文 268

三阳合病，脉浮大，上关上，但欲眠睡，目合则汗。

【校勘】《玉函经》《千金翼方》："眠睡"两字作"寐"一字。

【句释】"上关上"，钱潢云："关上者，指关脉而言也。"吴仪洛云："上关上，热势弥漫之象也。""但欲眠睡"，《医宗金鉴》云："但欲眠睡，是热盛神昏之昏睡也"，与第6条风温病的多眠睡颇同。

【串解】程应旄云："大为阳明主脉，太阳以其脉合，故浮大上关上，从关部连上寸口也，少阳以其证合，故但欲眠睡，目合则汗。但欲眠为胆热，盗汗为半表半里也……当是有汗则主白虎汤，无汗则主小柴胡汤也。"

【语译】凡患表里皆热的三阳合病，常常有整个寸口的脉搏都现浮大，神识昏迷，盗汗很厉害等症状。

原文 269

伤寒六七日，无大热，其人躁烦者，此为阳去入阴故也。

【校勘】《玉函经》：无"故"字；无"者"字。

【串解】成无己云："表为阳，里为阴，邪在表，则外有热，六七日，邪气入里之时，外无大热，内有躁烦者，表邪传里也，故曰阳去入阴。"

【语译】患伤寒病已经六七天了，外面不大发热，而里面却烦躁不安，这是表证逐渐变为里证的现象。

原文 270

伤寒三日，三阳为尽，三阴当受邪，其人反能食而不呕，此为三阴不受邪也。

【串解】汪琥云："伤寒三日者，既《素问》相传日数，上条言六七日，此止言三日，可见日数不可拘也，邪在少阳，原呕而不能食，今反能食而不呕，可征里气之和，而少阳之邪自解也。既里和而少阳邪解，则其不传三阴，断断可必，故曰三阴不受邪也。"

本条为仲景反驳《素问·热论》限日传经的错误说法，颇具深义。

【语译】根据《素问·热论》的说法，患伤寒病到了第三天，应该是三阳的时间告结束，而开始传变到三阴去，但临床上的事实却不如此，往往患者在三四天上还是饮食如常，也不现呕吐等症状，这说明在第三天以后，是并不一定要传三阴的。

原文 271

伤寒三日，少阳脉小者，欲已也。

【校勘】《玉函经》：无此条文。

【串解】成无己云："《内经》曰：大则邪至，小则平。伤寒三日，邪传少阳，脉当弦紧，今脉小者，邪气微而欲已也。"

"脉小"为充血平复的征象，所以为"欲已"。

【语译】患伤寒到了第三天上，不一定要传变为少阳病，假如脉搏已平复正常，这是病要痊愈的征象。

原文 272

少阳病欲解时，从寅至辰上。

【校勘】《玉函经》《千金翼方》："至"作"尽"；无"上"字。

表 30　第 266 至 272 条内容表解

```
        ┌ 传变少阳 ┌ 脉象：沉紧（266）
        │         ├ 症状：胁下鞕满，干呕不能食，往来寒热（266）
        │         ├ 治疗：小柴胡汤（266）
        │         └ 禁忌：禁吐，禁下，禁汗，禁温针（266、267）
   病机 ┤ 三阳合病 ┌ 脉象：浮大（268）
        │         └ 症状：欲眠睡，目合则汗（268）
        │ 阳去入阴 ─ 无大热，躁烦（269）
        └ 好  转 ┌ 脉象：小（271）
                  └ 症状：反能食而不呕（270）
```

❀ 复习题

1.试述小柴胡汤的主治证候和它的药理作用（可参看太阳篇）。

2.第 269 条和第 270 条是否同一性质的病变？为什么？

辨太阴病脉证并治

"太阴"是机体抵抗力开始衰减。"太"字与"太阳"的"太"同作"初"字的意义。"阴",《释名》云:"气在内奥荫也",也就是含有不发扬的意思。所以,机体的抵抗力开始衰减,而不能发挥其抵抗疾病的作用时,便叫作"太阴病"。

——从第 273 条至第 280 条。

第 273 至 280 条等 8 条,论太阴病的病变和治疗。

原文 273

太阴之为病,腹满而吐,食不下,自利益甚,时腹自痛。若下之,必胸下结鞕。

【校勘】《玉函经》:"结鞕"作"痞坚"。《脉经》《千金翼方》:"不下"下有"下之"两字;无"自利""若下之,必"六字。

【串解】陆渊雷云:"太阴之证,腹满吐利,食不下,时腹自痛,明其病为胃肠虚寒,与阳明府病,部位正同,而性质相反。盖胃肠虚寒,消化失职,残余之水谷,发酵为气体,故令腹满,腹虽满按之则软,不若府病之满,因内有燥屎,按之坚实也。吐利食不下,为胃肠病寒热通有之证,当于脉舌腹候辨之,时腹自痛者,得寒则肠蠕动亢盛而作痛(参看《金匮要略》大建中汤),得暖则肠蠕动缓静而痛止,不若腑病因燥屎撑柱而痛,痛无已时也。病属虚寒，自当温补，而不当下，误下而胸下痞硬，非人参不可救也。"

陆氏所谓用"人参"，即指理中汤、理中丸之类。

【语译】所谓太阴病，就是指胃肠机能衰减，而呈现腹部胀满、呕吐、食欲减退、腹泻、腹痛等症。这时便不能用泻下剂了。如果误用了，更会引起消化器官机能的大大衰减，而出现胃部膨满等症状。

原文 274

太阴中风，四肢烦疼，阳微阴涩而长者，为欲愈。

【句释】"阳微阴涩而长者"，钱潢云："阳微阴涩者，言轻取之而微，重取之而涩也。脉者，气血伏流之动处也，因邪入太阴，脾气不能散精，肺气不得流经，营阴不利于流行，故阴脉涩也，阳微阴涩，正四肢烦疼之病脉也，长脉者，阳脉也，以微涩两阴脉之中，而其脉来去皆长，为阴中见阳长，则阳将回，故为阴病欲愈也。"

由微涩的弱脉渐转变而为长的强脉，这是机体逐渐好转的征象。

【串解】魏荔彤云："太阴病而类于太阳之中风，四肢烦疼，阳脉微而热发，阴脉涩而汗出，纯乎太阳中风矣，然腹自满，有时痛，下利益甚，吐而不能食，是非太阳之中风，宜表散也。"

太阴为阴病，中风为阳病，微涩是阴脉，长是阳脉，阴病中而有阳病，阴脉中而有阳脉，是机体逐渐好转而能抵抗疾病的征象，故为"欲愈"。

【语译】患太阴病而并发外感中风证，四肢酸疼，烦扰不宁，脉搏于微涩之中而有转变为充血的长脉现象时，这是抵抗力不断地增加，病变逐渐好转的现象。

原文 275

太阴病欲解时，从亥至丑上。

【校勘】《玉函经》《千金翼方》："至"作"尽"；无"上"字。

原文 276

太阴病，脉浮者，可发汗，宜桂枝汤。

【校勘】《玉函经》：本条列在第247条前；"汗"字上有"其"字。

【串解】汪琥云："夫曰太阴病，当见腹满等候，诊其脉不沉细而浮，则知太阳经风邪犹未解也，故宜桂枝汤以汗解之。"

如用桂枝汤发汗，"脉浮"即应包括太阳中风的整个证候，如用桂枝汤不发汗，便有建中汤的意思。

【语译】患太阴病，脉搏现浮象，而有太阳病证候时，可以服用桂枝汤。

原文 277

自利不渴者，属太阴，以其藏有寒故也，当温之，宜服四逆辈。

【校勘】《玉函经》《千金翼方》：无"服"字。《脉经》："辈"字作"汤"字。

【串解】《医宗金鉴》云："凡自利而渴者，里有热，属阳也。若自利不渴，则为里有寒，属阴也。今自利不渴，知为太阴本脏有寒也，故当温之。四逆辈者，指四逆、理中、附子等汤而言也。"

"自利不渴"为有寒，可能是胃机能衰减而有水饮的缘故。

【语译】凡腹泻不发渴的，这是由于胃机能衰减而有水饮的缘故，可以用四逆汤等辛温剂。

原文 278

伤寒脉浮而缓，手足自温者，系在太阴。太阴当发身黄，若小便自利者，不能发黄。至七八日，虽暴烦，下利日十余行，必自止，以脾家实，腐秽当去故也。

【校勘】《玉函经》："脾家"上无"以"字，有"所以然者，此"五字。《千金翼方》："暴烦下利"作"烦暴利"。

【句释】"脾"，古人称小肠吸收机能的代名词，不是造血器官的脾脏。"脾家实"，犹言肠道的机能恢复了。

【串解】钱潢云："缓，为脾之本脉也，手足温者，脾主四肢也，以手足而言自温，则知不发热矣。邪在太阴，所以手足自温，不至如少阴厥阴之四肢厥冷，故曰系在太阴。然太阴湿土之邪郁蒸，当发身黄，若小便自利者，其湿热之气，已从下泄，故不能发黄也。如此而至七八日，虽发暴烦，乃阳气流动，肠胃通行之征也，下利虽一日十余行，必下尽而自止，脾家之正气实，故肠胃中有形之秽腐去，秽腐去，则脾家无形之湿热亦去故也。"

本条至"不能发黄"句止，与第 187 条的意思是一致的，可以参看，不过第 187 条是由太阳转变为阳明，本条是太阴病的机转好转而自愈。如"暴烦""下利"，也就是机能亢奋排除肠道中有害物质的具体表现。

【语译】患伤寒病脉搏浮缓，腹泻而手足温暖，这是肠炎的太阴证。肠炎症常常出现黄疸，假使小便畅通，胆色素随尿排泄了，便不会持续地发黄。如到了七八天以上，突然现烦躁，并一连腹泻了十多次，这是正气逐渐增进，大肆排除肠道里的有毒物质的自洁作用，一经排除干净了，腹泻便会自然停止的。

原文279

本太阳病，医反下之，因尔腹满时痛者，属太阴也，桂枝加芍药汤主之，大实痛者，桂枝加大黄汤主之。

桂枝加芍药汤方

桂枝 三两，去皮　芍药 六两　甘草 二两，炙　大枣 十二枚，擘　生姜 三两，切

上五味，以水七升，煮取三升，去滓，温分三服。本云，桂枝汤，今加芍药。

桂枝加大黄汤方

桂枝 三两，去皮　大黄 二两　芍药 六两　生姜 三两，切　甘草 二两，炙　大枣 十二枚，擘

上六味，以水七升，煮取三升，去滓，温服一升，日三服。

【校勘】《玉函经》：无"本"字。《仲景全书》："尔"字作"而"字。《脉经》《千金翼方》：无"尔"字。《千金翼方》："加大黄"上无"桂枝"两字。成无己本："大实痛"以下，另析为一条。

桂枝加芍药汤方。《玉函经》：汤名"加芍药"上有"倍"字。《千金翼方》："温分"作"分温"。成无己本：不载本方，只于第十卷云："于第二卷桂枝汤方内，更加芍药三两，随前共六两，余依桂枝汤法服。"

桂枝加大黄汤方。《玉函经》：大黄作"三两"。成无己本：大黄作"一两"。

【串解】陆渊雷云："此由误下太阳而传为太阴者，太阳误下，腹部之神经肌肉起挛缩，以抵抗下药，故令腹满时痛，然此等挛缩，未必能中和下药之毒，徒令满痛而已，故与桂枝汤以解表，倍

加芍药，以治其挛痛也。若误下之后，大实痛者，则不但挛缩，其人胃肠本有食毒，一部分表邪因误下而内陷，与食毒相结，故于前方加大黄以再下之。"

本条系误下后的两种变证，不是太阴本病，"加芍药汤"是针对"腹满时痛"的症状，很像太阴病，所以叫作"属太阴"，"加大黄汤"便不是太阴病了。

【语译】本来患的是太阳病，因为医生错误地用了泻下药，便引起腹部肌肉的挛缩而疼痛，就像太阴证的腹痛一般，可以用桂枝加芍药汤解表镇痛。假如是肠道里真有陈宿东西没有得到排除而疼痛的，便可以考虑用桂枝加大黄汤了。

【释方】桂枝加芍药汤。柯韵伯云："因表证未解，阳邪已陷入太阴，故倍芍药以益脾调中，而除腹满之时痛，此用阴和阳法也。"

桂枝加大黄汤。柯韵伯云："若表邪未解，而阳邪陷入阳明，则加大黄以润胃通结，而除其大实之痛，此双解表里法也。"

原文280

太阴为病，脉弱，其人续自便利，设当行大黄芍药者，宜减之，以其人胃气弱易动故也。下利者先煎芍药三沸。

【校勘】《玉函经》：无"以"字。成无己本：无九小字注文。

【串解】程应旄云："前二条之行大黄、芍药者，以其病为太阳误下之病，自有浮脉验之，非太阴为病也。若太阴自家为病，则脉不浮而弱矣，纵有腹满大实痛等证，其来路自是不同，中气虚寒，必无阳结之虑，目前虽不便利，续自便利，只好静以俟之，大黄、芍药之宜行者且减之，况其不宜行者乎，诚恐胃阳伤动，则洞泄不止，而心下痞硬之证成，虽复从事于温，所失良多矣。胃气弱，对脉弱言；易动，对续自便利言。太阴者，至阴也，全凭胃气鼓动，为之生化，胃阳不衰，脾阴自无邪入，故从太阴为病，指出胃气弱来。"

本条旨在说明胃肠机能衰弱的人，不要随便大量用泻下药和扩充血行的药。

【语译】患胃肠机能衰弱的太阴病的人，脉搏现弱，而且不断地腹泻，即或必要时要用泻下药大黄和扩张血管药芍药的时候，亦要斟酌减量应用，因为这种人胃肠机能既不好，心脏亦很衰弱，不耐强有力刺激药的缘故。

表31 第273至280条内容表解

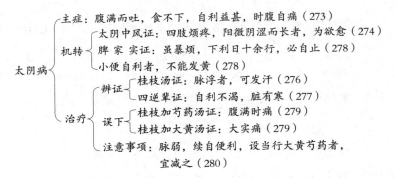

主症：腹满而吐，食不下，自利益甚，时腹自痛（273）

太阴病

机转

太阴中风证：四肢烦疼，阳微阴涩而长者，为欲愈（274）

脾家实证：虽暴烦，下利日十余行，必自止（278）

小便自利者，不能发黄（278）

治疗

辨证

桂枝汤证：脉浮者，可发汗（276）

四逆辈证：自利不渴，脏有寒（277）

误下

桂枝加芍药汤证：腹满时痛（279）

桂枝加大黄汤证：大实痛（279）

注意事项：脉弱，续自便利，设当行大黄芍药者，宜减之（280）

✿ 复习题

1. 什么叫作太阴病？

2. 试述"脾家实"的病理机转。

3. 桂枝加芍药汤、桂枝加大黄汤，一治满痛，一治实痛，两个方剂的性质是否基本相同呢？

4. 治疗太阴病，主要应该注意哪些方面？

辨少阴病脉证并治

章太炎氏说："少阴病者，心病也。心脏弱，故脉细微，血行懈，故不能排逐客邪，而为厥冷，偶有热证，亦所谓心虚者热收于内也。"以物质言，古人以"血"属阴；以机能言，古人以"衰减"属阴。而少阴病的性质，既不如太阳的亢奋，也不似厥阴的极度衰竭，所以"少"字是别于"太""厥"两字而言的。——从第281条至第325条。

一、第281至300条

第281至300条等20条，辨论少阴病的证候和病理机转。

原文 281

少阴之为病，脉微细，但欲寐也。

【校勘】《玉函经》：无"也"字。

【串解】陆渊雷云："少阴病者，心力不振，全身机能衰减之病也。有抵抗外感而起者，有衰老虚弱，自然而成者，在抵抗外感之伤寒病中，有初起即属少阴者，有阳证误治过治而传变者，亦有虽不误治，日久自变者，其病理证候，体温不足则恶寒，心脏衰弱则脉微细，脑神经贫血，则但欲寐，四肢之神经肌肉失其煦濡，则身疼踡卧，胃肠虚寒，则自利清谷，其人常静卧畏光，其舌胎常淡白，其腹常软而清，此其大较也。本条以脉微细但欲寐为提纲，太简略，不足包举少阴之证候，故山田补恶寒二字，谓但恶寒，不发热，然少阴固多发热者，但恶寒句，仍有语病，而其恶寒发热，又当与太阳有分别尔。盖太阳之恶寒，常与头痛同时发作，少阴则头不痛，太阳有恶寒甚而战栗者，少阴则不战栗，盖太阳恶寒，由于毒害性物质刺激，少阴恶寒，由于体温不足也。"

【语译】患少阴病的人，往往有脉搏微细，精神萎靡等衰弱症状。

原文 282

少阴病，欲吐不吐，心烦，但欲寐，五六日自利而渴者，属少阴也，虚故引水自救，若小便色白者，少阴病形悉具。小便白者，以下焦虚有寒，不能制水，故令色白也。

【校勘】《玉函经》："若"字下有"其人"两字；"少阴病形"句上有"为"字；"小便白"三字作"所以然"；"制水"作"制溲"；末句"故"字下无"令色"两字。

【串解】程应旄云："人身阴阳中分，下半身属阴，上半身属阳，阴盛于下，则阳扰于上，欲吐不吐，心烦，证尚模糊，以但欲寐征之，则知下焦寒而胸中之阳被壅，治之不急，延至五六日，下寒甚，而闭藏彻矣，故下利；上热甚而津液亡矣，故渴。虚故引水自救，非徒释渴字，指出一虚字来，明其别于三阳证之实邪作渴也。然则此证也，自利为本病，溺白，正以征其寒，故不但烦与渴以寒断，即从烦渴，而悉及少阴之热证，非戴阳，即格阳，无不可以寒断，而从温治。"

本条旨在辨识阴阳虚实的证候。欲吐不吐而心烦，颇似阳证实证；烦而但欲寐，则为阴证虚证；自利而渴颇似阳证实证；虚而引水自救，则为阴证虚证了。

陆渊雷云："小便色白最可疑，医书论小便，皆以赤为热，清为寒，病之常例固尔。然征之实验，亦有少阴病小便短赤，服姜附而转清者，以臆测之，当是液少，不敷溶解尿素诸酸之故，与渴同理。若小便白如米泔者，多见于小儿之食积，成人除淋浊糖尿诸病外，不多见，且皆非少阴也。设执定小便色白为少阴，则真少阴病，必致失机，淋浊糖尿小儿食积诸病，必致误作少阴治，为害多矣。下焦虚有寒不能制水，尤荒诞，不合理。"陆氏之说为经验谈，值得参考。

【语译】患少阴病，呈欲吐不吐的心烦症状，同时精神亦极萎靡而有多睡眠的情况，一直到了五六天以上，更现腹泻口渴，这是由于生理机能相当衰减的缘故，就是口渴，也是由于津液缺乏而来的。假如小便清利，并无热象，少阴病的证候更是具体了。小便为什么这样清利呢？因为泌尿器官既没有炎症，尿液当然不会发生任何病变了。

原文 283

病人脉阴阳俱紧，反汗出者，亡阳也，此属少阴，法当咽痛而复吐利。

【校勘】《脉经》："亡阳"作"无阳"。《玉函经》："反汗出"上有"而"字；下无"也"字；"亡阳"上有"为"字；下无"也"字。

【串解】周扬俊云："脉至阴阳俱紧，阴寒极矣，寒邪入里，岂能有汗，乃反汗出者，则是真阳素亏，无阳以固其外，遂致腠理疏泄，不发热而汗自出也，此属少阴，正用四逆急温之时，庶几真阳骤回，里证不作。否则阴邪上逆，则为咽痛、为吐，阴寒下泄，而复为利，种种危候，不一而足也。"

太阳伤寒的脉搏现紧（第 3 条）和阳明的脉紧（第 192 条），都是脉管壁收缩神经兴奋的结果。本条的脉紧，为皮下营养不良，组织萎缩所致。下面第 287 条说："脉紧反去者，为欲解也"，就是营养得到补充，脉管组织恢复正常的缘故；第 361 条说："设复紧，为未解"，也就是营养一时得不到补充，组织无从恢复。因此周氏所谓"阴寒极矣"，也就是机体衰弱营养缺乏的意义。以后发生的"咽痛"，也是由于营养不良，而致咽头发生炎症的缘故。

【语译】诊察到病人的脉搏无论在浮部或沉部都现紧象，同时又不断地出汗，这就是机能极度衰弱的征象，也就是属于少阴病的证候。正由于机能衰弱，营养不良，有时还可能发生慢性咽头炎症，以及呕吐下利的慢性胃肠炎症等。

原文 284

少阴病，咳而下利，谵语者，被火气劫故也，小便必难，以强责少阴汗也。

【校勘】《玉函经》："以"字作"为"字。

【句释】"强责"，方有执云："过求也"。

【串解】张锡驹云："《平脉篇》云，肾气微，少精血，奔气促迫，上入胸膈，是咳者，少阴精血少，奔气上逆也；下利者，少阴肾气微，津液下注也。复以火劫其汗，则少阴精气妄泄，神气浮越，水不胜火，则发谵语，故曰，谵语者，被火气劫故也，然不特谵语，小便必难，以强责少阴肾脏之精而为汗，竭其津液之源故也。"张氏所云，理可通而词甚凿，应不以词害意。

【语译】患少阴病的人，又出现咳嗽、腹泻等症，虚弱的情况已经很显著了，如又错误地用火法去劫持它，更会演变为神昏谵妄，小便困难等症状，这是由于太过地劫持了病人的津液的缘故。

原文 285

少阴病，脉细沉数，病为在里，不可发汗。

【校勘】《玉函经》："汗"字上有"其"字。

【句释】"脉细沉数"，即细数脉，所谓细沉，与《金匮要略·五藏风寒积聚》所说的"脉来细而附骨"，颇具同一意义。凡体力已衰惫，而病机犹亢奋未已，常见到脉搏在细沉中现数。

【串解】程应旄云："何谓之里，少阴病脉沉是也，毋论沉细沉数，俱是藏阴受邪，与表阳是无相干，法当固密肾根为主。其不可发汗，从脉上断，非从证上断。"

"病为在里"，说明了抵抗力衰弱，不能够祛病向表，当然便不能发汗了，程氏强调"从脉"，过犹不及。

【语译】患少阴病，脉搏于细沉中现数，这是正气衰弱的里虚证，不要随便用发汗剂，再损耗它的津液了。

原文 286

少阴病，脉微，不可发汗，亡阳故也，阳已虚，尺脉弱涩者，复不可下之。

【校勘】《脉经》《千金翼方》："亡"作"无"。

【串解】钱潢云："微者，细小软弱，似有若无之称也，脉微则阳气大虚，卫阳衰弱，故不可发汗以更竭其阳，以汗虽阴液，为阳气所蒸而为汗，汗泄而阳气亦泄矣。今阳气已虚，故曰亡阳故也，若阳已虚，而其尺脉又弱涩者，如命门之真火衰微，肾家之津液不足，不惟不可发汗，复不可下之，又竭其阴精阳气也。此条本为少阴禁汗、禁下而设，故不言治，然温经补阳之附子汤之类，即其治也。"

"脉微"为阳虚，"脉弱涩"为阴虚，因而汗、下两禁。

【语译】患少阴病，脉搏见微细，说明心力衰弱，不能随便用发汗剂，再使心力衰竭。少阴病本来就是个阳虚证，假使脉搏又现弱涩，是阴虚亦颇严重，这时更不要随便用泻下剂了。

原文 287

少阴病，脉紧，至七八日，自下利，脉暴微，手足反温，脉紧反去者，为欲解也，虽烦下利，必自愈。

【校勘】《玉函经》："脉暴微"句上有"其"字；"脉紧反去"句无"反"字；"为欲解"上有"此"字；下无"也"字。

【串解】陆渊雷云："旧注多以脉紧为寒邪盛，紧去为阳回寒解，而于下利不能自圆其说。今案急性热性病之病毒，常直接作用于动脉管壁，使暂时硬化，动脉硬化则脉紧，七八日自下利，乃正气恢复，抗病所生之代谢废料，积于肠间者，因以排除，是为阴证回阳之机，与太阴篇暴烦下利同理（按：第278条）。病毒去，则动脉硬化之原因除，脉管恢复其弹力性，惟心脏尚弱，故紧去而脉微。少阴病脉暴微，疑于病进，故以手足反温决其欲解，若病进之脉微，手足必更厥逆矣。此云手足反温，知七八日脉紧时，手足已不温，故为少阴也。必自愈，谓下利能自愈耳，非谓弗药可以全愈。"

少阴的紧脉，基本不同于急性热病，陆氏虽能自成其说，但究竟本质是少阴病，少阴病的人是否能有一般急性热病人的脉搏，便很难从临床上得到证明。因此，本条的紧脉，仍是少阴病的脉（见第283条串解），所以脉紧则下利至七八日，"紧"去便手足温，下利愈。

【语译】少阴病因营养缺乏而脉紧（决不同于太阳伤寒），所以七八天以上，腹泻仍然不止，脉搏更突然变而微细。假如手足转温，脉搏亦没有缺乏营养的紧象，是生理活力已逐渐恢复，目前的心烦腹泻等症，是必然会好转的。

原文 288

少阴病下利，若利自止，恶寒而踡卧，手足温者，可治。

【校勘】《千金翼方》：无"卧"字。

【音义】踡，音权，《玉篇》云："踡跼不伸也"。

【句释】"踡卧"，钱潢云："大凡热者，偃卧而手足弛散，寒则踡卧而手足敛缩，下文恶寒踡卧而手足逆冷者（按：第295条），即为真阳败绝，而成不治矣。"

【串解】程应旄云："少阴病下利，而利自止，则阴寒亦得下祛，而又不致于脱，虽有恶寒踡卧不善之证，但使手足温者，阳气有挽回之机，虽前此失之于温，今可尚温而救失也。"

利止、手足温，是本病的转机，也就是生理机能恢复的主要征象。

【语译】患少阴病而腹泻，如腹泻已经停止，纵然有恶寒踡卧的精神萎靡现象，而手足却逐渐转温暖了，这说明机能已逐渐好转，病况是不难治愈的。

原文 289

少阴病，恶寒而踡，时自烦，欲去衣被者，可治。

【校勘】《千金翼方》："可治"作"不可治"。

【串解】陆渊雷云："此条不足据以决预后，何则，恶寒而踡，为少阴本证，所以决预后者，乃在自烦欲去衣被。欲去衣被，即躁扰见于外者，下文屡言烦躁者死，决其不可治可也。少阴获愈之机，在于阳回，谓自烦欲去衣被，为阳势尚肯力争（程氏如此说），决其可治亦可也。征之实验，则少阴病烦躁者，苟用药中肯，看护得宜，十亦可救四五，故此条所云，不足以决预后也。"

【语译】患少阴病，最初恶寒踡卧，精神萎靡，后来逐渐有烦躁的感觉，并且发热，连衣被都受不住了，这是机能振奋，可愈之征。

原文 290

少阴中风，脉阳微阴浮者，为欲愈。

【校勘】《玉函经》：无"者"字。

【串解】钱潢云："阳脉已微，则知风邪欲解，邪入少阴。唯恐尺部脉沉，沉则邪气入里，今阴脉反浮，则邪不入里，故为欲愈也。"

浮部脉现微，而沉部却现浮，说明脉搏已逐渐好转，所以"为欲愈"。

【语译】患少阴病而有发热出汗的中风症状，脉搏在浮部虽现微，而于沉部却有浮象，这是生理活力渐次恢复，很好的征象。

原文 291

少阴病欲解时，从子至寅上。

【校勘】《玉函经》《千金翼方》："至"作"尽"；无"上"字。

原文 292

少阴病，吐利，手足不逆冷，反发热者，不死，脉不至者，至，一作足。灸少阴七壮。

【校勘】《脉经》《千金翼方》："吐利"上有"其人"二字。《千金翼方》："至"作"足"。

【句释】"灸少阴"，常器之云："是少阴太溪二穴，在内踝后，跟骨动脉陷中"，穴在内踝后下方跟骨上，有胫骨神经，主治四肢厥冷、喘息、心内膜炎等有显效。

【串解】程应旄云："少阴病，吐而且利，里阴胜矣，以胃阳不衰，故手足不逆冷，夫手足逆冷之发热，为肾阳外脱，手足不逆冷之发热，为卫阳外持，前不发热，今反发热，自非死候，人多以其脉之不至，而委弃之，失仁人之心与术矣。不知脉之不至由吐利，而阴阳不相接续，非脉绝之比。灸少阴七壮，治从急也，嗣是而用药，自当从事于温。"

吐利，手足不冷而发热，是抵抗力还好，所以"不死"。如"脉不至"，是心机能有衰弱的情况，急灸太溪穴七壮以强心。程氏胃肾分持立说，反凿。

【语译】患少阴病，虽有呕吐腹泻等症状，但四肢并不厥冷，还有些发热，这说明患者的抵抗力还好，不会有危险。假如脉搏现歇止，急灸足少阴太溪穴七壮，脉搏亦可能好转的。

原文 293

少阴病，八九日，一身手足尽热者，以热在膀胱，必便血也。

【校勘】《玉函经》：本条列在第 292 条前。

【串解】钱潢云："一身手足尽热者，盖以足少阴肾邪，传归足太阳膀胱也，肾与膀胱，一表一里，乃藏邪传府，为自阴还阳，以太阳主表，故一身手足尽热也，热邪在膀胱，迫血妄行，故必便血也。必便血三字，前注家俱为必出一阴之窍，恐热邪虽在膀胱，而血未必从小便出也。"

本条是少阴病的两种转机。八九日，一身手足尽热者，阴证变为阳证，即是由机能衰弱变为机能亢奋，此其一。热在膀胱，必便血，还是并发膀胱炎病，是个别的情况，不能与前面的机转混为一谈。便血症，柯韵伯主张轻则用猪苓汤，重则用黄连阿胶汤。

【语译】患少阴病，到了八九天以上，由体温低落的阴证，一变而为手足尽热的阳证，这是病人良好的转机，但有时亦有并发膀胱炎症而便血的，便应当注意并发病的治疗了。

原文 294

少阴病，但厥无汗，而强发之，必动其血，未知从何道出，或从口鼻，或从目出者，是名下厥上竭，为难治。

【校勘】《玉函经》、成无己本：均无"者"字。

【串解】陆渊雷云："少阴病汗出肤冷者，为亡阳急证，但厥无汗者，阳亡而津不继，血燥无以作汗也，其势虽较缓，其病则尤重。少阴本无汗法，篇中麻附二汤（按：第301、302条），皆兼太阳者，非纯少阴也，今于阴阳两竭之证，强发其汗，必激动血行而出血，出血在内脏者，无由目验，惟口鼻腔等黏膜脆薄之处出血，乃得见之。下厥上竭，谓阳厥于下，阴竭于上，盖以真阳出于下焦肾中，故云下厥，此亦后人之论，非仲景意也。程氏云：难治者，下厥非温不可，而上竭则不能用温，故为逆中之逆耳。丹波氏云：

下厥上竭，唯景岳六味回阳饮（人参、附子、干姜、甘草、熟地、当归）滋阴回阳两全，以为合剂矣。"

下厥即是亡阳，上竭即是伤津，上下两字，不要太死煞了。

【语译】患少阴病的人，阴阳两虚，常常是四肢厥冷的，而不容易有汗。假如勉强去发汗，可能再劫夺血液，不仅汗出不了，甚而眼耳口鼻还会出血，这种坏证，在临床上叫作"下厥上竭"，治疗起来是颇不容易的。

原文 295

少阴病，恶寒，身蜷而利，手足逆冷者不治。

【串解】钱潢云："前恶寒而蜷，因有烦而欲去衣被之证，为阳气犹在，故为可治（按：第289条），又下利自止，恶寒而蜷，以手足温者，亦为阳气未败，而亦曰可治（按：第288条）。此条恶寒，身蜷而利，且手足逆冷，则四肢之阳气已败，故不温，又无烦与欲去衣被之阳气尚存，况下利又不能止，是为阳气已竭，故为不治，虽有附子汤及四逆白通等法，恐亦不能挽回既绝之阳矣。"

【语译】患少阴病，由于体力不断地衰竭，初则怕冷，继则精神疲惫而蜷卧，继则腹泻，终于心脏衰竭而四肢厥冷，这病很难治疗。

原文 296

少阴病，吐利躁烦，四逆者，死。

【校勘】《玉函经》："躁烦"作"烦躁"。

【串解】张璐云："此条与吴茱萸汤一条（按：第309条）不殊，何彼可治，而此不可治耶，必是已用温中诸汤不愈，转加躁烦，故主死耳。"舒驰远云："案此条与吴茱萸汤证无异，彼证未言死，此证胡为不主吴茱萸汤，而断之曰死，是何理也，于中疑有缺文。"陆渊雷云："吴茱萸汤主呕吐、烦躁，其证本非纯乎少阴者，少阴之主证厥逆而利，乃四逆、白通等汤所主，三百一十二条（按：本书第 309 条）吴茱萸汤证，虽云吐利手足逆冷，从药测证，知吐是主证，利与逆冷是副证，否则必须附子、干姜矣。本条则吐是副证，利与躁烦、逆冷是主证，否则不至遽死矣。"

本条与吴茱萸汤证，应有所不同，以上三说都值得参考，而与第 292 条互读，其情益真。

【语译】患少阴病，而又呕吐腹泻，烦躁不安，手足厥冷，这是心脏衰弱已极的险证。

原文 297

少阴病，下利止而头眩，时时自冒者，死。

【串解】钱潢云："前条利自止，而手足温，则为可治（按：第288 条），此则下利止而头眩，头眩者，头目眩晕也，且时时自冒，冒者，蒙冒昏晕也，虚阳上冒于巅顶，则阳已离根而上脱，下利无因而自止，则阴寒凝闭而下竭，于此可见阳回之利止则可治，阳脱之利止，则必死矣，正所谓有阳气则生，无阳气则死也。"

肠内容枯涸，已没有再可利的东西，便利止，也就是钱氏所说的"阴寒下竭"，脑缺血而昏冒，就是钱氏所谓的"上脱"，下竭上脱，阴阳俱虚，所以多为死证。

【语译】患少阴病，本来在腹泻，但后来因肠液枯竭而不泻了，并且还有严重脑缺血的头昏目眩等症状的时候，多半都是危险的病证。

原文 298

少阴病，四逆，恶寒而身踡，脉不至，不烦而躁者，死。一作吐利而躁逆者死。

【串解】钱潢云："恶寒身踡而利，手足逆冷者，固为不治，此条但不利耳，上文吐利烦躁，四逆者死（按：第 296 条），此虽不吐利，而已不见阳烦，但见阴躁，则有阴无阳矣，其为死证无疑，况又脉不至乎。前已有脉不至者，因反发热，故云不死（按：第292 条），又有脉不出者，虽里寒而犹有外热，身反不恶寒而面赤，其阳气未绝，故有通脉四逆汤之治（按：第317 条）。此则皆现阴极无阳之证，且不烦而躁，并虚阳上逆之烦，亦不可得矣，宁有不死者乎。"

"烦"为自觉症，"躁"多为无意识地乱动，"烦"尚未至于失神，"躁"常为失神的征象，所以古人以"烦"为阳"躁"为阴，阳证为实，阴证为虚，故主死。

【语译】患少阴病，由于心脏的衰竭，体温的低落，手足四肢厥冷，恶寒踡卧，脉搏停止，心里虽不烦，而外在却有失神躁扰的现象，多为死证。

原文 299

少阴病，六七日，息高者，死。

【句释】"息高"，凡呼吸浅表，不能作深长的呼吸，甚至呼气多而吸气少，都叫作息高，是心脏衰弱，呼吸障碍的险象，常常为虚脱的先兆，所以程应旄说："息高者，生气已绝于下，而不复纳，故游息仅呼于上，而无所吸也。"

【串解】陆渊雷云："少阴本心脏衰弱，至六七日而息高，则心脏之陷于极度衰弱矣。"所以常为死证。

【语译】患少阴病，到了六七天以上，而有严重的呼吸障碍情况时，常常是不良预后的征象。

原文 300

少阴病，脉微细沉，但欲卧，汗出不烦，自欲吐，至五六日，自利，复烦躁不得卧寐者，死。

【校勘】《玉函经》：无"至"字。

【串解】《医宗金鉴》删节程应旄《伤寒后条辨》云："今时论治者，不至于恶寒蜷卧，四肢逆冷等证叠见，则不敢温，不知证已到此，温之何及？况诸证有至死不一见者，则盍于本论中之要旨——申详之。少阴病脉必沉而微细，论中首揭此，盖已示人以可温之脉矣。少阴病，但欲卧，论中又已示人以可温之证矣。汗出在阳经不可温，在少阴宜急温，论中又切示人以亡阳之故矣。况复有不烦自欲吐，阴邪上逆之证乎？则真武、四逆，诚不啻三年之艾矣，乃不知预绸缪，延缓至五六日，前欲吐，今且利矣；前不烦，今烦且躁矣；前欲卧，今不得卧矣，阳虚扰乱，阴盛转加，焉有不死者乎？"

"脉微细"至"自欲吐"，已经显示出了心脏衰弱的情况，"至五六日"至"不得卧寐"，心脏已到了衰竭的地步，当然不易治疗了。

【语译】患少阴病，已经见到细微而沉的脉搏，精神萎靡，常常想睡，不断地出汗，虽不烦，却想吐，这已经是心脏衰弱的征象。如五六天后，更出现腹泻、烦躁、卧寐不安等症状，是心脏已经到了极度衰竭的时候，面临死亡了。

表 32　第 281 至 300 条内容表解

脉象：微细，阴阳俱紧（281、283）
症状：但欲寐，心烦，自利而渴，小便白，咽痛吐利（281、282、283）
性质：病为在里，阳已虚（285、286）

少阴病

治疗
- 不可发汗（285、286）
- 不可下（286）
- 禁火劫（284）

机转

好转
- 下利，手足反温，紧脉反去（287、288、292）
- 恶寒踡卧，时自烦，欲去衣被（289）
- 脉阳微阴浮（290）

恶化
- 咳而下利，谵语，小便必难（284）
- 热在膀胱，必便血（293）
- 下厥上竭证（294）

死证
- 恶寒踡卧，手足逆冷（295）
- 吐利烦躁，四逆（296）
- 下利止而头眩，时时自冒（297）
- 四逆，恶寒踡卧，脉不至，不烦而躁（298）
- 六七日息高（299）
- 脉微细沉，自利，烦躁不得卧寐（300）

❀ 复习题

1. 什么叫作少阴病？

2. 从少阴病的整个症状来观察，是怎样的病理变化？

3. 少阴病为什么禁汗、禁下、禁火劫？

4. 什么叫作"下厥上竭"证？

二、第 301 至 325 条

第 301 至 325 条等 25 条，辨论少阴病各种不同的症状和治疗方法。

原文 301

少阴病，始得之，反发热，脉沉者，麻黄细辛附子汤主之。

麻黄细辛附子汤方

麻黄二两，去节　细辛二两　附子一枚，炮，去皮，破八片

上三味，以水一斗，先煮麻黄，减二升，去上沫，内诸药，煮取三升，去滓，温服一升，日三服。

【校勘】《千金翼方》："脉"字下有"反"字。成无己本、《玉函经》：均作"麻黄附子细辛汤"。

麻黄细辛附子汤方。《千金翼方》："一斗"作"二斗"；"二升"作"一升"。成无己本："内"字下无"诸"字。

【串解】钱潢云："此言少阴之表证也，曰始得之者，言少阴初感之邪也，始得之而即称少阴病，则知非阳经传邪，亦非直入中藏，乃本经之自感也，始得之而发热，在阳经则常事耳，然脉沉，则已属阴寒。篇首云，无热而恶寒者，发于阴也。发于阴，而又发热，是不当发之热，故云反也，察其发热则寒邪在表，诊其脉沉，则阴寒在里。"

本条为正气虚弱而有外感病的人，所以尽管发热，脉搏不浮而沉，所以既用麻黄解表，又用附子强心。

【语译】凡属少阴病的人，有了感冒，虽然有发热、恶寒等症状，而脉搏却是沉细的，这时应该酌用解表温里的麻黄细辛附子汤。

【释方】钱潢云："麻黄发太阳之汗，以解其在表之寒邪，以附子温少阴之里，以补其命门之真阳，又以细辛之气温味辛，专走少阴者，以助其辛温发散，三者合用，补散兼施，虽发微汗，无损于

阳气矣，故为温经散寒之神剂云。"

原文 302

少阴病，得之二三日，麻黄附子甘草汤微发汗，以二三日无证，故微发汗也。

麻黄附子甘草汤方

麻黄二两，去节　甘草二两，炙　附子一枚，炮，去皮，破八片

上三味，以水七升，先煮麻黄一两沸，去上沫，内诸药，煮取三升，去滓，温服一升，日三服。

【校勘】《玉函经》《仲景全书》："证"字上有"里"字。《玉函经》："发汗"下无"也"字。

麻黄附子甘草汤方。《玉函经》《千金翼方》："三升"作"二升半"；"一升"作"八合"。

【串解】周扬俊云："案此条，当与前条合看，补出无里证三字，知前条原无吐利躁渴里证也。前条已有反发热三字，而此条专言无里证，知此条亦有发热表证也。少阴证见，当用附子，太阳热见，可用麻黄，已为定法，但易细辛以甘草，其义安在？只因得之二三日，津液渐耗，比始得者不同，故去细辛之辛散，益以甘草之甘和，相机施治，分毫不爽耳。"

本条与前条相较，本条表证较轻，前条表证较重，所以前条用"细辛"，本条不用细辛。本条称"微发汗"，前条不称微发汗。

【语译】凡属少阴病体质的人，患感冒病二三天，并不太严重，可用麻黄附子甘草汤轻微地发汗解表就行了，因为患表证的时间既不多，也没有其他杂症，经过轻微地发汗解表，当然就可以好转的。

【释方】《仲景全书》引赵嗣真云：“少阴发汗二汤，其第一证……以附子温经、麻黄散寒，而热须汗解，故加细辛，是汗剂之重者；第二证……得之二三日，病尚浅，比之前证亦稍轻……所以去细辛加甘草，是汗剂之轻者。”

原文 303

少阴病，得之二三日以上，心中烦，不得卧，黄连阿胶汤主之。

黄连阿胶汤方

黄连四两　黄芩二两　芍药二两　鸡子黄二枚　阿胶三两。一云三挺

上五味，以水六升，先煮三物，取二升，去滓，内胶烊尽，小冷，内鸡子黄，搅令相得，温服七合，日三服。

【校勘】《千金翼方》：“卧”字下有“者”字；《外台秘要》同。《玉函经》：“以”作“已”。

黄连阿胶汤方。成无己本、《玉函经》、《千金翼方》、《外台秘要》：黄芩均作“一两”。《千金翼方》：阿胶作“三挺”。《外台秘要》：阿胶作“三片”。成无己本、《玉函经》：“水六升”作“水五升”。

【串解】成无己云：“《脉经》曰：风伤阳，寒伤阴。少阴受病，则得之于寒，二三日已上，寒极变热之时，热烦于内，心中烦不得卧也，与黄连阿胶汤，扶阴散热。”

阴虚现“烦”，常见于营养不良证，即所谓“虚热”，所以用黄连阿胶汤的滋养剂。

【语译】患少阴病已经两三天以上了，遂现心里烦躁，不能安眠的症状，这是伤阴虚热的现象，可以用黄连阿胶汤滋阴除烦。

【释方】柯韵伯云：“此少阴之泻心汤也。凡泻心必藉连、芩而

导引，有阴阳之别，病在三阳，胃中不和而心下痞者，虚则加参、甘补之，实则加大黄下之；病在少阴，而心中烦不得卧者，既不用参、甘以助阳，亦不得用大黄以伤胃也，故用芩、连以直折心火，用阿胶以补肾阴，鸡子黄佐芩、连，于泻心中补心血，芍药佐阿胶，于补阴中敛阴气，斯则心肾交合，水升火降，是以扶阴泻阳之方，而变为滋阴和阳之剂也。"

原文 304

少阴病，得之一二日，口中和，其背恶寒者，当灸之，附子汤主之。

附子汤方

附子二枚，炮，去皮，破八片　茯苓三两　人参二两　白术四两　芍药三两

上五味，以水八升，煮取三升，去滓，温服一升，日三服。

【校勘】《脉经》：无"附子汤主之"句。

附子汤方。成无己本：附子下无"炮"字。

【句释】"灸之"，《补亡论》常器之云："当灸膈俞关元穴。""膈俞"在第七椎下，旁开约二横指，分布着胸神经后枝，治心悸亢进，食欲减退，四肢倦怠，体温低落有效。"关元"在脐下 3 寸，分布着第 11、第 12 肋间神经前皮支，治四肢厥冷，心脏、肾脏的衰弱性病多验。

【串解】成无己云："少阴客热，则口燥舌干而渴，口中和者，不苦不燥，是无热也。背为阳，背恶寒者，阳气弱，阴气胜也。经曰：无热恶寒者，发于阴也。灸之，助阳消阴，与附子汤温经散寒。"

"背恶寒"，仍为心脏衰弱体温低落的征象。

【语译】患少阴病才一二天，口虽然不干燥，而背部却怕冷，谨防心脏的衰竭，可以急灸膈俞和关元两穴，并用附子汤温经扶阳。

【释方】柯韵伯云："此大温大补之方，乃正治伤寒之药，为少阴固本御邪之剂也……与真武汤似同而实异，此倍术、附去姜而用参，全是温补以壮元阳，彼用姜而不用参，尚是温散以逐水气。"

原文 305

少阴病，身体痛，手足寒，骨节痛，脉沉者，附子汤主之。

【校勘】《玉函经》："脉沉"下旁注有"一作微"三小字。

【串解】钱潢云："身体骨节痛，乃太阳寒伤营之表证也，然在太阳，则脉紧而无手足寒之证，故有麻黄汤发汗之治。此以脉沉而手足寒，则知寒邪过盛，阳气不流，营阴滞涩，故身体骨节皆痛耳。且四肢为诸阳之本，阳虚不能充实于四肢，所以手足寒，此皆沉脉之见证也，故以附子汤主之，以温补其虚寒也。即此推之，太阳篇之发汗病不解，虚故也，以芍药甘草附子汤（按：第68条），及发汗后，身疼痛，脉沉迟者，桂枝加芍药生姜人参新加汤主之者（按：第62条），皆汗多亡阳，阴盛阳虚之证，即此义也。"

【语译】患少阴病，周身骨节疼痛，手足厥冷，并见沉细的脉搏，这是心脏衰弱的虚寒证，可以用附子汤的强壮剂。

原文 306

少阴病，下利便脓血者，桃花汤主之。

桃花汤方

赤石脂一斤，一半全用，一半筛末　　干姜一两　　粳米一升上三味，以水七升，煮米令熟，去滓，温服七合，内赤石脂末方寸匕，日三服，若一服愈，余勿服。

【校勘】《玉函经》：无"者"字。

桃花汤方。《金匮要略》《千金翼方》："温"字下无"服"字。《千金翼方》"去"字上有"汤成"两字。

【句释】"下利"，方有执作"下痢"。

"桃花汤"，张志聪云："石脂，色如桃花，故名桃花汤，或曰即桃花石。"

【串解】汪琥云："此条乃少阴中寒，即成下利之证，下利便脓血，协热者多，今言少阴病下利，必脉微细但欲寐而后下利也，下利日久，至便脓血，乃里寒而滑脱也。"

本条无论其为痢疾，其为肠穿孔出血，均属虚寒证，均为衰弱型，同样可以用桃花汤来治疗。

【语译】患少阴病而有大便滑脱，并带血便的，可以用桃花汤的温涩剂。

【释方】成无己云："涩可去脱，赤石脂之涩，以固肠胃。辛以散之，干姜之辛，以散里寒。粳米之甘，以补正气。"

干姜和赤石脂都是温性药，有制止肠过分蠕动的作用，因而便能止血止利。

原文 307

少阴病，二三日至四五日，腹痛，小便不利，下利不止，便脓血者，桃花汤主之。

【校勘】《仲景全书》："痛"作"满"。《玉函经》："止"字下有"而"字；"血"字下无"者"字。

【串解】陆渊雷云："腹痛，小便不利，下利不止，便脓血，为痢疾通常证候，故注家多以为痢疾，冠以少阴病者，明其病属虚寒也。腹痛，因肠道内壁糜烂，又受痢毒刺激之故。其痛不剧，若按其腹，至糜烂处辄拒按，然无坚块应手，与实痛异。小便不利，因下利频数之故，未必是伤津矣。二三日至四五日似无深意。二三日以下二十字，与下文（按：第316条）真武汤证同，然真武不治脓血，本方不治咳，易知其辨。"

【语译】患少阴病，有的在二三天或四五天上，便出现了腹痛，小便不通畅，腹泻，甚至有脓性血便的，都可以服用桃花汤。

原文308

少阴病，下利便脓血者，可刺。

【句释】"可刺"，汪琥云："补亡论常器之云，可刺幽门、交信。"幽门在上腹部第7肋软骨附着部下际，有肠间神经前穿行支，治一切胃肠疾患多效。交信在足内踝直上约2寸，布有胫骨神经，治赤白痢、腹泻等有效。两穴均为少阴肾经穴。

【串解】钱潢云："邪入少阴而下利，则下焦壅滞，而不流行，气血腐化，而为脓血，故可刺之以泄其邪，通行其脉络，则其病可已。"

本条病证同前，不过疗法不同而已。

【语译】患少阴病而下利有脓性血便时，还可以用针刺法治疗。

原文309

少阴病，吐利，手足逆冷，烦躁欲死者，吴茱萸汤主之。

【校勘】《玉函经》："吐利"下有"而"字。成无己本："逆冷"作"厥冷"。

【串解】喻嘉言云："吐利厥冷，而至于烦躁欲死，肾中之阴气上逆，将成危候，故用吴茱萸以下其逆气，而用人参姜枣以厚土，则阴不复上干矣。"

本条重在手足逆冷、烦躁欲死的虚寒证，而不在吐逆。虽然阳明证的"食谷欲呕"（第243条），厥阴病的"干呕吐涎沫"（第378条）和本条的吐利，都在用吴茱萸汤，但究竟都要是属于虚寒证才可以，所以第243条说："得汤反剧者，属上焦也"，意思就是说上焦有热，便不能用吴茱萸汤了。

【语译】患少阴病，呕吐腹泻，手足厥冷，心里烦躁难过，这是较重笃的虚寒证，可以用吴茱萸汤补虚散寒制呕吐。

原文310

少阴病，下利咽痛，胸满心烦，猪肤汤主之。

猪肤汤方

猪肤一斤

上一味，以水一斗，煮取五升，去滓，加白蜜一升，白粉五合熬香，和令相得，温分六服。

【校勘】成无己本："烦"字下有"者"字。

猪肤汤方。《玉函经》、成无己本："和"字下无"令"字。

【句释】"胸满"，犹言胸闷，不是胀满。

"猪肤"，即猪肉皮，《仪礼·聘礼》云："肤鲜鱼鲜腊，设扃鼏"，注云："肤，豕肉也，唯燖者有肤。"又疏云："且豕则有肤，豚则无肤，故《士丧礼》豚皆无肤，以皮薄故也。""白粉"，徐大椿云："白粉，白米粉。"

【串解】程应旄云："下利虽是阴邪，咽痛实为急候，况兼胸满心烦，谁不曰急则治标哉。然究其由来，实是阴中阳乏，液从下溜，而不能上蒸，故有此。只宜猪肤汤润以滋其土，而苦寒在所禁也。"

此条"咽痛"是由于阴虚假热，所以不宜苦寒，只宜滋润。

【语译】患少阴病，现腹泻、咽头疼痛、心胸烦懑不安等症状，这是阴虚假热的证候，可以用猪肤汤滋润剂，平其虚热。

【释方】陆渊雷云："猪肤汤，即猪肉汤拌炒米粉，和以白蜜者，特粉少汤多仅如稀糊耳，滑润而甘，以治阴虚咽痛，其咽当不肿，其病虽虚而不甚寒，非亡阳之少阴也。"

原文 311

少阴病，二三日咽痛者，可与甘草汤，不差，与桔梗汤。

甘草汤方

甘草 二两

上一味，以水三升，煮取一升半，去滓，温服七合，日二服。

桔梗汤方

桔梗 一两　　甘草 二两

上二味，以水三升，煮取一升，去滓，温分再服。

【校勘】成无己本、《玉函经》："不差"下有"者"字。

甘草汤方。《外台秘要》："二服"作"三服"。

桔梗汤方。《外台秘要》：甘草作"三两"。成无己本、《玉函经》、《千金翼方》："温分"作"分温"。

【音义】差，音瘥，病除也。

【串解】陆渊雷云："二汤所治，盖急性喉炎，其主证为声音之变化，语音钝浊粗糙，甚则嘶嗄，喉头自觉灼热干燥而痒痛，初时干咳，继乃出白色混浊痰，终则黄厚若脓。在小儿，则夜间突发重剧症状，喘鸣息迫，咳声如犬吠，极似白喉风，然饮以温汤热乳，少顷即轻快，次夜复发，此病以喉镜检视，喉头黏膜红肿特甚，常有黏液脓汁附著其上，或凝固而成所谓义膜，则外表颇似白喉（实扶的里），其异于白喉者，为不发热（发热者甚少），为声喑咳剧，为小儿危险证候之易消散及复发。用甘草者，缓其急迫痒痛，用桔梗者，排其黏液脓汁也，此非真少阴病，故不用少阴药。又案，俗传白喉忌表，即指此种喉炎，非指实扶的里。"

【语译】患少阴病，已经两三天了，咽喉突然疼痛，可以用甘草汤，假如吃了不减轻，可以再用桔梗汤。

【释方】甘草汤。徐大椿云："甘草一味单行，最能和阴，而清冲任之热，每见生便痛者，骤煎四两，顿服立愈，则其能清少阴客热可知，所以为咽痛专方也。"

桔梗汤。汪琥云："桔梗汤，即于甘草汤内加桔梗，以开提其邪，邪散则少阴之气自和矣。"桔梗有排脓消炎作用，古人所谓开提邪气，可能即指它的这等作用。

原文 312

少阴病，咽中伤生疮，不能语言，声不出者，苦酒汤主之。

苦酒汤方

半夏洗，破如枣核，十四枚　鸡子一枚，去黄，内上苦酒着鸡子壳中

上二味，内半夏，着苦酒中，以鸡子壳置刀环中，安火上，令三沸，去滓，少少含咽之，不差，更作三剂。

【校勘】苦酒汤方。《玉函经》、成无己本："半夏洗破如枣核"

下有"大"字。《玉函经》:"内上"无"上"字;"着"字作"于"字。《千金翼方》:"上"字下有"好"字。《玉函经》:"内半夏"句下无"着"字。成无己本、《玉函经》:"刀环"作"刀镮"。《玉函经》:"少少"两字作"细"一字,并没有"三剂"两字。《千金翼方》:"三剂"下有"愈"字。《仲景全书》:"三剂"下有"服之"两字。《圣济总录》:"置刀环中"句,作"放剪刀环中"。

【句释】"苦酒",《活人书》中释云:"米醋是也"。

【串解】陆渊雷云:"此似比前条重一等,咽喉腐烂者,故云咽中伤生疮欬。声不出,亦是喉炎耳。愚尝试用于猩红热咽痛不可忍者,得意外奇效。"

【语译】患少阴病,咽喉发炎,并有溃疡的情况,伴有语言困难、声音嘶哑,这是喉炎症,可以用苦酒汤消炎敛溃。

【释方】钱潢云:"半夏开上焦痰热之结邪,卵白清气治伏热,苦酒味酸,使阴中热淫之气敛降。今之优人,每遇声哑,即以生鸡子白啖之,声音即出,亦此方之遗意也。"

原文313

少阴病,咽中痛,半夏散及汤主之。

半夏散及汤方

半夏洗　桂枝去皮　甘草炙

上三味,等分,各别捣筛已,合治之,白饮和,服方寸匕,日三服。若不能散服者,以水一升,煎七沸,内散两方寸匕,更煮三沸,下火令小冷,少少咽之。半夏有毒,不当散服。

【校勘】《外台秘要》:"咽中"作"咽喉"。

半夏散及汤方。成无己本:"上"字作"已上"两字。《玉函经》："筛"字下无"已"字；"散服"下无"者"字；"两方寸匕"作"一二方寸匕"；"更煮"作"更煎"；无"咽之"以下八字，成无已本亦无。

【串解】《医宗金鉴》云："少阴病，咽痛者，谓或左或右，一处痛也，咽中痛者，谓咽中皆痛也，较之咽痛而有甚焉，甚则深缠于咽中，故主以半夏散，散风邪，以逐涎也。"

本条亦为急性咽炎一类病症。

【语译】患少阴病，如果咽头疼痛颇像急性咽炎症状的，可以酌用半夏散或者半夏汤。

【释方】钱潢云："咽中痛，则阳邪较重，故以半夏之辛滑，以利咽喉，而开其黏饮，仍用桂枝，以解卫分之风邪，又以甘草和之。"

本方的取舍，在于是否有表证，否则，纵然阴虚火动，亦不适合。

原文 314

少阴病，下利，白通汤主之。

白通汤方

葱白四茎　干姜一两　附子一枚，生，去皮，破八片

上三味，以水三升，煮取一升，去滓，分温再服。

【校勘】白通汤方。成无已本、《玉函经》：附子"生"字下有"用"字。

【串解】钱潢云："下利已多，皆属寒在少阴，下焦清阳不升，胃中阳气不守之病，而未有用白通汤者，此条但云下利，而用白通汤者，以上有少阴病三字，则知有脉微细，但欲寐，手足厥之少阴证，观下文下利脉微，方与白通汤，则知之矣。"

【语译】患少阴病，腹泻，有心力衰竭情况的，可以用白通汤。

【释方】方有执云："用葱白，而曰白通者，通其阳，则阴自消也。"

原文 315

少阴病，下利脉微者，与白通汤，利不止，厥逆无脉，干呕烦者，白通加猪胆汁汤主之。服汤脉暴出者死，微续者生。

白通加猪胆汁汤方

葱白四茎　干姜一两　附子一枚，生，去皮，破八片　人尿五合　猪胆汁一合

上五味，以水三升，煮取一升，去滓，内胆汁、人尿，和令相得，分温再服。若无胆，亦可用。

【校勘】《玉函经》："脉微"下无"者"字；"与"字作"服"字。

白通加猪胆汁汤方。成无己本："上"作"已上"两字；"五味"作"三味"。

【串解】张志聪云："少阴病，下利，阴寒在下也。脉微，邪在下，而生阳气微也，故当用白通汤，接在表在上之阳以下济，如利不止，阴气泄而欲下脱矣。干呕而烦，阳无所附，而欲上脱矣。厥逆无脉，阴阳之气，不相交接矣。是当用白通汤以通阳，加水畜之胆，引阴中之阳气以上升，取人尿之能行故道，导阳气以下接，阴阳和而阳气复矣。"

方有执云："暴出，烛欲烬而炎烈也。微续，真阳回而渐复也。"

本条是伤津亡阳、阴阳两竭的证候。脉微，厥逆无脉，是亡阳；下利不止，干呕烦，是伤津。干姜、附子是救阳，人尿、猪胆是救阴。阳得救，便脉可持续而手足转温，阴得救，便津液恢复而干呕、烦等症消失。张氏之说，只在可通、不可通之间。

【语译】患少阴病，腹泻而脉搏现微弱的，这是阳虚了，可以

用白通汤扶阳；假如吃了药，不惟腹泻不止，甚至现手足厥冷，干呕烦躁症状，脉搏也不现了，这已演变成阴阳两竭的证候，应该服用白通加猪胆汁汤来扶阳救阴。吃了药以后，如脉搏突然地好转，这是心脏一时的冲击作用，转瞬便会衰竭下去，往往是不良的征兆；如脉搏逐渐地恢复过来，这说明生理机能的基本好转，才是真正的良好转归。

【释方】附子、干姜，就是四逆汤的作用；人尿，含尿酸钙、磷酸钙、氯化钙和激素等，为强壮药；猪胆，含胆酸、胆色素、胆脂、无机盐类、解毒素等，为健胃理肠药，能乳化脂肪，有促进肝脏的分泌机能作用。葱白，含磷酸醣、丙烯硫醚等，能刺激神经，促进消化液的分泌。因此，人尿、葱白、猪胆都有补充体液的滋阴作用，干姜、附子责在扶阳了。

原文 316

少阴病，二三日不已，至四五日，腹痛，小便不利，四肢沉重疼痛，自下利者，此为有水气，其人或咳，或小便利，或下利，或呕者，真武汤主之。

真武汤方

茯苓三两　芍药三两　白术二两　生姜三两，切　附子一枚，炮，去皮，破八片

上五味，以水八升，煮取三升，去滓，温服七合，日三服。若咳者，加五味子半升，细辛一两，干姜一两；若小便利者，去茯苓；若下利者，去芍药，加干姜二两；若呕者，去附子加生姜，足前为半斤。

【校勘】《玉函经》："自下利"作"而利"，并无"者"字；"小

便利"作"小便自利"。《千金要方》《千金翼方》："真武汤"作
"玄武汤"。

真武汤方。《外台秘要》：白术作"三两"；"右五味"下有
"切"字。成无己本："细辛"下无"一两"二字，"干姜"下有
"各"字。《千金翼方》："半斤"句下，有"利不止，便脓血者，
宜桃花汤"十一字。

【串解】《医宗金鉴》云："论中心下有水气，发热有汗，烦渴
引饮，小便不利者，属太阳中风，五苓散证是也（按：第71、72、
73、74各条）。发热无汗，干呕不渴，小便不利者，属太阳伤寒，
小青龙汤证也（按：第40、41条）。今少阴病，二三日不已，至
四五日，腹痛下利，阴寒深矣，设小便利，是纯寒而无水，乃附子
汤证也（按：第305条）。今小便不利，或咳或呕，此为阴寒兼有
水气之证。故水寒之气，外攻于表，则四肢沉重疼痛；内盛于里，
则腹痛自利也；水气停于上焦胸肺，则咳喘而不能卧；停于中焦胃
府，则呕而或下利；停于下焦膀胱，则小便不利，而或少腹满。种
种诸证，总不外乎阴寒之水，而不用五苓者，以非表热之饮也，不
用小青龙者，以非表寒之饮也，故惟主以真武汤，温寒以制水也。"

本条的"有水气"，主要是由于机能衰减的阳虚所造成，所以
真武汤主要作用在温经扶阳，而不在利水，因为机能好转了，水气
便自然消失。

【语译】患少阴病，到了四五天以上，现肚子疼痛、小便不通
畅，手足有沉重感，甚而发疼，有腹泻症状的，这是阳虚蓄水的证
候。由于蓄水情况的不同，有的现咳嗽，有的小便亦比较通畅，有
的腹泻，有的现呕，但是，无论其是否都具有这些症状，都可以用

真武汤来温经扶阳。

【释方】张璐云："此方本治少阴病水饮内结，所以首推术附，兼茯苓生姜之运脾渗水为务，此人所易明也。至用芍药之微旨……则知其人不但真阳不足，真阴亦已素亏，若不用芍药固护其阴，岂能胜附子之雄烈乎，即如附子汤、桂枝加附子汤、芍药甘草附子汤，皆芍药与附子并用，其温经护营之法，与保阴回阳不殊。"

本方有强心利水作用，附子强心，芍药畅血行，生姜振胃肠，茯苓白术利水，在临床上颇有显效。

原文 317

少阴病，下利清谷，里寒外热，手足厥逆，脉微欲绝，身反不恶寒，其人面色赤，或腹痛，或干呕，或咽痛，或利止脉不出者，通脉四逆汤主之。

通脉四逆汤方

甘草二两，炙　　附子大者一枚，生用，去皮，破八片　　干姜三两，强人可四两

上三味，以水三升，煮取一升二合，去滓，分温再服，其脉即出者愈。面色赤者，加葱九茎；腹中痛者，去葱，加芍药二两；呕者，加生姜二两；咽痛者，去芍药，加桔梗一两；利止脉不出者，去桔梗，加人参二两。病皆与方相应者，乃服之。

【校勘】成无己本、《玉函经》："色赤"作"赤色"。《玉函经》："利止"下有"而"字；"不出"下无"者"字。

通脉四逆汤方。《仲景全书》：甘草作"三两"。《千金翼方》："加葱"下有"白"字。《玉函经》：桔梗作"二两"。《仲景全书》：人参作"一两"。成无己本、《玉函经》：无"病皆"以下十字。《玉

函经》：亦无"去葱""去芍药""去桔梗"八字。《千金翼方》："乃服"作"乃加减服"。

【串解】成无己云："下利清谷，手足厥逆，脉微欲绝，为里寒，身热不恶寒，面色赤为外热，此阴甚于内，格阳于外，不相通也，与通脉四逆汤散阴通阳。"

所谓里寒外热，就是真寒假热证。下利清谷，手足厥逆，脉微欲绝，这是生理机能的衰竭，也就是真寒；反不恶寒、面色赤，是衰弱型的虚性兴奋的假象，也就是假热。所有或然症，也是亡阳伤津的症状，所以都属于四逆汤的主治范围。

【语译】患少阴病，腹泻，排泄些消化不良的粪便，手足厥冷，脉搏的波动细弱得很，但身上反而不作冷，脸上亦常常发红，这是真寒假热证，无论有无肚子痛、干呕、咽头痛，甚至腹泻稍好而脉搏反而不现了等症状，都可以用通脉四逆汤来回阳救里。

【释方】本方即四逆汤干姜加重二倍，作用与四逆汤同。参看第 29 条。

原文 318

少阴病，四逆，其人或咳，或悸，或小便不利，或腹中痛，或泄利下重者，四逆散主之。

四逆散方

甘草炙　枳实破，水渍炙干　柴胡　芍药

上四味，各十分，捣筛，白饮和，服方寸匕，日三服。咳者，加五味子、干姜各五分，并主下利；悸者，加桂枝五分；小便不利者，加茯苓五分；腹中痛者，加附子一枚炮令坼；泄利下重者，先以水五升，煮薤白三升，煮取三升，去滓，以散三方寸匕，内汤中，煮取一升半，分温再服。

【校勘】四逆散方。《玉函经》：无"捣筛"两字；"并主下利"作"并主久痢"；"炮"字下无"令坼"两字；"取三升"上无"煮"字。

【音义】坼，音彻，分裂也。

【串解】《医宗金鉴》云："四逆，虽阴盛不能外温，然亦有阳为阴郁，不得宣达，而令四肢逆冷者……但四逆而无诸寒热证，是既无可温之寒，又无可下之热，惟宜疏畅其阳，故用四逆散主之。"

本条少阴病，是就病人体质言，并不是有严重的少阴病，而是一种肝郁实证，诚如《医宗金鉴》所说，既非寒证，亦非热证，所以用四逆散的和解剂。

【语译】凡属少阴病的人，一患病就有四肢厥冷的情况，但他并没有严重的阳虚现象，只是有的时候咳嗽，有的时候心脏悸动，有的时候小便不通畅，有的时候肚子疼痛，有的时候腹泻坠胀，都可以用四逆散的和解剂。

【释方】陆渊雷云："柴胡、芍药，俱能镇静交感神经，本方治神经衰弱之证见于胸胁部（枳实可随证改枳壳），其人不虚者，后世平肝诸方，以此为祖，《局方》逍遥散，其嫡裔也。"

原文 319

少阴病，下利六七日，咳而呕渴，心烦不得眠者，猪苓汤主之。

【校勘】《千金翼方》："下利"作"不利"。

【串解】《医宗金鉴》云："凡少阴病，下利清谷，咳呕不渴，属寒饮也（按：第317条），今少阴病六七日，下利黏秽，咳而呕渴，烦不得眠，是少阴热饮为病也。饮热相搏，上攻则咳，中攻则呕，下攻则利，热耗津液，故渴，热扰于心，故烦不得眠，宜猪苓汤利水滋燥，饮热之证，皆可愈矣。"

本条非少阴本病，是少阴的变证，少阴本病为但欲寐，本条为烦不得眠，少阴本病的脉微细，猪苓汤证的脉浮（按：第223条），可以概见。

【语译】少阴病本为里寒证，所以有下利清谷等症状，但在六七天以后，也有转变而为里热证，现咳嗽、干呕、口渴、烦躁不眠等症状的，这时便应当用猪苓汤的滋阴清热剂了。

原文 320

少阴病，得之二三日，口燥咽干者，急下之，宜大承气汤。

【串解】舒驰远云："少阴挟火之证，复转阳明，而口燥咽干之外，必更有阳明胃实诸证兼见，否则大承气汤不可用也。"

陆渊雷云："少阴篇用大承气急下者三条，其病皆是阳明，盖亦热论家之旧文，故称少阴耳。"

因为《素问·热论》有"五日少阴受之，少阴脉贯肾，络于肺，系舌本，故口燥舌干而渴"的记载，陆氏之意即指此，如用大承气汤，当然应有大承气汤的症状存在，不得仍称为少阴，因此，少阴仍应指体质而言。

【语译】患者虽是少阴病的体质，但得病两三天以后，便现口干燥、大便秘结等里实证的，仍得用大承气汤的泻下剂。

原文 321

少阴病，自利清水，色纯青，心下必痛，口干燥者，可下之，宜大承气汤。一法用大柴胡汤。

【校勘】《玉函经》《脉经》："自利"作"下利"。成无己本、

《玉函经》："可"作"急"。《脉经》："宜大承气汤"句作"属大柴胡汤大承气汤证"十字。

【串解】陆渊雷云："自利清水，即后人所谓热结旁流也，因肠中有燥屎，刺激肠黏膜，使肠液分泌异常亢进所致。色纯青，则胆汁之分泌亦亢进矣，体液之分泌及排除两皆过速，大伤阴液，急下所以存阴也。"

心下痛，亦是由于有燥屎的缘故，水分排泄过多了，所以现口干燥。

【语译】患者虽是少阴病的体质，但腹泻带胆汁色的清水，腹部常常发痛，口干舌燥，这仍是里热证，可以用大承气汤的泻下剂。

原文 322

少阴病，六七日，腹胀不大便者，急下之，宜大承气汤。

【校勘】《玉函经》《脉经》《千金要方》《千金翼方》："胀"并作"满"。

【串解】舒驰远云："少阴复转阳明之证，腹胀不大便者，然必兼见舌胎干燥，恶热饮冷，方为实证。"

【语译】虽然是少阴病的体质，但确有腹部胀满、大便秘结等症状时，仍得用大承气汤的泻下剂。

原文 323

少阴病，脉沉者，急温之，宜四逆汤。

【串解】汪琥云："少阴病，脉本微细，但欲寐，今者轻取之微脉不见，重取之细脉几亡，伏匿而至于沉，此寒邪深中于里，殆将入藏，温之不容以不急也，少迟则恶寒身踡，吐利躁烦，不得卧麻，手足逆冷，脉不至等死证立至矣，四逆汤之用，其可缓乎。"

本条重在少阴病的全身症状，而不完全注重脉沉。而脉沉固为少阴证之一，如麻附细辛汤证（第301条）、附子汤证（第305条）都是。

【语译】患少阴病，脉搏到了极沉细的时候，这是心脏衰弱的征象，急用四逆汤的温中剂。

原文 324

少阴病，饮食入口则吐，心中温温欲吐，复不能吐，始得之，手足寒，脉弦迟者，此胸中实，不可下也，当吐之。若膈上有寒饮，干呕者，不可吐也，当温之，宜四逆汤。

【校勘】《玉函经》："心中温温"作"心下嗢嗢"。《千金要方》："心中温温"作"心中嗢嗢"。《玉函经》、成无己本："当"作"急"。《玉函经》："则吐"作"即吐"；"不可吐"下无"也"字。

【音义】温温，同愠愠，即闷闷欲吐的自觉症状。

【串解】《医宗金鉴》云："饮食入口即吐，且心中嗢嗢欲吐，复不能吐，恶心不已，非少阴寒虚吐也，乃胸中寒实吐也。故始得之，脉弦迟，弦者饮也，迟者寒也，而手足寒者，乃胸中阳气，为寒饮所阻，不能通于四肢也，寒实在胸，当因而越之，故不可下也。若膈上有寒饮，但干呕有声，而无物出，此为少阴寒虚之饮，非胸中寒实之饮也，故不可吐，惟急温之，宜四逆汤，或理中汤加丁香、吴茱萸亦可也。"

"当吐之"句以上，是瓜蒂散证，"当温之"句以下是四逆汤证，两证都有手足寒，脉弦迟，欲吐干呕等症。但瓜蒂散证，饮食进口才吐，而四逆汤证，不因饮食也会呕吐，所以前者是实证，后者是虚证。

胸中有实证而手足亦寒，这是由于胸部充血抵抗疾病，而形成四肢暂时的缺血的缘故，这就是《医宗金鉴》所谓"胸中阳气为寒饮所阻，不能通于四肢"的道理。

【语译】尽管他是少阴病体质的人，现在饮食进口便吐，甚至还现欲吐不吐，心里很难过的情况，手足发冷，脉搏至数虽不够，但却弦紧，这是胃部的里实证，病在上，不可用泻下剂，只合用催吐剂。假如是官能性的虚寒证，虽然时时干呕，便不能用催吐剂，只合用温中的四逆汤一类的方剂了。

原文 325

少阴病，下利，脉微涩，呕而汗出，必数更衣，反少者，当温其上，灸之。《脉经》云，灸厥阴可五十壮。

【校勘】《玉函经》：原注"五十壮"上无"可"字。

【句释】"必数更衣，反少者"，钱潢云："即里急后重之谓也。"舒驰远云："数更衣而出弓反少也，出弓者，矢去也。""温其上，灸之"，方有执云："上，谓顶百会是也。"汪琥云："百会，治小儿脱肛不差，此证亦灸之者，升举其阳也。"

【串解】成无己云："脉微为亡阳，涩为亡血，下利呕而汗出，亡阳亡血也，津液不足，里有虚寒，必数更衣反少者，温其上以助其阳也，灸之以消其阴。"

这是较重的衰弱性的腹泻，也就是慢性的胃肠炎病，所以用温灸疗法强壮其机能。

【语译】患少阴病，腹泻，脉搏微细而滞涩，呕吐出汗，大便时里急后重，排便却少，这是阴阳两虚的证候，可以先在头上百会穴进行温灸治疗，振奋其活力。

表33 第301至325条内容表解

少阴病

表证
- 麻黄附子细辛汤证
  - 脉象：沉（301）
  - 症状：始得之，反发热（301）
- 麻黄附子甘草汤证：二三日无里证（302）

里证
- 附子汤证
  - 脉象：沉（305）
  - 症状：口中和，背恶寒，身体痛，手足寒，骨节痛（304、305）
- 真武汤证
  - 症状：腹痛，小便不利，四肢沉重疼痛，自下利，或咳，或小便利，或呕（316）
  - 病理：此为有水气（316）

寒证
- 桃花汤证：下利便脓血，腹痛，小便不利（306、307）
- 吴茱萸汤证：吐利，手足逆冷，烦躁欲死（309）
- 白通汤证
  - 脉象：微（315）
  - 症状：下利（314、315）
- 白通加猪胆汁汤证
  - 脉象：无脉（315）
  - 症状：利不止，厥逆，干呕烦（315）
  - 预后：服汤脉暴出者死，微续者生（315）
- 通脉四逆汤证
  - 脉象：微欲绝（317）
  - 症状：下利清谷，手足厥逆，反不恶寒，面色赤（317）
  - 病理：里寒外热（317）
- 四逆汤证
  - 脉象：沉（323）
  - 症状：膈上有寒饮，干呕（324）
- 可温灸证
  - 脉象：微涩（325）
  - 症状：下利，呕而汗出，必数更衣，反少者（325）

热证
- 黄连阿胶汤证：心中烦，不得卧（303）
- 甘草汤证、桔梗汤证：咽痛（311）
- 苦酒汤证：咽中伤生疮，不能语言，声不出（312）
- 半夏散及汤证：咽中痛（313）
- 四逆散证：四逆，或咳，或悸，或小便不利，或腹中痛，或泄利下重（318）
- 猪苓汤证：下利咳呕渴，心烦不得眠（319）

虚证——猪肤汤证：下利咽痛，胸满心烦（310）

实证
- 大承气汤证：口燥咽干，自利清水，色纯青，心下痛，腹胀不大便（320、321、322）
- 可吐证
  - 脉象：弦迟（324）
  - 症状：欲吐不吐，胸中实（324）

❀ 复习题

1.试述麻黄附子细辛汤和麻黄附子甘草汤在临床应用上的区别。

2.试述白通汤和白通加猪胆汁汤在临床应用上的区别。

3.试述四逆汤和通脉四逆汤，在临床应用上的区别。

4.为什么腹胀不大便和自利清水两症，都用承气汤呢？

5.试述附子汤、真武汤两个方剂的共通作用和不同作用。

辨厥阴病脉证并治

程应旄云："厥阴者，两阴交尽，阴之极也，极则逆，逆固厥。"《玉篇》云："厥，短也。"阴由"少"而"短"，其衰竭的程度可以概见。程氏解释"厥阴"为两阴交尽，便是体会得这个意义而来。所以条文中总以"厥"少为有生机，"厥"多便为危证，因此，厥阴病的机转，比少阴病更趋恶化了。——从第 326 条至第 381 条。

一、第 326 至 330 条

第 326 至 330 条等 5 条，概述厥阴病的症状、性质、机转、治疗原则等。

原文 326

厥阴之为病，消渴，气上撞心，心中疼热，饥而不欲食，食则吐蚘，下之利不止。

【校勘】《玉函经》："食则"上有"甚者"二字；"利不止"作"不肯止"；"饥"字下无"而"字，《脉经》《千金翼方》并同；"则吐蚘"上无"食"字。

【音义】蚘，音蛔，即肠寄生虫。

【句释】"气上撞心，心中疼热"，为抵抗力渐有回复的趋势，血液循环亢进，生温机能随之增强而发生的自觉症。

356

【串解】舒驰远云："按此条，阴阳杂错之证也，消渴者，膈有热也，厥阴邪气上逆，故上撞心，疼热者，热甚也，心中疼热，阳热在上也，饥而不欲食者，阴寒在胃也，强与之食，亦不能纳，必与饥蚘俱出，故食则吐蚘也，此证上热下寒，若因上热误下之，则上热未必即去，而下寒必更加甚，故利不止也。"

本条旧注都以为是厥阴病的提纲，其实只是厥阴病过程中的病理机转之一，即是胃机能已逐渐开始恢复，而肠机能仍相当衰减的现象，也就是称为上热下寒的由来，惟其肠机能还衰减，所以"下之利不止"。

【语译】患病已到了厥阴的阶段，而现口渴、小便通畅的消渴症状，同时还感觉到胃部一阵阵地有气上冲似的热疼，虽然有饥饿感，却不很想吃，偶尔还吐出蛔虫，这是胃机能已逐渐恢复的象征，但是肠机能还不太强，不要因上部有热象而随便施用泻下剂，误下了，往往又会引起严重的腹泻。

原文 327

厥阴中风，脉微浮为欲愈，不浮为未愈。

【校勘】《玉函经》《千金翼方》："脉"字上有"其"字。

【串解】《医宗金鉴》云："厥阴中风，该伤寒而言也，脉微，厥阴脉也，浮，表阳脉也，厥阴之病，既得阳浮之脉，是其邪已还于表，故为欲愈也。不浮则沉，沉，里阴脉也，是其邪仍在于里，故为未愈也。"

"厥阴中风"，不是一个病名，或者一种证候，而是患厥阴里证的出现了"中风"表证，即《医宗金鉴》所谓"邪已还于表"的意思，这样解释与下文脉"浮""不浮""愈""不愈"，亦是相应的。

【语译】患厥阴里证，出现了中风脉微浮等表证现象时，这是病逐渐好转的象征，如果未现中风脉浮等现象，是病还没有开始好转的情况。

原文 328

厥阴病欲解时，从丑至卯上。

【校勘】《玉函经》《千金翼方》："至"字作"尽"，没有"上"字。

原文 329

厥阴病，渴欲饮水者，少少与之愈。

【校勘】《玉函经》《千金翼方》："愈"字上有"即"字。

【串解】成无己云："渴欲得水者，少少与之，胃气得润则愈。"

《伤寒论》渴欲饮水的，除"白虎证"可以恣饮外，其余都是"少少与之"（如第 71 条），厥阴病体力已经衰弱，当然少少给予为妙。

【语译】患厥阴病，如现口渴时，应当少少地给水予他，这样既不会增加他胃肠的负担，口渴亦自然解除了。

原文 330

诸四逆厥者，不可下之，虚家亦然。

【校勘】《玉函经》从这条以下，另成一篇，题名为"辨厥利呕哕病形证治第十"。

【串解】张锡驹云："诸病而凡四逆厥者，俱属阴寒之证，故不可下，然不特厥逆为不可下，即凡属虚家，而不厥逆者，亦不可下也。张均卫曰：虚家伤寒，未必尽皆厥逆，恐只知厥逆为不可下，而不知虚家虽不厥逆，亦不可下，故并及之。"

张说固是，但白虎汤证（第219条）、承气汤证，亦有"四逆厥"的，应该参合全身证候来做决定。本条的"四逆厥"，正是指虚寒性质的厥阴病而言。

【语译】凡属虚寒证，而现四肢厥冷，不能用泻下药，只要是虚寒证，即使四肢不发厥冷，也不能用泻下剂。

表34　第326至第330条内容表解

厥阴病 { 主要症状：消渴，气上撞心，心中疼热，饥而不欲食，四逆厥（326、329、330）

兼表证：中风脉浮（327）

治法：不可下（330）

🌸 复习题

1.什么叫作厥阴病？

2.根据临床经验，厥阴病一定有吐蚘的症状吗？

二、第331至342条

第331至342条等17条，辨论蚘厥、藏厥和厥热胜衰的病理变化。

原文331

伤寒先厥后发热而利者，必自止，见厥复利。

【串解】成无己云："阴气胜则厥逆而利，阳气复则发热，利必自止，见厥则阴气还胜，而复利也。"

成氏所说"阴气"代表机能的衰减，"阳气"代表机能的亢奋，生温机能衰减而"厥逆"，吸收机能衰减而"下利"，生温机能亢奋而"发热",吸收机能亢奋而"利止",这是一般的生理与病理两种机转的变化。

【语译】患伤寒病,先现四肢厥冷而腹泻的,这是机能衰减的征象,如果手足转热而腹泻止,这是机能已逐渐亢奋而好转,如果再转变为四肢厥冷,腹泻会再次发作,这又是机能转向衰减的道路了。

原文332

伤寒始发热六日,厥反九日而利,凡厥利者,当不能食,今反能食者,恐为除中。一云消中。食以索饼,不发热者,知胃气尚在,必愈。恐暴热来出而复去也,后日脉之,其热续在者,期之旦日夜半愈。所以然者,本发热六日,厥反九日,复发热三日,并前六日,亦为九日,与厥相应,故期之旦日夜半愈。后三日脉之,而脉数,其热不罢者,此为热气有余,必发痈脓也。

【校勘】《玉函经》:"反能食"下无"者"字;"除中"下无"一云消中"四字注文;"后日脉之"作"后三日脉之",成无己本同;"其热续在"下无"者"字;亦无"所以然者"以下三十八字;"而脉数"作"而数";"其热不罢"下无"者"字;"痈脓"下无"也"字。《千金翼方》:"食以索饼"作"食之黍饼"。

【句释】"除中",成无己云:"除,去也,中,胃气也,言邪气太甚,除去胃气,胃欲引食自救,故暴能食",柯韵伯云:"除中,则反见善食之状,如中空无阳,今俗云食禄将尽者,是也。""索饼",钱潢云:"疑即今之条子面,及馓子之类,取其易化也",来集之《倘湖樵书》云:"今俗以麦面之线索而长者,曰面,其圆块而匾者,曰饼。考之古人,则皆谓饼也,汉张仲景《伤寒论》云,食以索饼,饼而云索,乃面耳。"

【串解】陆渊雷云："此条大旨，谓热与厥利互发之病，其热与厥利之日数相当者，必自愈。若热多于厥，必发痈脓，条文自凡厥利者，至胃气尚在必愈，为插入之笔，自所以然者，至夜半愈，盖后人之傍注，传钞者混入正文也。言伤寒初起发热仅六日，继之以厥利九日，较发热多三日，似是病进，后三百四十五条（按：本书第 342 条）云，伤寒厥四日，热反三日，复厥五日，其病为进，是热少厥多者为病进也。既似病进，则九日厥利止而发热，恐是暴热来出，须臾复去，暴热来出犹白通汤加猪胆汁汤之脉暴出（按：第 315 条），俗所谓回光返照，乃垂死之象，故于后日脉之，后日谓发热之第二日，脉谓诊察也，此时热若仍在，则非暴出之热，仍是厥去热复之热，而病有向愈之象矣。先是发热六日，厥九日，今又发热二日，并前共八日，若续热一日，则热亦九日，与厥相当而病愈，故期之旦日夜半愈，期，预期也，旦日，明日也。若于发热之第三日后脉之，其脉数，热犹不罢者，则为热气有余，将发痈脓。此病当厥利时，多不能食，今反能食，恐是除中，次条云，除中必死，欲知之法，可试食以索饼，若除中者，食饼当发热，今不发热，则是胃气尚在而能食，非除中，知其可愈也。"

【语译】患伤寒病，如开始接连发六天的热后，便转变而四肢厥冷，接连便厥冷九天，而且腹泻，这种发厥而腹泻的证候，病人常常是食欲不好的。假使食欲还好，要提防它是"除中"病。但是"除中"病吃了饮食，多半是要发热的，如把索饼给他吃，并不发热，这便不是得"除中"病，而是他的胃机能还好，这病是可能好转的。但有些时候还要防他出现"暴热"的假象，一下子又退去而发厥，在第二天可以继续进行诊断，如果复发热后，第二天热还持续存在，这才是他的机能真正恢复了，可能在明天晚上便会逐渐好转的。这是什么道理呢？因为病开始便是发的六天热、九天厥，现在又发了三天热，把以前发热的六天日子合并算起来，便仍然是发的九天热，发厥九天，发热也是九天，厥和热的天数两两平衡相应，所以预料他第二天晚上便会基本好转。如果热恢复后的第三天，脉搏反而加快了，热型亦持续地发展下去，是本来阴虚不足的证候，一转变而为阳实有余的证候，充血太甚，这时又要当心他发生痈肿等病变。

原文 333

伤寒脉迟，六七日，而反与黄芩汤彻其热，脉迟为寒，今与黄芩汤，复除其热，腹中应冷，当不能食，今反能食，此名除中，必死。

【校勘】《玉函经》："今与"作"而与"。《玉函经》《千金翼方》："此名"都作"此为"。

【串解】汪琥云："脉迟为寒，不待智者而后知也，六七日反与黄芩汤者，必其病初起，便发厥而利，至六七日，阳气回复，乃乍发热，而利未止之时，粗工不知，但见其发热下利，误认以为太少合病，因与黄芩汤彻其热，彻，即除也。又脉迟云云者，是申明除其热之误也。"

本条旨在说明里寒证，不用温中药而用清里剂，以致发生"除中"的坏证，而"除中"是胃机能衰减至极的证候，所以多死。

【语译】患伤寒病，脉搏现迟，已经六七天来都是如此，不惟不给以温中药，反而用黄芩汤的清热剂，这是绝大的错误，因为"脉迟"是里寒证的征象，里寒证而用黄芩汤清热，胃机能势必愈受损伤，而食欲也会大大地减退。可是，病人的食欲反而增加起来了，要知道，这却是胃阳将绝，一时兴奋的"除中"症，总是凶多吉少的。

原文 334

伤寒先厥后发热，下利必自止，而反汗出，咽中痛者，其喉为痹，发热无汗，而利必自止，若不止，必便脓血，便脓血者，其喉不痹。

【校勘】《玉函经》："若不止"作"不止者"。

【串解】汪琥云："先厥后发热，下利必自止，阳回变热，热邪太过，而反汗出，咽中痛者，此热伤上焦气分也。其喉为痹，痹者，闭也，此以解咽中痛甚，其喉必闭而不通。以厥阴经，循喉咙之后，上入颃颡故也。又热邪太过，无汗而利不止，便脓血者，此热伤下焦血分也。邪热泄于下，则不干于上，故云其喉不痹。"

本条旨在说明先厥后发热，可能有两种不同的病变情况。热盛于上，便会汗出、喉痹；热盛于下，便会无汗、便脓血。热盛于上，常器之用"桔梗汤"；热盛于下，汪琥用"黄芩汤"。先厥而后热盛，阴虚证不断地过用辛热药时，临床上往往有这等病变。

【语译】患伤寒病开初四肢厥冷、腹泻，后来逐渐转温而发热，腹泻亦同时终止了。但是由于发热的加剧，竟不断地出汗，咽喉疼痛，甚至肿痛，这是阴证转变为阳证的现象。一般的先厥后热，腹泻必会终止，如果发热不出汗，还是不断地腹泻，甚至还有便血的可能。便血是说明下部有热，热既从下泄，咽喉部便不会肿痛了。

原文 335

伤寒一二日至四五日厥者，必发热，前热者后必厥，厥深者热亦深，厥微者热亦微。厥应下之，而反发汗者，必口伤烂赤。

【校勘】《玉函经》："四五日"下有"而"字；成无已本同。《玉函经》："发汗者"作"发其汗"，无"者"字。

【串解】程应旄云："伤寒毋论一二日至四五日，而见厥者，必从发热得之，热在前厥在后，此为热厥，不但此也，他证发热时不复厥，发厥时不复热，盖阴阳互为胜复也。唯此证孤阳操其胜势，厥自厥，热仍热，厥深则发热亦深，厥微则发热亦微，而发热中，兼夹烦渴不下利之里证，总由阳陷于内，菀其阴于外，而不相接也，须用破阳行阴之法，下其热而使阴气得伸，逆者顺矣。不知此而反发汗，是徒从一二日，及发热上起见，认为表寒故也。不知热得辛温，而助其升散，厥与热两不除，而早口伤烂赤矣。"

程氏所谓"厥自厥，热仍热"，就是说手足厥冷，同时身面部亦在发热。第 330 条既说："诸四逆厥者，不可下之"，这是寒厥。这条说"厥应下之"，便是热厥无疑。"寒厥"是心脏衰弱的虚证，"热厥"是循环障碍的实证，所以程应旄主张用"破阳行阴"之法，也就是通畅血循环的意思。

【语译】患伤寒病，无论一二天也好，三四天也好，往往有手足厥冷，而身面部发热的，这种症状是先有里热而后四肢发厥的循环障碍的热厥证候，这种证候的病理变化，当随其循环障碍程度的轻重而不同，如障碍的程度严重，手足厥冷和身面发热的症状亦严重，如障碍的程度轻微，手足厥冷和身面发热的症状亦轻微。这样的热厥里证，应该用泻下剂清里，如错误地用发汗剂，可能引起血热上溢，而致口腔充血发炎溃烂。

原文 336

伤寒病，厥五日，热亦五日，设六日，当复厥，不厥者自愈，厥终不过五日，以热五日，故知自愈。

【串解】《医宗金鉴》云："盖厥热相胜则逆，逆则病进；厥热相平则顺，顺则病愈，今厥与热日相等，气自平，故知阴阳和而病自愈也。"

魏荔彤云："厥热各五日，皆设以为验之辞，俱不可以日拘，如算法设为问答，以明其数，使人得较量其亏盈也。"

总之，务求"热"与"厥"的平衡，"热"代表亢奋，"厥"代表衰减，过于亢奋便成热证、实证，过于衰减便成寒证、虚证，既不亢奋亦不衰减，恢复了调节机能的本态，也就是恢复了它的正常作用，所以主"自愈"。但正如魏氏所说，这无非是假设以说明病变的机势，并不是真有"厥"五日"热"亦五日的病证。

【语译】患伤寒病，如果要观测它病变好转的机势，当决定于调节机能的是否趋于平衡，如发厥五天，发热亦是五天，说明调节机能平衡了，又如发热六天，发厥也是六天，并没有多发厥一天，还是说明机体调节可趋于平衡，这都是病变好转的主要象征，因为发热五天的时候，发厥终于没有超过五天，说明机能并没有过分衰减的情况，所以能够预料它会好转。

原文 337

凡厥者，阴阳气不相顺接，便为厥，厥者，手足逆冷者是也。

【校勘】《玉函经》、成无己本："逆冷"下无"者"字。《玉函经》：本条列在第 336 条之前。

【串解】成无己云："阳气内陷，阳不与阴相顺接，故手足为之厥冷也。"

"阳"指机能，"阴"指物质，机能和物质都衰减，不能适应机体生活的需要，便叫作不相顺接。阴阳两虚的人，生温机能既不好，血液循环也不够充沛，所以手足便发厥冷，这就是一般性的"寒厥"，本条也就是在解释寒厥的意义。

【语译】凡是虚寒发厥的，总是由于阴阳两虚，不能适应生理机能的需要，所以才发"厥"，什么是发厥呢？就是手足四肢的厥冷。

原文 338

伤寒脉微而厥，至七八日肤冷，其人躁无暂安时者，此为藏厥，非蚘厥也。蚘厥者，其人当吐蚘，令病者静，而复时烦者，此为藏寒，蚘上入其膈，故烦，须臾复止，得食而呕，又烦者，蚘闻食臭出，其人当自吐蚘，蚘厥者，乌梅丸主之，又主久利。

乌梅丸方

乌梅 三百枚　细辛 六两　干姜 十两　黄连 十六两　当归 四两　附子 六两，炮，去皮　蜀椒 四两，出汗　桂枝 去皮，六两　人参 六两　黄蘗 六两

上十味，异捣筛，合治之，以苦酒渍乌梅一宿，去核，蒸之五斗米下，饭熟捣成泥，和药令相得，内臼中，与蜜杵二千下，丸如梧桐子大，先食饮服十丸，日三服，稍加至二十丸，禁生冷、滑物、臭食等。

【校勘】成无己本："非蚘厥也"句"蚘"字上有"为"字。王肯堂校本《千金翼方》："非蚘厥也"句作"死"一字。《玉函经》："令病者"作"今病者"。成无己本、《玉函经》："时烦"下无"者"字；"蚘上入"下无"其"字。《玉函经》："丸"作"圆"；"主之"下无"又主久利"四字。《千金翼方》："又主久利"四字只作为细注。

乌梅丸方。成无己本：乌梅下"枚"字作"个"。成无己本：

黄连下"十六两"作"一斤",《千金要方》作"十两"。成无己本:附子下无"去皮"两字。《千金要方》:黄蘗下有"一方用麦蘖"六字小注。成无己本:"丸"字都作"圆"。《千金要方》:"五斗米"作"五升米";"泥"作"塈";"和药"作"盘中搅"三字。《玉函经》:"饭熟"下有"取"字;"臭食"作"食臭"。

【串解】《医宗金鉴》云:"伤寒脉微而厥,厥阴脉证也。至七八日不回,手足厥冷,而更通身肤冷,躁无暂安之时者,此为厥阴阳虚阴盛之脏厥,非阴阳错杂之蛔厥也。若蛔厥者,其人当吐蛔,今病者静,而复时烦,不似脏厥之躁无暂安时,知非脏寒之躁,乃蛔上膈之上也,故其烦须臾复止也,得食而吐,又烦者,是蛔闻食臭而出,故又烦也。得食,蛔动而呕,蛔因呕吐而出,故曰:其人当自吐蛔也。蛔厥,主以乌梅丸,又主久利者,以此药性味酸苦辛温,寒热并用,能解阴阳错杂,寒热混淆之邪也。"

本条在辨别"藏厥"与"蚘厥"的不同。"藏厥"是生理机能的衰竭,蚘厥是肠寄生虫病,乌梅丸主治蚘厥,不治藏厥,藏厥是厥阴病,蚘厥不是厥阴病,所以乌梅丸不得为厥阴病的主方。但乌梅丸的蚘厥证,亦属于胃肠机能衰弱的这一类型,所以称"此为藏寒",而乌梅丸亦用干姜、附子、人参等的强壮药。蚘虫的成虫,常常寄生在小肠的上段,所以亦有到胃里被吐出的机会,这就是"蚘上入其膈"的所以然。

【语译】患伤寒病,脉搏既微弱而又手足厥冷,到了七八天后,甚至周身皮肤都发冷,心里烦躁不安,这是生理机能衰竭的藏厥证,并不同于寄生虫病的蚘厥证。所谓蚘厥证,不仅有吐蚘的显著症状,同时患者亦比较安静,纵然有时发烦,也不一定像藏厥证那样的躁，其所以现烦，是因为胃肠机能不好，而胃里又有蚘虫的关系。所以他虽发烦，并不太厉害，一会儿就停止了，但是，稍一吃点饮食，便又发烦而呕吐，甚至蚘虫便随着呕吐出来了，像这样的蚘厥证，可以服用乌梅丸，乌梅丸有强壮胃肠机能和消炎杀虫的作用，所以对于慢性腹泻病亦有疗效。

【释方】祝味菊云："本方以乌梅为主药，干姜、黄连为重要副药，其适用标准，在伤寒厥阴病抵抗未复，藏寒吐蚘而厥者，故用乌梅之安胃除烦痹，干姜、黄连温中杀虫，辛、附、椒、桂，宣达诸阳，参、归益气利血，而黄蘗则为黄连之辅佐也。盖仲景于本条已有明文，故谓为治蚘厥之主剂则可，若以之为治厥阴病之主剂，则期期以为未可也。煮服法中所云'以苦酒渍乌梅一宿'者，盖以苦酒能助胃液之消化而制蚘之上逆也。"

原文 339

伤寒热少微厥，指—作稍。头寒，嘿嘿不欲食，烦躁，数日小便利，色白者，此热除也。欲得食，其病为愈。若厥而呕，胸胁烦满者，其后必便血。

【校勘】成无己本、《玉函经》："微厥"作"厥微"；《千金翼方》："指头"作"稍头"。

【串解】程应旄云："热既少厥微，而仅指头寒，虽属热厥之轻者，然热与厥并现，实与厥微热亦微者，同为热厥之例。故阴阳胜复，难以揣摩，但以嘿嘿不欲食烦躁，定为阳胜。不欲食，似属寒，以烦躁，知其热。小便利色白，欲得食，定为阴复，盖阴阳不甚在热厥上显出者。若此证，热虽少，而厥则不仅指头寒，且不但嘿嘿不欲食，而加之呕，不但烦躁，而加之胸胁满，则自是厥深热亦深之证也。微阴当不能自复,必须下之,而以破阳行阴为事矣,苟不知此,而议救于便血之后,不已晚乎。此条下半截曰,小便利色白,则上半截小便短色赤可知,是题中二眼目,嘿嘿不欲食,欲得食,是二眼目,胸胁满烦躁与热除,是二眼目,热字包有烦躁等证,非专指发热之热也。"

【语译】患伤寒热厥证,尽管"热"和"厥"都很轻微,只是指头稍有点冷感,沉默不想吃东西,但一阵阵地还是现烦躁,这仍然是属于热厥证。如果几天后小便通畅,颜色转白,这说明热已经在不断地消除了。如食欲都渐次有增加,更证明病机有进一步的好转。假如"厥"加剧而现呕,胸胁部也烦闷不安,甚至大便便血,这便是热厥病变转严重了。

原文 340

病者手足厥冷,言我不结胸,小腹满,按之痛者,此冷结在膀胱关元也。

【句释】"关元",为任脉穴位,在脐下 3 寸腹白线中,分布着第 11、第 12 肋间神经前皮支,深部容小肠,凡慢性肠炎、水肿、肾脏炎、淋病、尿闭等,选用多效。

【串解】《医宗金鉴》云:"病者手足厥冷,言我不结胸,是谓大腹不满,而惟小腹满,按之痛也。论中有小腹满,按之痛,小便自利者,是血结膀胱证(按:第 124、125、126 条),小便不利者,是水结膀胱证(按:第 125、126 条),手足热,小便赤涩者,是热结膀胱证,此则手足冷,小便数而白,知是冷结膀胱证也。"

但手足热、小便赤涩,是热结膀胱,《伤寒论》里并没有明文根据,系以本条为对比的假设词。冷结膀胱关元,即指出小腹满的病因，因为膀胱的穴位在小腹，本条当是寒厥，为阴证虚证，所以有主张灸关元或用真武汤的。

【语译】病人的手足厥冷，虽不结胸，小腹却膨满，按摩它发疼痛，这是由于小腹部脏器的机能衰减的缘故。

原文 341

伤寒发热四日，厥反三日，复热四日，厥少热多者，其病当愈，四日至七日，热不除者，必便脓血。

【校勘】《玉函经》：无两"者"字；"便"字作"清"字。成无己本："热多"下无"者"字，"热不除者"句下，有"其后"两字。

【串解】《医宗金鉴》云："伤寒发热四日，厥亦四日，是相胜也，今厥反三日，复热四日，是热多厥少，阳胜阴退，故其病当愈也。当愈不愈，热仍不止，则热郁于阴，其后必便脓血也。"

从"厥"和"热"的多寡来观察病变，这和第336条是一致的。厥少热多，是机体抗力战胜病变的象征，所以主"病当愈"。

【语译】患伤寒病，发四天热，发三天冷，又发四天的热而不再发冷了，这样寒少热多，是抗力升高病变好转的象征，假如四至七天以上，发热一直不退，高度充血的结果，那可能引起便血，这不得不注意。

原文 342

伤寒厥四日，热反三日，复厥五日，其病为进，寒多热少，阳气退，故为进也。

【音义】"进"，方有执云："谓加重也"。

【串解】程应旄云："热多厥少，知为阳胜，阳胜病当愈，厥多热少，知为阴胜，阴胜病曰进，热在后而不退，则为阳过胜，过胜而阴不能复，遂有便血诸热证；厥在后而不退，则为阴过胜，过胜而阳不能复，遂有亡阳诸死证。所以调停二者，治法须合乎阴阳进退之机，阳胜宜下，阴胜宜温，若不图之于早，坐令阴竭阳亡，其死必矣。"

本条和前条，总的在说明机体阴阳的消长，关于病变的进退，不一定真有这种病证的出现。

【语译】患伤寒病，发四天冷，发三天热，又发四天冷而不再发热了，这是病变愈来愈严重的现象。因为寒多热少，是机体抵抗力减退的象征，相反的就说明了病变在不断地发展着。

表 35　第 331 至 342 条内容表解

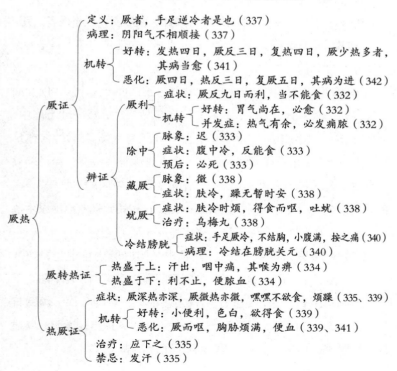

❀ 复习题

1. 什么叫作厥证？

2. 什么叫作热厥证？

3. 厥多热少，为什么主病进？厥少热多，为什么主病当愈？

4. 乌梅丸是否厥阴病的主方，为什么？

三、第 343 至 352 条

第 343 至 352 条等 10 条，辨论发厥一类证治。

原文 343

伤寒六七日，脉微，手足厥冷，烦躁，灸厥阴，厥不还者，死。

【校勘】《玉函经》《千金翼方》：“脉”字上有“其”字。《千金翼方》：“脉微”作“脉数”。

【句释】“灸厥阴”，汪琥云：“常器之云，可灸太冲穴，以太冲二穴，为足厥阴脉之所注，穴在足大趾下后二寸，或一寸半陷中，可灸三壮，武陵陈氏云，灸厥阴，如关元气海之类。”太冲穴在足背部第 1、第 2 跖骨连接部的前方，布有腓深神经终支，治足胫厥冷有效。关元穴，见第 340 条。气海穴，即一般叫的“丹田”，在脐下 1 寸 5 分，布有肋间神经前穿行支，它和关元穴专治泌尿生殖器的疾病，凡慢性全身性疾患、痛症等灸 5 至 15 壮多效。

【串解】《医宗金鉴》云：“此详申厥阴脏厥之重证也，伤寒六七日脉微，手足厥冷烦躁者，是厥阴阴邪之重病也，若不图之于早，为阴消阳长之计，必至于阴气寖寖而盛，厥冷日深，烦躁日甚，虽用茱萸、附子、四逆等汤，恐缓不及事，惟当灸厥阴，以通其阳，如手足厥冷，过时不还，是阳已亡也，故死。”

脉微而手足厥冷、烦躁，是心机能衰惫已极的征象，虽用艾灸刺激，而心机能仍不能持续时，自然多属死证。这也就是亡阳急证。

【语译】患伤寒病在六七天以上，如现脉搏微细，四肢厥冷，心里烦躁等症状，这是"亡阳"险证，应及时灸气海、关元等扶阳的经穴，如果灸了厥冷并不转温，便多属死证无疑了。

原文 344

伤寒发热，下利厥逆，躁不得卧者，死。

【串解】成无己云："伤寒发热，邪在表也，下利厥逆，阳气虚也，躁不得卧者，病胜藏也，故死。"

发热病一变而为厥冷，当是心脏衰弱所致，救不及时，常有危险。

【语译】伤寒开始还发热，突然转变为腹泻不止，四肢厥冷，而又极度躁扰，不能安睡，这是严重的心脏衰弱和失神的征象，往往预后不良。

原文 345

伤寒发热，下利至甚，厥不止者，死。

【校勘】《玉函经》：没有这条。

【串解】成无己云："《金匮要略》曰：六府气绝于外者，手足寒；五藏气绝于内者，利下不禁。伤寒发热，为邪气独甚，下利至甚，厥不止，为府藏气绝，故死。"

本条与上条基本是同一性质，所以《玉函经》不列这条。

【语译】患伤寒病，本来还发热，但一腹泻便很严重，手足亦跟着厥冷下去，而不好转，这种证候的预后，仍然是极坏的。

原文 346

伤寒六七日不利，便发热而利，其人汗出不止者，死，有阴无阳故也。

【校勘】《玉函经》："不利"作"不便利"；"便发热"作"忽发热"。

【串解】成无己云："伤寒至七日，为邪正争之时，正胜则生，邪胜则死，始不下利，而暴忽发热下利，汗出不止者，邪气胜，正气脱也，故死。"

忽发热下利而汗出不止，这是亡阳急证，所以多死。

【语译】患伤寒病，六七天来本不下利，忽而发热腹泻，大汗不止，这是遽变亡阳，多属死证，因为病变严重，抗力衰竭的缘故。

原文 347

伤寒五六日，不结胸，腹濡，脉虚复厥者，不可下，此亡血，下之死。

【校勘】成无己本、《玉函经》："亡血"上有"为"字。《千金要方》："不可下，此亡血，下之死"三句，作"不可下之，下之亡血死"两句。

【串解】成无己云："伤寒五六日，邪气当作里实之时，若不结胸而腹濡者，里无热也。脉虚者，亡血也，复厥者，阳气少也，不可下。下之为重虚，故死，《金匮玉函》曰：虚者重泻，真气乃绝。"

本条旨在说明伤寒五六日后，不一定再传三阳而为阳证，务须辨证施治，不可执一。

【语译】一般说伤寒五六天后，就会传变为三阳证，这不能一概而论，如果五六天后并没有出现"结胸证"的症状，反而腹部还是濡软的，脉搏亦虚弱，手足现厥冷，这纯是阴证，万不可轻用泻下剂，因为脉虚、厥冷，都是血虚已极的现象，万一误下了，只有促其死亡的早日到来。

原文 348

发热而厥，七日下利者，为难治。

【校勘】《玉函经》《千金翼方》："发热"上有"伤寒"两字。

【串解】钱潢云："厥多而寒盛于里，复至下利，则腔腹之内，脏腑经络，纯为阴邪，全无阳气，虽真武四逆白通等温经复阳之法，恐亦未能挽回阳气，故曰难治。"

【语译】患伤寒病，开始虽然发热，但一转变为手足厥冷的时候，便六七天一直不好转，甚而腹泻不止，这种伤津亡阳的证候，是很难治疗的。

原文 349

伤寒脉促，手足厥逆，可灸之。促，一作纵。

【校勘】成无己本、《玉函经》："厥逆"下有"者"字。

【串解】成无己云："脉促则为阳虚不相续，厥逆则为阳虚不相接，灸之以助阳气。"

"促脉"，本是亢奋的阳脉（参见第 21 条），但机能衰弱，到了虚性兴奋的时候，脉搏也现促，所以临床上脉症不要割裂。灸法可参看第 343 条。

【语译】患伤寒病，脉搏现促而手足厥冷，这是心脏机能衰弱，呈现虚性兴奋的脉搏，可以急用艾灸，扶阳温经。

原文 350

伤寒脉滑而厥者，里有热，白虎汤主之。

【校勘】成无己本、《玉函经》："热"字下有"也"字。

【句释】"脉滑而厥"，《活人书》云："其脉虽沉伏，按之而滑。"

是发厥的滑脉，当在沉伏部见。

【串解】钱潢云："滑者，动数流利之象，无沉细微涩之形，故为阳脉。乃伤寒郁热之邪在里，阻绝阳气，不得畅达于四肢而厥，所谓厥深热亦深也。"

这即是血循环障碍的热厥证。

【语译】患伤寒病，脉搏在沉部见滑，四肢发厥冷，这是由于里热而引起血循环障碍的热厥证，可以用"白虎汤"的清热剂。

原文 351

手足厥寒，脉细欲绝者，当归四逆汤主之。

当归四逆汤方

当归三两　桂枝三两，去皮　芍药三两　细辛三两　甘草二两，炙　通草二两　大枣二十五枚，擘。一法十二枚

上七味，以水八升，煮取三升，去滓，温服一升，日三服。

【校勘】《玉函经》《千金翼方》："脉细"句作"脉为之细绝"，无"者"字。

当归四逆汤方。《玉函经》：细辛作"一两"。成无己本：大枣下"枚"字作"个"字。

【句释】柯韵伯云："此条证为在里，当是四逆本方加当归，如茯苓四逆之例，若反用桂枝汤攻表，误矣，即名四逆汤，岂得无

姜、附。"钱潢亦说本方"不能无疑"。

【串解】钱潢云："四肢为诸阳之本，邪入阴经，致手足厥而寒冷，则真阳衰弱可知，其脉微细欲绝者，《素问·脉要精微论》云，脉者血之府也，盖气非血不附，血非气不行，阳气既已虚衰，阴血自不能充实，当以四逆汤温复其真阳，而加当归以营养其阴血，故以当归四逆汤主之。"

这即是血弱气尽，阴阳两虚的证候。

【语译】患病而致手足厥冷，脉搏亦细微欲绝，这是血虚阳绝证，应该用当归四逆汤补血回阳。

【释方】本方为肌表活血剂，用于末梢贫血较好，用于救里回阳，尚少经验。

原文 352

若其人内有久寒者，宜当归四逆加吴茱萸生姜汤。

当归四逆加吴茱萸生姜汤方

当归三两　芍药三两　甘草二两，炙　通草二两　桂枝三两，去皮　细辛三两　生姜半斤，切　吴茱萸二升　大枣二十五枚，擘

上九味，以水六升，清酒六升，和煮取五升，去滓，温分五服。一方水酒各四升。

【校勘】《玉函经》：与前条紧接，成为一条；"久寒"下无"者"字。

当归四逆加吴茱萸生姜汤方。《玉函经》：芍药作"三两"；通草作"三两"。《千金翼方》：生姜作"八两"。《玉函经》《千金翼方》：吴茱萸作"二两"；水酒"各四升"。

【句释】柯韵伯云："此本是四逆与吴茱萸相合，而为偶方也，

吴茱萸配附子，生姜佐干姜久寒始去。"

【串解】钱潢云："此承上文言，手足厥寒，脉细欲绝，固当以当归四逆治之矣，若其人平素内有久寒者，而又为客寒所中，其涸阴沍寒，难于解散，故更加吴茱萸之性燥苦热及生姜之辛热以泄之，而又以清酒扶助其阳气，流通其血脉也。"

"久寒"，即指素有痰饮等证而言，所以便得用吴茱萸、生姜等散陈寒的药。

【语译】已经是血虚阳绝的患者，而又是素来有痰饮的人，还可以用当归四逆加吴茱萸生姜汤，补血回阳之中并兼温散痰饮。

【释方】陆渊雷云："久寒，言其因，其证则呕吐上逆，从吴茱萸、生姜之药效，可知也。"

表36　第343至352条内容表解

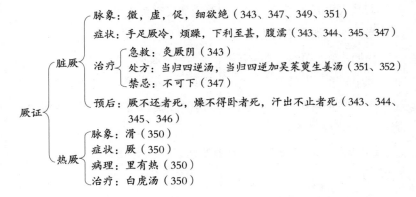

脉象：微，虚，促，细欲绝（343、347、349、351）
症状：手足厥冷，烦躁，下利至甚，腹濡（343、344、345、347）
治疗　急救：灸厥阴（343）
　　　处方：当归四逆汤，当归四逆加吴茱萸生姜汤（351、352）
　　　禁忌：不可下（347）
预后：厥不还者死，燥不得卧者死，汗出不止者死（343、344、345、346）

脏厥

脉象：滑（350）
症状：厥（350）
病理：里有热（350）
治疗：白虎汤（350）

热厥

厥证

❀ 复习题

1. 当归四逆汤证与当归四逆加吴茱萸生姜汤证的区别在什么地方？

2.当归四逆汤与当归四逆加吴茱萸生姜汤比较,两方的配伍用药究竟有无疑义?

四、第 353 至 375 条

第 353 至 375 条等 23 条,辨论下利一类的证治。

原文 353

大汗出,热不去,内拘急,四肢疼,又下利厥逆而恶寒者,四逆汤主之。

【校勘】《千金翼方》:"拘急"上无"内"字;"又"字作"若"字。

【句释】"内拘急",汪琥云:"此寒气深入于里,寒主收引,当是腹以内拘急。"即是腹内有极不舒适的感觉。

【串解】《医宗金鉴》云:"通身大汗出,热当去矣,热仍不去,而无他证,则为邪未尽而不解也。今大汗出,热不去,而更见拘急肢疼,且下利厥逆而恶寒,是阳亡于表,寒盛于里也,故主四逆汤,温经以胜寒,回阳而敛汗也。"

这是为"下脱"而非"外脱",所以"大汗出"时还有热象,一经"下利"便四肢厥逆而恶寒了。

【语译】当不断出汗的时候,还有热象,并不发厥,只是心里难过,手足现疼,后来又突然腹泻,体温便低落而厥冷恶寒,这是阳将下脱的现象,急应服四逆汤回阳固脱。

原文 354

大汗,若大下利而厥冷者,四逆汤主之。

【校勘】《玉函经》《千金翼方》:"汗"字下有"出"字。

【串解】成无己云："大汗若大下利，内外虽殊，其亡津液，损阳气则一也，阳虚阴胜，故生厥逆，与四逆汤固阳退阴。""阴胜"，只是阳虚的结果，也就是指厥冷而言。

【语译】汗既出得不少，腹泻亦很厉害，伤阴亡阳太甚，便发厥冷，所以应急服四逆汤来回阳。

原文 355

病人手足厥冷，脉乍紧者，邪结在胸中，心下满而烦，饥不能食者，病在胸中，当须吐之，宜瓜蒂散。

【校勘】"辨可吐篇"："乍紧"作"乍结"。成无己本、《玉函经》："心下"作"心中"。

【句释】"病人"，张志聪云："病人者，非厥阴之为病，而亦非外受之寒邪也，以手足厥冷，故列入厥阴篇中。"

【串解】《医宗金鉴》云："寒饮实邪，壅塞胸中，则胸中阳气为邪所遏，不能外达四肢，是以手足厥冷，胸满而烦，饥不能食也，当吐之，宜瓜蒂散，涌其在上之邪，则满可消而厥可回矣。"

胃部有炎症而高度充血，所以不仅满而烦，饥不欲食，甚至循环障碍，四肢呈一时性的贫血而厥冷，炎症过久，胃里的分泌物势必增加，也是"满烦"原因之一，所以主张用催吐剂。"饥"是营养缺乏的感觉，并不是食欲的需要，所以"饥不欲食"，可参看第326条。

【语译】有一种患急性胃病的人，手足现厥冷，脉搏亦歇至（据"可吐篇"作"结脉"），很像厥阴病，但却是由于胃炎病的发作，所以才胃部胀满烦躁，不想吃东西，既是胃上的病，便须用瓜蒂散的催吐剂，排除它的炎性产物。

原文 356

伤寒厥而心下悸，宜先治水，当服茯苓甘草汤，却治其厥，不尔，水渍入胃，必作利也。

【校勘】成无己本、《玉函经》："悸"字下有"者"字。《玉函经》："当服"作"当与"。

【串解】《医宗金鉴》云："此先水后厥之治也，盖停水者必小便不利，若不如是治之，则所停之水渍入胃中，必作利也……此证虽不曰小便不利，而小便不利之意自在，若小便利，则水不停，而厥悸属阴寒矣，岂宜发表利水耶。"

"停水"就是因于循环障碍，所以甚而发厥，先利水减轻心脏负担，当然厥可转温，"桂枝"在这里是畅通血循环作用，不必是发表。

【语译】患伤寒病而脏器里有蓄水的情况时，由于循环障碍，亦常常四肢厥冷，心下悸动，必须用茯苓甘草汤排出了蓄水以后，再加重强心药治疗厥冷，否则，水在肠道里蓄积多了，还会引起严重的腹泻。

原文 357

伤寒六七日，大下后，寸脉沉而迟，手足厥逆，下部脉不至，喉咽不利，唾脓血，泄利不止者，为难治，麻黄升麻汤主之。

麻黄升麻汤方

麻黄二两半，去节　升麻一两一分　当归一两一分　知母十八铢　黄芩十八铢　萎蕤十八铢。一作菖蒲　芍药六铢　天门冬六铢，去心　桂枝六铢，去皮　茯苓六铢　甘草六铢，炙　石膏六铢，碎绵裹　白术六铢　干姜六铢

上十四味，以水一斗，先煮麻黄一两沸，去上沫，内诸药，

煮取三升，去滓，分温三服，相去如炊三斗米顷令尽，汗出愈。

【校勘】《玉函经》："脉沉"下无"而"字；"喉咽"作"咽喉"，成无己本同；"泄利"作"洩利"。成无己本、《千金翼方》：无"寸"字。

麻黄升麻汤方。《玉函经》《千金翼方》：升麻、当归作"各一两六铢"；"天门冬"作"麦门冬"。

【句释】"下部脉不至"，指足部的趺阳脉而言。

【串解】柯韵伯云："寸脉沉迟，气口脉平矣，下部脉不至，根本已绝矣；六府气绝于外者，手足寒，五藏气绝于内者，利下不禁，咽喉不利，水谷之道绝矣；汁液不化而成脓血，下濡而上逆，此为下厥上竭，阴阳离决之候，生气将绝于内也。旧本有麻黄升麻汤，其方味数多而分两轻，重汗散而畏温补，乃后世粗工之伎，必非仲景方也。此证此脉，急用参、附以回阳，尚恐不救，以治阳实之品治亡阳之证，是操戈下石矣，敢望其汗出而愈哉？绝汗出而死，是为可必。仍附其方，以俟识者。"

本条是阴阳两竭的证候，所以主"难治"。《伤寒论》中凡言"难治"的，多不出方，麻黄升麻汤又不纯，柯氏的怀疑是正确的。

【语译】患伤寒病，才经过六七天，便腹泻得很厉害，两手寸口的脉搏现沉迟，四肢厥冷，两足的脉搏根本诊察不到了，喉咽既吃不下东西，还咳嗽唾血，腹泻又越来越严重，这样阴阳两竭的险证，是很难治疗的。

【释方】本方仅具解表热清里热的作用，犹嫌其杂而不纯，阴阳两竭的重证，更不能应用。

原文 358

伤寒四五日，腹中痛，若转气下趣少腹者，此欲自利也。

【校勘】《玉函经》："此"字作"为"字。

【音义】趣，音促，作"疾"字解。《广韵》解释为"趣向"，一般俗本多改作"趋"，殊无义。《玉函经》、成无己本、《千金翼方》等都作"趣"，这字本来不错的。

【串解】成无己云："伤寒四五日，邪气传里之时，腹中痛，转气下趣少腹者，里虚遇寒，寒气下行，欲作自利也。"

生姜泻心汤证的"胁下有水气，腹中雷鸣下利"（第157条），《金匮要略》附子粳米汤证的"腹中寒气，雷鸣切痛"，两证都和本条相似，究竟属寒属热，应配合全身症状来处理。

【语译】患伤寒病，到了四五天以后，肚子现痛，好像有股气从上腹部疾走到少腹部一样，这就可能是腹泻要发作了。

原文 359

伤寒本自寒下，医复吐下之，寒格更逆吐下，若食入口即吐，干姜黄芩黄连人参汤主之。

干姜黄芩黄连人参汤方

干姜　黄芩　黄连　人参各三两

上四味，以水六升，煮取二升，去滓，分温再服。

【校勘】《玉函经》《千金翼方》《仲景全书》："复吐下之"作"复吐之"，无"下"字。《玉函经》：无"若"字；"即吐"作"即出者"；"黄连"下无"人参"两字。《千金翼方》："寒格"上有"而"字。

【音义】格，变革也，不服，也叫作"格"。

【句释】"寒下"，即肠功能衰减而下利。"寒格"，即胃肠机能愈趋衰减的意思。

【串解】成无己云："伤寒邪自传表，为本自寒下，医反吐下，损伤正气，寒气内为格拒。经曰：格则吐逆。食入口即吐，谓之寒格，更复吐下，则重虚而死，是更逆吐下，与干姜黄连黄芩人参汤以通寒格。"

本条为衰弱型的胃肠炎症，惟其为炎症，所以用黄连、黄芩，惟其为衰弱型，所以用干姜、人参。

【语译】患伤寒病，肠功能本来已经衰减而腹泻了，医生又连续地使用催吐和泻下剂，于是更引起胃肠功能的衰减变化，腹泻既严重，更加呕吐，连饮食都吃不下了，这时可以用"干姜黄芩黄连人参汤"消炎，并振奋肠胃功能。

【释方】陆渊雷云："凡朝食暮吐者，责其胃寒，食入即吐者，责其胃热，胃热，故用芩连，本方证，胃虽热而肠则寒，故芩连与干姜并用。"人参在本方尤具有强壮作用。

原文 360

下利有微热而渴，脉弱者，今自愈。

【校勘】《玉函经》：无"今"字。

【串解】程应旄云："下利脉绝者死，脉实者亦死，必何如而脉与证合也，缘厥阴下利，为阴寒胜，微热而渴，则阳热复也，脉弱知邪已退，而经气虚耳，故令自愈。"

有"微热"而"脉弱"，说明正气虽弱，已有亢奋的机势，"自愈"正说明有这种转机的可能性，并不是勿药而愈。

【语译】患厥阴病腹泻，渐次有些微的发热、发渴现象，脉搏虽稍弱，但已有好转的征象了。

原文 361

下利脉数，有微热汗出，今自愈，设复紧，为未解。一云设脉浮复紧。

【校勘】《千金翼方》："有"作"若"；"汗出"下有"者"字；"自愈"上无"今"字，《玉函经》同。

【串解】成无己云："下利，阴病也，脉数，阳脉也，阴病见阳脉者生，微热汗出，阳气得通也，利必自愈，诸紧为寒，设复脉紧，阴气犹胜，故云未解。"

下利、微热、汗出，而脉数，是阳证，"设复紧"，是阴证，也就是体力衰竭的阴寒证。可参看第283条。

【语译】腹泻，有轻微的发热、出汗，脉搏至数亦稍快一点，这种阳性病是容易治疗的，假如体液未得补充而脉搏现紧，这是体力衰弱的阴寒征象，可能病变还在发展着。

原文 362

下利手足厥冷，无脉者，灸之不温，若脉不还，反微喘者，死。少阴负趺阳者，为顺也。

【校勘】《玉函经》："若"作"而"。《玉函经》、成无己本："少阴"以下，均另立一条。

【音义】负，依也，荷也。

【句释】"少阴负趺阳"，"少阴"指足太溪脉，即后胫骨动脉，"趺阳"即胫前动脉，后胫动脉和前胫动脉都很调匀，好像相互依荷一般，所以"为顺"。

【串解】成无己云："下利手足厥逆无脉者，阴气独胜，阳气大虚也，灸之，阳气复，手足温而脉还，为欲愈。若手足不温，脉不还者，阳已绝也，反微喘者，阳气脱也。"

"少阴负趺阳者，为顺也"，历代注家均以"水土"穿凿解说，其实即足动脉的调匀，说明心脏还没有十分衰竭，所以为顺。

【语译】腹泻而四肢厥冷，脉搏的搏动也诊察不到了，急用艾灸温经回阳。假如灸了手足还是厥冷，脉搏还是诊察不到，甚而又现喘息，多半都属死证。假如足部少阴和趺阳两动脉还很调匀，便还有一线生机的希望。

原文 363

下利，寸脉反浮数，尺中自涩者，必清脓血。

【串解】成无己云："下利者，脉当沉而迟，反浮数者，里有热也。涩为无血，尺中自涩者，肠胃血散也，随利下必便脓血。清与圊通，《脉经》曰：清者，厕也。"

清脓血后，脉搏才现涩，这仍是倒装句法。

【语译】腹泻而现浮数的脉搏，里热太重，是便血的征象，便血以后，脉搏自然又会转变为滞涩了。

原文 364

下利清谷，不可攻表，汗出必胀满。

【校勘】《玉函经》："不可攻"下有"其"字。

【串解】成无己云："下利者，脾胃虚也，胃为津液之主，发汗亡津液，则胃气愈虚，必胀满。"

陆渊雷云："虚胀之故，营养液停潴而不被吸收，所谓脾不健运，一也，胃肠之内容物不消化不下降，发酵而产生气体，二也。"

【语译】腹泻排消化不良性的粪便，是由于胃肠功能的不健康，不要轻率地使用发汗剂，汗出多了，反会引起虚胀的症状来。

原文 365

下利，脉沉弦者，下重也。脉大者，为未止。脉微弱数者，为欲自止，虽发热，不死。

【校勘】《玉函经》《千金翼方》："下重"下无"也"字。《千金翼方》："脉大"上有"其"字。

【串解】汪琥云："此辨热利之脉也。脉沉弦者，沉主里，弦主急，故为里急后重，如滞下之证也。脉大者，邪热甚也，经云，大则病进，故为利未止也。脉微弱数者，此阳邪之热已退，真阴之气将复，故为利自止也。下利一候，大忌发热，兹者脉微弱而带数，所存邪气有限，故虽发热，不至死耳。"

本条是从脉搏的性状来辨识病理变化的机转，老于临床的，常有这些经验，但并不是单凭脉以定治疗。

【语译】患腹泻而里急后重的，常见到沉弦的脉搏，假使脉搏现浮大，每每是病势在发展的征象，相反，脉搏如见微弱带数，是邪去正愈，病变不会再发展的了，这时虽小有发热，也是无甚关系的。

原文 366

下利脉沉而迟，其人面少赤，身有微热，下利清谷者，必郁冒汗出而解，病人必微厥，所以然者，其面戴阳，下虚故也。

【校勘】《玉函经》："清谷"下无"者"字。

【串解】成无己云："下利清谷，脉沉而迟，里有寒也，面少赤，身有微热，表未解也。病人微厥，《针经》曰：下虚则厥。表邪欲解，临汗之时，以里先虚，必郁冒然后汗出而解也。"

成氏所解虽是，但把"戴阳"和"面赤"混为一谈了，本条的精神，全在辨识这点，因为面少赤、微热，属阳证，可以郁冒汗出而解；戴阳是阴证，为下虚，其人必微厥。一实一虚，不可混为一谈。

【语译】患腹泻病，脉搏现沉迟，如周身轻度发热，面部有充血的情况，虽然胃肠功能不好，排泄消化不良的粪便，但一经郁冒出汗，病证必然会随汗出而减轻。假如病人四肢厥冷，而面部有戴阳的情况时，应该防止虚脱，因为这是下元虚损的证候。

原文 367

下利脉数而渴者，今自愈，设不差，必清脓血，以有热故也。

【校勘】《玉函经》《千金翼方》："脉"字下有"反"字。《仲景全书》："今"作"令"。

【串解】周扬俊云："下利脉数而渴，邪虽未尽，而数为热征，则亦阳气自复之候，而无利久入阴之虞。亦可自愈，而不愈者，必热势向盛，此不但利不止，而必至圊脓血耳。以此推之，则其脉必数而有力者也。"

本条为热利候，所以常器之用"黄芩汤"，王宇泰用"黄连汤"。

【语译】腹泻、口渴，而脉搏加快，如服药能逐渐好转，是病势不重，如不好转，甚至便血便，这是里热增高了的缘故。

原文 368

下利后脉绝，手足厥冷，晬时脉还，手足温者生，脉不还者死。

【校勘】《玉函经》："脉"字上有"其"字，无"冷"字；"生"

字下无"脉"字;"不还"下有"不温"二字。《千金要方》:"脉不还者死"作"不还不温者死"。

【句释】"晬时",成无己云:"周时也",就是一般说的"对朝"。

【串解】钱潢云:"寒邪下利,而六脉已绝,手足厥冷,万无更生之理,而仲景犹云周时脉还,手足温者生,何也?夫利有新久,若久利脉绝,而至手足厥冷,则阳气以渐而虚,直至水穷山尽,阳气磨灭殆尽,脉气方绝,岂有复还之时。惟暴注下泄,忽得之骤利,而厥冷脉绝者,则真阳未至陡绝,一时为暴寒所中,致厥利脉伏,真阳未至陡绝,故阳气尚有还期。此条乃寒中厥阴,非久利也,故云晬时脉还,手足温者生,若脉不见还,是孤阳已绝而死也。"

本条为暴泄利,钱说固是,如急性肠炎、霍乱等,多有这类证候。

【语译】患腹泻而手足厥冷,脉搏停止,如果是急性病,救治及时,等一些时候脉搏又开始波动,手足渐次转暖,这还有好转的希望,否则,便没有生机了。

原文 369

伤寒下利日十余行,脉反实者,死。

【校勘】《千金翼方》:"脉"字上有"其人"二字。

【串解】成无己云:"下利者,里虚也,脉当微弱,反实者,病胜藏也,故死。"

陆渊雷云:"凡病脉证不相应者,难治,事实上诚有之,旧说谓阴证见阳脉者生,阳证见阴脉者死,则迷信脉法之言,殊非事实。即如此条,下利脉实,非阴证见阳脉乎,何以主死?暑病人参白虎证,其脉弦细芤迟(《金匮要略·痉湿暍篇》),非阳证见阴脉乎，何以可治？其不足信明矣。下利脉实，乃心脏起虚性兴奋，以图背城借一，卒之心脏愈益疲敝以死，余所经验，但觉血液在血管中劲疾直前，不复有波动起落，盖脉管已失弹力，而心脏之虚性兴奋未已也，若是者，其死不出一周时，所谓真藏脉见者，盖亦不外此理，若《内经》所言真藏之象，竟未一遇，殆古人想当然之说，非纪实也。"

【语译】患伤寒病，严重的腹泻，一天要上厕所十多次，而又出现心脏虚性兴奋脉搏的，往往预后不良。

原文 370

下利清谷，里寒外热，汗出而厥者，通脉四逆汤主之。

【校勘】《玉函经》："厥"字下无"者"字。

【串解】汪琥云："下利清谷，为里寒也，外热，为身微热，兼之汗出，此真阳之气，外走而欲脱也，前条汗出为欲解（按：第366条），此条汗出而反厥，乃阳气大虚也，与通脉四逆汤，以温经固表，通内外阳气。"

第317条云："少阴病，下利清谷，里寒外热，手足厥逆，脉微欲绝，身反不恶寒，其人面色赤……脉四逆汤主之。"与本条比较，虽一在少阴，一在厥阴，这两证是有共通性的，因为两条都有下利清谷、里寒外热、发厥等主要症状，所不同的，一个"汗出"，一个"面色赤"，但总是虚阳欲脱的现象，所以都用通脉四逆汤，因此，本条也应有"脉微欲绝"，可以想见。

【语译】患腹泻，排泄的尽是些消化不良性粪便，汗水不断地出，而手足厥冷，这是真寒假热证，可以用通脉四逆汤回阳救里。

原文 371

热利下重者，白头翁汤主之。

白头翁汤方

白头翁二两　黄蘗三两　黄连三两　秦皮三两

上四味，以水七升，煮取二升，去滓，温服一升，不愈，更服一升。

【校勘】《玉函经》：无"者"字。

白头翁汤方。《金匮要略》《仲景全书》《玉函经》：白头翁都作"三两"。

【句释】"下重"，即里急后重，一般叫坠胀，为肛门括约肌挛缩的结果。

【串解】《医宗金鉴》云："热利下重，乃火郁湿蒸，秽气奔逼广肠。魄门重滞而难出，即《内经》所云，暴注下迫者，是也。"

下利而有多种热性症状的，便叫作"热利"，并可以概肠炎、痢疾而言。

【语译】无论腹泻或痢疾，只要是属于热性，而有里急后重情况的，都可以用白头翁汤。

【释方】钱潢云："白头翁，《神农本草经》言其能逐血止腹痛，陶弘景谓其能止毒痢，故以治厥阴热痢，黄连苦寒，能清湿热，厚肠胃，黄柏泻下焦之火，秦皮亦属苦寒，治下痢崩带，取其收涩也。"

本方经实验，抗生作用很大，凡属热性下痢，无论肠炎、痢疾，疗效都很高。

原文 372

下利腹胀满，身体疼痛者，先温其里，乃攻其表，温里宜四逆汤，攻表宜桂枝汤。

【校勘】成无己本：无两"宜"字。《玉函经》：无"者"字。

【串解】成无己云："下利腹满者，里有虚寒，先与四逆汤温里，身疼痛为表未解，利止里和，与桂枝汤攻表。"

本条与第91条同一意义，可参看。

【语译】腹泻并见腹部胀满，如果是由于胃肠功能的衰减，虽然有身体疼痛的表证，仍应当先行强壮胃肠功能，再行解表，强壮胃肠功能，可以用四逆汤，解表可用桂枝汤。

原文373

下利欲饮水者，以有热故也，白头翁汤主之。

【校勘】《玉函经》《千金翼方》："以有"作"为有"；"也"字上无"故"字。

【串解】钱潢云："此又申上文热利之见证，以证其为果有热者，必若此治法也。夫渴与不渴，乃有热无热之大分别也，里无热邪，口必不渴，设或口干，乃下焦无火，气液不得蒸腾，致口无津液耳，然虽渴亦不能多饮。若胃果热燥，自当渴欲饮水，此必然之理也。宁有里无热邪，而能饮水者乎。"

高热水分消失过多了，所以便缺水发渴。

【语译】腹泻口渴，要多喝水，这是里热证的现象，可以用白头翁汤的清热剂。

原文374

下利谵语者，有燥屎也，宜小承气汤。

【校勘】《千金翼方》："下利"下有"而"字；"谵语"下无

"者"字;"有"字上有"为"字;"燥屎"下无"也"字。

【串解】《医宗金鉴》云:"下利里虚,谵语里实,若脉滑大,证兼里急,知其中必有宿食也。其下利之物,又必稠黏臭秽,知热与宿食,合而为之也,此可决其有燥屎也,宜以小承气汤下之。于此推之,可知燥屎不在大便硬与不硬,而在里之急与不急,便之臭与不臭也。"

诚如《医宗金鉴》所说,下利用泻下剂的,不一定在"燥屎",凡是肠道里有炎性渗出物,和一些有毒物质,可以助长炎症的发展时,都可以用泻下剂,洗涤肠内容物,《医宗金鉴》说在里之"急"与"不急",便之"臭"与"不臭",确是临床着眼处。

【语译】腹泻而高热神昏谵语,这时肠道里可能有许多炎性有毒物质的存在,可以用小承气汤来涤除它。

原文 375

下利后更烦,按之心下濡者,为虚烦也,宜栀子豉汤。

【校勘】《玉函经》:"栀子"上无"宜"字;"汤"字下有"主之"两字。

【串解】方有执云:"更烦,言本有烦,不为利除而转甚也。"柯韵伯云:"虚烦,对胃家实热而言,是空虚之虚,不是虚弱之虚。"

惟其空虚,所以按之而濡,这是余热未尽,不是胃实不除,所以不用承气而用栀子豉汤。

【语译】腹泻虽稍为减轻一点,但更加烦躁了,按摩腹部却是濡软的,这是余热未尽的虚烦证,可以用栀子豉汤清除余热。

表37　第353至375条内容表解

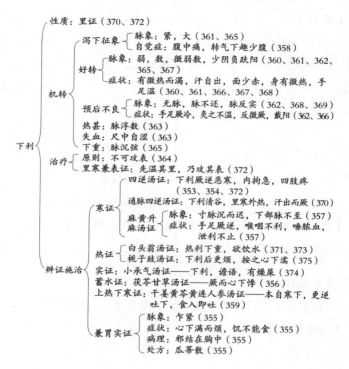

性质：里证（370、372）

机转
- **泻下征象**
  - 脉象：紧，大（361、365）
  - 自觉症：腹中痛，转气下趣少腹（358）
- **好转**
  - 脉象：弱，数，微弱数，少阴负趺阳（360、361、362、365、367）
  - 症状：有微热而渴，汗自出，面少赤，身有微热，手足温（360、361、366、367、368）
- **预后不良**
  - 脉象：无脉，脉不还，脉反实（362、368、369）
  - 症状：手足厥冷，灸之不温，反微喘，戴阳（362、366）

下利

- **热甚**：脉浮数（363）
- **失血**：尺中自涩（363）
- **下重**：脉沉弦（365）

治疗
- 原则：不可攻表（364）
- 里寒兼表证：先温其里，乃攻其表（372）

辨证施治
- **寒证**
  - 四逆汤证：下利厥逆恶寒，内拘急，四肢疼（353、354、372）
  - 通脉四逆汤证：下利清谷，里寒外热，汗出而厥（370）
  - 麻黄升麻汤证
    - 脉象：寸脉沉而迟，下部脉不至（357）
    - 症状：手足厥逆，喉咽不利，唾脓血，泄利不止（357）
- **热证**
  - 白头翁汤证：热利下重，欲饮水（371、373）
  - 栀子豉汤证：下利后更烦，按之心下濡（375）
- **实证**：小承气汤证——下利，谵语，有燥屎（374）
- **蓄水证**：茯苓甘草汤证——厥而心下悸（356）
- **上热下寒证**：干姜黄芩黄连人参汤证——本自寒下，更逆吐下，食入即吐（359）
- **兼胃实证**
  - 脉象：乍紧（355）
  - 症状：心下满而烦，饥不能食（355）
  - 病理：邪结在胸中（355）
  - 处方：瓜蒂散（355）

✿ 复习题

1.表里两病，先解表后攻里，是治疗法则，为什么第372条说先温其里，乃攻其表呢？

2.为什么手足厥逆不温和戴阳，都是预后不良的征象？

3.干姜黄芩黄连人参汤中温补药与苦寒药并用，是什么作用？

4.麻黄升麻汤的配伍，和它所主治的证候，是相符合的吗？

五、第376至381条

第376至381条等6条，辨论呕哕一类的证治。

原文376

呕家有痈脓者，不可治呕，脓尽自愈。

【校勘】《玉函经》："痈脓"下无"者"字；"呕"字作下句读。

【串解】陆渊雷云："呕本是病理机转，其人甚困苦，本当以法止之，若呕出痈脓者，则其呕为排除有害物之天然作用，当与排脓汤散（皆《金匮要略》方）等助其祛脓，脓尽则呕自止。若强止其呕，则脓不得出，生他变矣。此条旧注多以为肺痈，余谓是胃或食道之溃疡，当云胃痈，若肺痈，则其脓略出，非呕出者。"

【语译】体内有脓疡病灶而作呕的，不要单独治呕，应着重排脓，脓排除完了，呕便好了。

原文377

呕而脉弱，小便复利，身有微热，见厥者难治，四逆汤主之。

【串解】成无己云："呕而脉弱，为邪气传里，呕则气上逆，而小便当不利，小便复利者，里虚也，身有微热见厥者，阴胜阳也，为难治，与四逆汤温里助阳。"

呕而脉弱，微热见厥，这是用四逆汤的关键，小便利不利，并不是主要的。

【语译】呕吐而脉搏微弱，热并不显著，而四肢厥冷，兼以小便清利，这是里虚证，不很好地掌握住病情，是很难治的，可以用四逆汤温里扶阳。

原文 378

干呕吐涎沫，头痛者，吴茱萸汤主之。

【校勘】《玉函经》《千金翼方》："头痛"上有"而复"两字，下无"者"字。

【句释】"涎沫"，钱潢云"黏饮白沫也"，即浆液性痰之类。

【串解】舒驰远云："此条多一干字，既吐涎沫，何为干呕，当是呕吐涎沫，盖为阴邪协肝气上逆，则呕吐涎沫。"

这颇像慢性胃炎，一阵干呕之后，又吐出酸性黏液物，头痛，即由于这等物质的刺激所引起反射性的痛。吴茱萸为制酸药，人参、生姜、大枣，强壮胃功能用之多效。第324条的少阴病，膈上有寒饮干呕，用四逆汤，"寒饮"，正是这条所吐的"涎沫"。

【语译】患慢性胃炎病，干呕之后，又吐一些浆液性的东西，甚而还有头痛的，都可以用吴茱萸汤。

原文 379

呕而发热者，小柴胡汤主之。

【校勘】《玉函经》：本条列在第377条前。

【串解】成无己云："经曰：呕而发热者，柴胡证具（按：第149条）。"

呕吐发热，固然是小柴胡证之一，但还须配合全面的证候来决定。

【语译】呕吐，而有往来寒热等柴胡汤证候的，可以用小柴胡汤。

原文 380

伤寒大吐大下之，极虚，复极汗者，其人外气怫郁，复与之水，以发其汗，因得哕，所以然者，胃中寒冷故也。

【校勘】成无己本、《玉函经》："极汗"下有"出"字；"其人"上有"以"字。

【句释】"外气怫郁"，即表闭不得出汗的形容，见第48条。"复与之水"，钱潢云："复与之暖水，以发其汗"，这与服桂枝汤啜热稀粥以助药力发汗是一个道理。

【串解】成无己云："大吐大下，胃气极虚，复极发汗，又亡阳气，外邪怫郁于表，则身热，医与之水，以发其汗，胃虚得水，虚寒相搏成哕也。"

外气怫郁，正是"复与之水以发其汗"的动机，并不是发汗以后，还在外气怫郁。得水作哕，与第209条、226条的哕，同一理由，为胃功能的衰减所致，所以叫作"胃中虚冷"。

【语译】患伤寒病，经过催吐或泻下以后，体力已经虚弱极了，但医生见着它有汗闭不出的现象，便多给以热水吃，使其出汗，汗虽然出了，但是，引起了哕逆的发作，这是由于胃功能相当衰弱的缘故。

原文381

伤寒哕而腹满，视其前后，知何部不利，利之即愈。

【校勘】《玉函经》："视"作"问"。成无己本："即愈"作"则愈"。

【串解】《医宗金鉴》云："伤寒哕而不腹满者，为正气虚，吴茱萸汤证也；哕而腹满者，为邪气实，视其二便，何部不利，利之则愈也。"

汪琥云："常器之云，前部不利，猪苓汤，后部不利，调胃承气汤，愚以须小承气汤利之。"

哕，总是横膈膜的神经反射性症状，无论前部或后部不利，总是由于有害物质的刺激所引起，所以"利之即愈"。

【语译】患伤寒病以后，现干哕而腹部胀满的，这总是里实证居多，观察是否大小便的某一方面有所障碍，只要把有阻碍的一方面通畅了，干哕和腹满的症状自然就会消失的。

表38　第376至381条内容表解

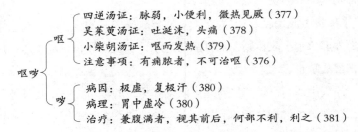

呕哕
　呕
　　四逆汤证：脉弱，小便利，微热见厥（377）
　　吴茱萸汤证：吐涎沫，头痛（378）
　　小柴胡汤证：呕而发热（379）
　　注意事项：有痈脓者，不可治呕（376）
　哕
　　病因：极虚，复极汗（380）
　　病理：胃中虚冷（380）
　　治疗：兼腹满者，视其前后，何部不利，利之（381）

❀ 复习题

1. 呕家有痈脓病灶，为什么不必要治呕？

2. 哕证有虚有实，怎样鉴别？

辨霍乱病脉证并治

霍乱菌毒，有麻痹腹部神经的作用，所以真性霍乱多半都没有腹痛症。有些人便凭这个理由认为古时中国并没有真性霍乱，约于1817年后，中国才开始有真性霍乱的记载，遽闻之，似有理由。但《素问》说："太阴所至，为中满，霍乱吐下。"并不曾有"腹痛"的症状，本篇记载的10条，也不曾有"腹痛"的症状，如"腹满而吐，食不下，自利益甚，时腹自痛"（第273条），仲景已经把它叫作"太阴病"，而不叫作"霍乱"了。又《诸病源候论》的霍乱腹心胀满候、霍乱下利不止候、霍乱欲死候、霍乱呕哕候、霍乱烦渴候、霍乱心烦候、霍乱干哕候等，都不曾有"腹痛"症状，因此，欲据这一理由，来否定18世纪以前的中医药文献都不记载真性霍乱是不够正确的。并且急性胃肠炎很少有腓肠肌挛痛或痉挛的症状，而古代文献记载的霍乱，一再提到转筋、筋急、结筋等，急性胃肠炎无有不吐或不利的，但在《诸病源候论》里却记载有不吐不利的干性霍乱，这亦是有力的反证。不过古代文献所记载的霍乱，包括有急性胃肠炎病，这是毫无问题的，但却不能因此便否定它丝毫没有真性霍乱的记载了。《太平御览》引《春秋考异邮》说："襄公朝荆，士卒度岁，愁悲失时，泥雨暑湿，多霍乱之病。"《汉书·严助传》说："夏月暑时，呕泄霍乱之病，相随属也。"这说明霍乱病在古时仍然是按照季节性流行着的，为什么要叫作霍乱呢？《诸病源候论》说："霍乱，言其病挥霍之间便致缭乱也。"——从第382条至第391条。

第382至391条等10条，辨识霍乱（包括急性胃肠炎）一类证治。

原文382

问曰：病有霍乱者何？答曰：**呕吐而利，此名霍乱。**

【校勘】成无己本、《玉函经》："此名"作"名曰"。《千金翼方》："何"字下有"也"字；"此名"作"此为"。

【句释】"霍乱"，《千金要方》云："原夫霍乱之为病也，皆因食饮，非关鬼神，夫饱食肫脍，复餐乳酪，海陆百品，无所不啖，眠卧冷席，多饮寒浆，胃中诸食，结而不消，阴阳二气，拥而反戾，阳气欲升，阴气欲降，阴阳乖隔，变成吐痢，头痛如破，百节如解，遍体诸筋，皆为回转，论证虽小，卒病之中，最为可畏。"

这样急遽的吐利，并不腹痛而转筋，殆为真性霍乱。

而《诸病源候论》云："霍乱者，人温凉不调，阴阳清浊二气有相干乱之时，其乱在于肠胃之间者，因遇饮食而变，发则心腹绞痛，其有先心痛者，先吐；先腹痛者，则先痢；心腹并痛者，则吐利俱发。""心"指胃，"腹"指肠，胃肠疼痛、呕吐、下利，这确又是急性胃肠炎症了。

【串解】成无己云："邪在中焦，则即吐且利，以饮食不节，寒热不调，清浊相干，阴阳乖隔，遂成霍乱，轻者止曰吐利，重者挥霍撩乱，名曰霍乱。"

呕吐而利，是中医认识霍乱的主要症状，但仍须配合特有的面容，皮肤干燥，富有皱襞，体温低落，米泔汁样的无臭粪便等方面，才可能做疑似的判断。

【语译】问：什么样叫作霍乱病？答：上吐下泻，这便是霍乱病的主要症状。

原文 383

问曰：病发热头痛，身疼恶寒吐利者，此属何病？答曰：此名霍乱，霍乱自吐下，又利止，复更发热也。

【校勘】成无己本："自吐下"上无"霍乱"两字。《玉函经》："恶寒"下有"不复"两字；"此名"作"当为"；无"自"字和"又"字。《千金翼方》："恶寒"下有"而复"两字。

【串解】成无己云："发热头痛，身疼恶寒者，本是伤寒，因邪入里，伤于脾胃，上吐下利，令为霍乱，利止里和，复更发热者，还是伤寒，必汗出而解。"

本条是急性胃肠炎症，并不是霍乱，因为霍乱的初起和末尾，都很少有发热的，所以成无己解释为"本是伤寒"。

【语译】问：有个病症，现发热恶寒，头痛身疼，上吐下利等症，究竟这是什么病呢？答：这是急性胃肠炎症，所以它虽然上吐下泻，一直到腹泻终止，还呈现着发热的症状。

原文 384

伤寒，其脉微涩者，本是霍乱。今是伤寒，却四五日，至阴经上，转入阴必利。本呕下利者，不可治也。欲似大便，而反失气，仍不利者，此属阳明也，便必鞕，十三日愈，所以然者，经尽故也。下利后，当便鞕，鞕则能食者愈。今反不能食，到后经中，颇能食，复过一经能食，过之一日当愈，不愈者，不属阳明也。

【校勘】《玉函经》："必利"作"当利"；"本呕下利者"句，"本"字下有"素"字；"不可治"作"不治"两字；"欲似"作"似欲"；"而反"作"但反"；"仍不利者"作"而仍不利"；"此属阳明也"句作"是为属阳明"；"必鞕"作"必坚"；"下利后"句以下，另立一条，成无已本同。《玉函经》：两"鞕"字都作"坚"；"不愈者"作"若不愈"。

【串解】《医宗金鉴》云："此承上条，辨发热、头痛、身疼、恶寒、吐利等证，为类伤寒之义也。若有前证而脉浮紧，是伤寒也。今脉微涩，本是霍乱也，然霍乱初病，即有吐利，伤寒吐利，却在四五日后，邪传入阴经之时，始吐利也。此本是霍乱之即呕吐、即下利，故不可作伤寒治之，俟之自止也。若止后，似欲大便，而去空气，仍不大便，此属阳明也。然属阳明者，大便必硬，虽大便硬，乃伤津液之硬，未可下也，当俟至十三日经尽，胃和津回，便利自可愈矣。若过十三日，大便不利，为之过经不解，下之可也……下利后，肠胃空虚，津液匮乏，当大便硬，硬则能食者，是为胃气未复，至十三日经回便利，当自愈也。今反不能食，是为未复，俟到十三日后，过经之日，若颇能食，亦当愈也，如其不愈，是为当愈不愈也，当愈不愈者，则可知不属十三日过经便硬之阳明，当属吐利后胃中虚寒不食之阳明，或属吐利后胃中虚燥之阳明也，此则非药不可，俟之终不能自愈也，理中、脾约，择而用之可矣。"

本条应分作五段看："伤寒"至"霍乱"是一段，说明霍乱本病；"今是"至"必利"是二段，解释"伤寒"和"霍乱"的不同；

"本呕"至"故也"是三段，介绍阳明病的病变经过；"下利"至"当愈"是四段，申叙利后好转的机势；最末两句是五段，说明下利后的其他病变。《医宗金鉴》所释，穿凿仍多。陆渊雷云："却四五日以下，词理俱不可通，不可强解"，虽未免失之太苛，本条究于临床上无甚益处。所指"霍乱"，仍是胃肠炎症。

【语译】有发热恶寒，头痛身疼等伤寒症状，而又呕吐腹泻，呈现微涩的脉搏时，这是急性胃肠炎症的证候。假使是伤寒，绝不会开始就发生吐泻的，一定要是在四五天以后，胃肠功能有了三阴经的病变时，才能渐次地发生腹泻。但本病开始就见呕吐、腹泻，所以不要把它当作一般的伤寒来医治。假如泻下以后，仅有点坠胀，常常放屁，并不再泄泻，这是有转向阳明经的机势，大便会逐渐变得干燥。如大便干燥并不太严重，不到十多天，肠液慢慢地增加起来，把宿粪排泄了，自然就会好的。本来腹泻过后，由于津液的损伤，大便往往会变干燥，只要对于食欲并无妨碍，短时期自然会好转的。即或食欲稍有妨碍，再经过一天两天，还是会好转的。一旦食欲从此衰减下去，长时间不好，这是发生了其他的病变，就不是阳明的问题了。

原文 385

恶寒脉微—作缓。而复利，利止，亡血也，四逆加人参汤主之。

四逆加人参汤方

甘草二两，炙　附子一枚，生，去皮破八片　干姜一两半　人参一两

上四味，以水三升，煮取一升二合，去滓，分温再服。

【校勘】《玉函经》：无"一作缓"三字旁注，成无己本同。

四逆加人参汤方。《千金要方》《外台秘要》：人参作"三两"。成无己本：不载本方，只于第十卷云："于四逆汤方内，加人参一两，余依四逆汤法服。"

【句释】"亡血"，与亡津液同一意义。

【串解】成无己云："恶寒脉微而利者，阳虚阴胜也，利止，则津液内竭，故云亡血。《金匮玉函》曰：水竭则无血，与四逆汤温经助阳，加人参生津液益血。"

下利，到了恶寒脉微的时候，便要注意到扶阳益阴的方法，四逆加人参汤便是这一类的有效方剂。万一到了利止亡血的时候，也就是利无可利，血弱气尽，病势危急了。

【语译】腹泻到了体温低落、脉搏微弱的时候，便要用"四逆加人参汤"的强心剂，万一到了肚子里已经没有东西可泻，血循环都发生了障碍时，病势就危险极了。

【释方】魏荔彤云："于温中之中，佐以补虚生津之品，凡病后亡血津枯者，皆可用也，不止霍乱也，不止伤寒吐下后也。"所以张景岳以本方为"四味回阳饮"，治元气虚脱，危在顷刻者。

原文386

霍乱，头痛发热，身疼痛，热多欲饮水者，五苓散主之，寒多不用水者，理中丸主之。

理中丸方下有作汤加减法。

人参　干姜　甘草炙　白术各三两

上四味，捣筛，蜜和为丸，如鸡子黄许大，以沸汤数合，和一丸，研碎，温服之，日三四，夜二服，腹中未热，益至三四丸，然不及汤。汤法，以四物依两数切，用水八升，煮取三升，去滓，温服一升，日三服。若脐上筑者，肾气动也，去术，加桂四两；吐多者，去术，加生姜三两；下多者还用术；悸者，加茯苓二两；渴欲得水者，加术，足前成四两半；腹中痛者，加人参，足前成四两半；寒者，加干姜，足前成四两半；腹满者，去术，加附子一枚。服汤后如食顷，饮热粥一升许，微自温，勿发揭衣被。

【校勘】成无己本："丸"作"圆"，《玉函经》作"汤"，《千金翼方》同。

理中丸方。《玉函经》："丸"作"圆"；"筛"字下有"为末"两字；"如鸡子黄许大"句作"如鸡子黄大"；"日三服"句下有"加减法"三字。"差后病篇"、《玉函经》、成无己本："日三四"均作"日三服"。

【串解】陆渊雷云："此条言霍乱即转全身症状时，分热多、寒多两种治法，热多、寒多，是言其因，非言其证，从欲饮水与不用水上勘出，病虽转属全身症状，其吐利仍未止，何以知之，以五苓散主水入则吐，理中丸亦主吐利故也。五苓散必小便不利，此条不言者，省文也，凡霍乱小便不利者，预后多恶，故五苓为霍乱要药，由药效以测病理，知头痛发热身疼，皆尿中毒所致，其证颇近于表，理中则专治胃肠，其证仍在于里，虽有全身症状，自较五苓为少也。"

"五苓"和"理中"都是真性霍乱的主方，但本条是否真霍乱，很难肯定，因真霍乱的发热身疼等症，在临床上究属少见。

【语译】患霍乱病，同时还出现头痛、发热、周身疼痛等症状，如果是因于热多而口渴喝水的，可以用五苓散；如果是因于寒多而不口渴喝水的，可以用理中丸。

【释方】陆渊雷云："理中丸、人参汤为太阴病主方，其证心下痞硬，腹痛吐利。心下痞硬且吐者，胃机能衰弱也，人参、干姜主之，腹痛者，肠寒而蠕动亢进也，干姜主之，下利者，小肠有卡他性炎症，肠内容物不被吸收，反有炎性渗出物流于肠道也，术主之，吐利腹痛，则急迫可知，甘草主之……今以治霍乱者，以霍乱之吐利，由胃肠感寒而起，补救本体之弱点，即所以抵抗毒害性物质也。"

原文 387

吐利止，而身痛不休者，当消息和解其外，宜桂枝汤小和之。

【句释】"消息""小和"，方有执云："消息，犹言斟酌也，小和，言少少与服，不令过度之意也。"

【串解】成无己云："吐利止，里和也，身痛不休，表未解也，与桂枝汤小和之。《外台》云：里和表病，汗之则愈。"

吐利是里证，身痛是表证，里急便先治里后解表，急则治其急，缓则治其缓，这也是治疗原则之一。

【语译】呕吐、腹泻的里急证，已经逐渐好转了，但周身疼痛的表证还存在，便当斟酌表证的情况，给以和解，如桂枝汤一类的轻度解表方剂就行了。

原文 388

吐利汗出，发热恶寒，四肢拘急，手足厥冷者，四逆汤主之。

【串解】陆渊雷云："此霍乱极期之正治法，四肢拘急，盖即所谓转筋，俗称吊脚痧者是也。凡真性霍乱，于极期无有不作四逆证者，俗传霍乱有寒热二种，热者宜黄连剂，热多寒少，因议四逆汤之不可用，不知所谓热霍乱者，不过急性胃肠炎症，服泻心汤，病即良已，不若真霍乱之危急。"陆氏之说良是，就是发热者亦很少见。

【语译】患霍乱病，呕吐腹泻，出汗恶寒，虽曾一度轻微发热，但四肢厥冷，甚至发生痉挛，宜急用四逆汤的强心剂。

原文 389

既吐且利，小便复利，而大汗出，下利清谷，内寒外热，脉微欲绝者，四逆汤主之。

【校勘】《玉函经》："内寒"作"里寒"。

【串解】钱潢云："吐利，则寒邪在里，小便复利，无热可知，而大汗出者，其阳虚衰，而卫气不密，阳虚汗出也，下利清谷，胃寒不能杀谷也，内寒外热，非表邪发热，乃寒盛于里，格阳于外也，阴寒太甚，阳气寖微，故脉几欲绝也，急当挽救真阳，故以四逆汤主之。"

第 317 条云："少阴病，下利清谷，里寒外热，手足厥逆，脉微欲绝……通脉四逆汤主之。"第 370 条云："下利清谷，里寒外热，汗出而厥者，通脉四逆汤主之。"是本条仍然是通脉四逆汤证为妥。

【语译】呕吐腹泻，小便和汗水都多，尽排些消化不良性粪便，脉搏极其微弱，这是真寒假热的证候，应该急用四逆汤一类的强心剂。

原文 390

吐已下断，汗出而厥，四肢拘急不解，脉微欲绝者，通脉四逆加猪胆汤主之。

通脉四逆加猪胆汁汤方

甘草二两，炙　　**干姜**三两，强人可四两　　**附子**大者一枚，生，去

皮破八片　　**猪胆汁**半合

上四味，以水三升，煮取一升二合，去滓，内猪胆汁，分温再服，其脉即来。无猪胆，以羊胆代之。

【校勘】 成无己本、《玉函经》："猪胆"下有"汁"字。《外台秘要》：不用猪胆汁，《千金要方》同，并作"吐下已断"。

成无己本不载本方，只于第十卷云："于四逆汤方内，加入猪胆汁半合，余依前法服，如无猪胆以羊胆代之。"

【串解】 张锡驹云："吐已下断者，阴阳气血俱虚，水谷津液俱竭，无有可吐而自已，无有可下而自断也，故汗出而厥，四肢拘急之亡阴证，与脉微欲绝之亡阳证，仍然不解，更宜通脉四逆加猪胆，启下焦之生阳，而助中焦之津液。"这是阳亡津竭的危证。

【语译】 急剧呕吐腹泻的结果，已经到了无物可吐，无物下泻的时候，又兼以大汗亡阳，四肢厥冷挛急，脉搏也极度的微弱，这是阳亡阴绝的险证，急用通脉四逆加猪胆汁汤以图万一。

【释方】 吴仪洛云："汗出而厥，阳微欲绝，而四肢拘急，全然不解，又兼无血以柔其筋，脉微欲绝，固为阳之欲亡，亦兼阴气亏损，故用通脉四逆以回阳，而加猪胆汁以益阴，庶几将绝之阴，不致为阳药所劫夺也。注认阳极虚，阴极盛，故用反佐之法，以通其格拒，误矣。"

猪胆汁在方里还有一种刺激性增加体液的作用。

原文 391

吐利发汗，脉平，小烦者，以新虚不胜谷气故也。

【校勘】 "发汗吐下后篇"："发汗"下有"后"字。

【串解】 魏荔彤云："吐利发汗后，脉遂就平，病遂差可，此尤为素日胃气有余，而病邪轻微之效也，但余小烦，乃胃气暴为吐下所虚，非素虚乃新虚也，胃既新虚，仍与以旧日之谷数，则谷气多于胃气，所以不胜谷气，而作小烦也，仲景不言治法，盖损其谷则愈之治，见于大病差后之条矣（按：第398条），故不复赘此，凡病可云然也。"

【语译】呕吐、腹泻、出汗等症已经好转，脉搏已恢复正常，只是随时都稍微有点现烦闷，这是胃肠功能在大病后才开始好转，还没有完全康复的现象。

表39　第382至第391条内容表解

```
        ┌ 主症 ┬ 脉象：微涩（384）
        │      └ 症状：呕吐而利（382）
        │
        │ 鉴别 ┬ 霍乱（急性肠炎）：发热头痛，身疼恶寒，吐利（383）
        │      └ 伤寒：却四五日，至阴经上，转入阴必利（384）
        │
        │      ┌ 四逆加人参汤 ┬ 脉象：微（385）
        │      │              └ 症状：恶寒复利（385）
        │      │ 五苓散：头痛发热，身疼痛，热多欲饮水者（386）
   霍乱 ┤ 治疗┤ 理中丸：寒多不用水者（386）
        │      │ 四逆汤 ┬ 脉象：微欲绝（389）
        │      │        └ 症状：吐利汗出，发热恶寒，四肢拘急，手足厥冷，
        │      │              小便利，清谷，里寒外热（388、389）
        │      │ 通脉四逆 ┬ 脉象：微欲绝（390）
        │      └ 加猪胆汁汤 └ 症状：吐已下断，汗出而厥，四肢拘急不解（390）
        │
        └ 调理 ┬ 桂枝汤证：吐利止，身痛不休（387）
               └ 损谷：脉平小烦，新虚不胜谷气（391）
```

❀ 复习题

1. 真性霍乱与急性肠炎应怎样鉴别？

2. 五苓散与理中丸对霍乱病怎样掌握应用？

3. 四逆汤加人参与不加人参，在临床上怎样取舍？

辨阴阳易差后劳复病脉证并治

《诸病源候论》云："阴阳易病者，是男子妇人伤寒病新瘥未平复，而与之交接得病者，名为阴阳易也。其男子病新瘥未平复，而妇人与之交接得病者，名阳易；其妇人得病新瘥未平复，而男子与之交接得病者，名阴易，若二男二女，并不相易，所以呼为易者，阴阳相感动，其毒度著于人，如换易也。"（《伤寒病诸候下》）巢元方虽如此说，历来注《伤寒论》的亦据此以为解释，但在临床上究系何病，颇难臆测。据巢氏的说法，就是一种性交接触传染病，而条文和处方，又绝不是性病，只得存疑。

《诸病源候论》又云："伤寒病新瘥，津液未复，血气尚虚，若劳动早，更复成病，故云复也，若言语思虑则劳神，梳头澡洗则劳力，劳则生热、热气乘虚，还入经络，故复病也。"是所谓"差后劳复"，就是疾病初好，还没完全复原，又因为过度的劳动，病又复发，这并不限于某一种病，所以《诸病源候论》里，凡伤寒、时气、热病、温病等，都列有"劳复候"。——从第 392 条至398 条。

一、第 392 条

第 392 条 1 条，辨阴阳易证治。

原文 392

伤寒阴阳易之为病，其人身体重，少气，少腹里急，或引阴中拘挛，热上冲胸，头重不欲举，眼中生花，花，一作眵。膝胫拘急者，烧裈散主之。

烧裈散方

妇人中裈近隐处，取烧作灰。

上一味，水服方寸匕，日三服，小便即利，阴头微肿，此为愈矣。妇人病取男子裈烧服。

【校勘】《玉函经》："花"字下有"眼胞赤"三字。《千金翼方》："眼中生花"作"痂胞赤花"四字。《诸病源候论》："眼中生花"作"眼内生眯"。成无己本："裈"作"裩"。

烧裈散方。成无己本、《玉函经》"烧裈散"作"烧裩散"，并云："右取妇人中裩近隐处，剪烧灰，以水和服寸匕，日三服，小便即利，阴头微肿则愈，妇人病取男子裩当烧灰。"

【音义】裈，音昆，《玉篇》云："褒衣"，《急就篇》注云："合裆谓之裈。"《释名》云："裈，贯也，贯两脚上系腰中也。"据此，裈，即是成年人穿的下装，俗称"封裆裤"。

【串解】成无己云："其人病身体重，少气者，损动真气也。少腹里急，引阴中拘挛，膝胫拘急，阴气极也。热上冲胸，头重不欲举，眼中生花者，感动之毒，所易之气，熏蒸于上也。与烧裈散以道阴气。"

综合本病的身体重、少气、少腹里急，或引阴中拘挛、膝胫拘急等，这是"下寒"证，热上冲胸，头重不欲举，眼中生花，这是"上热"证，"下寒"是真寒，也就是阴阳两虚的现象，"上热"是假热，也就是虚阳上扰的现象，成无己称前者为"阴气极"，称后者为"毒气熏蒸"。

【语译】伤寒病里有一种叫作"阴阳易"证候的，它的主要症状是，病人周身有沉重的感觉，呼吸障碍，小腹部感到急迫难过，甚至牵掣着外阴部和两膝胫亦发生痉挛，同时还觉得有热气上冲胸部，头重眼花的，可以服用"烧裈散"。

【释方】王好古云："若阴阳易果得阴脉，当随证用之，若脉在厥阴，当归四逆汤送下烧裩散。若脉在少阴，通脉四逆汤送下烧裩散，若脉在太阴，四顺理中丸送下烧裩散。"

王宇泰云："尝治伤寒病未平复，犯房室，命在须臾，用独参汤调烧裩散，凡服参一二斤余，得愈者三四人，信哉，用药不可执一也。"

可见他们都不相信独味烧裈散的作用，主要还是在随证处方，烧裈散在临床上究无治验报告。

❀ **复习题**

试提出你对阴阳易病的意见。

二、第 393 至 398 条

第 393 至 398 条等 6 条，辨识差后劳复一类的证治。

原文 393

大病差后劳复者，枳实栀子汤主之。

枳实栀子汤方

枳实三枚，炙　　栀子十四个，擘　　豉一升，绵裹

上三味，以清浆水七升，空煮取四升，内枳实、栀子，煮取

二升，下豉，更煮五六沸，去滓，温分再服，覆令微似汗。若有宿食者，内大黄如博碁子五六枚，服之愈。

【校勘】《玉函经》、成无己本："主之"句下有"若有宿食者，加大黄如博碁子大五六枚"十六字。

枳实栀子汤方。成无己本、《玉函经》："汤"字上有"豉"字。《千金要方》《千金翼方》："清浆水"作"酢浆"。《玉函经》："空煮取四升"作"空煎减三升"。成无己本："内大黄"作"加大黄"；"碁子"下有"大"字；无"服之愈"三字。《千金要方》《外台秘要》："五六枚"作"一枚"。

【句释】"大病"，《诸病源候论》云："大病者，中风、伤寒、热劳、温疟之类是也。"

"清浆水"，《伤寒类方》云："浆水即淘米泔水，久贮味酸为佳。"《本草蒙筌》云："浆水造法，炊粟米，热投冷水中，浸五六日，生白花，色类浆者。"《医方祖剂》中解释云："浆水，乃秫米和麹酿成，如酢而淡。"《字汇》曰："浆，米汁也。"吴仪洛云："清浆水，一名酸浆水，炊粟米，热投冷水中，浸五六日，味酢，生白花，色类浆，故名，若浸至败者，害人，其性凉，善走，能调中宣气，通关开胃，解烦渴，化滞物。"惟李时珍引嘉谟的说法，"浆水"就是"酢"，这是错误的。

【串解】钱潢云："凡大病新差，真元大虚，气血未复，精神倦怠，余热未尽，但宜安养，避风节食，清虚无欲，则元气日长，少壮之人，岂惟复旧而已哉。若不知节养，必犯所禁忌，而有劳复、女劳复、食复、饮酒复剧诸证矣。夫劳复者，如多言、多虑、多怒、多哀，则劳其神，梳洗澡浴，早坐早行，则劳其力，皆可令人重复发热，如死灰之复然，为重复之复，故谓之复。但劳复之热，乃虚热之从内发者，虽亦从汗解，然不比外感之邪，可从辛温发散取汗也，故以枳实栀子豉汤主之。惟女劳复虽为劳复之一，而其见证危险，治法迥别，多死不救。"

　　大病后不能过劳，这是一般调护的原则，过劳了可能复发旧病，亦可能新感，亦可能为寒，亦可能为热，进行治疗，仍应以随证施治为准。

　　【语译】害大病才好了以后，因过度劳动又复发了，假使这时有烦热的症状，可以用枳实栀子汤。

　　【释方】汪琥云："劳复证，以劳则气上，热气浮越于胸中也。故用枳实为君，以宽中下气，栀子为臣，以除虚烦，香豉为佐，以解劳热，煮以清浆水者，以差后复病，宜助胃气也。"

原文 394

　　伤寒差以后，更发热，小柴胡汤主之，脉浮者，以汗解之，脉沉实—作紧。者，以下解之。

　　【校勘】成无己本、《玉函经》："发热"下有"者"字。

　　【串解】钱潢云："伤寒既差已后，更发热者，若病后余气作虚热，固当以柴胡、黄芩清解余热，以人参补其病后之虚，而以姜枣和之。若复感外邪而发热，亦属病后新虚，理宜和解，但察其脉证之有类于半表半里之少阳者，以小柴胡汤主之。若脉浮，邪盛于表，必有可汗之表证，仍当以汗解之，但病后新虚，不宜用麻黄过汗，使伤卫亡阳。若脉沉实者，沉为在里，实则胃实，仍当用下法解之，但卫气已虚，不宜用承气峻下，宜消息其虚实，或小承气，或调胃，或如博碁子之法，随其轻重，以为进止可也。"钱氏之说极允当可从。

【语译】患伤寒病才好转了以后，又有发热的情况，假如是近乎少阳证，可以酌用小柴胡汤；假如脉搏现浮而有表证，也可以发汗解表；假如脉搏沉实而有里实证时，也可以用泻下剂。

原文 395

大病差后，从腰以下有水气者，牡蛎泽泻散主之。

牡蛎泽泻散方

牡蛎_熬 泽泻 蜀漆_{暖水洗去腥} 葶苈子_熬 商陆根_熬 海藻_{洗去咸} 栝楼根_{各等分}

上七味，异捣，下筛为散，更于臼中治之，白饮和，服方寸匕，日三服，小便利，止后服。

【校勘】《玉函经》："水气"下无"者"字。

牡蛎泽泻散方。成无己本："葶苈"下无"子"字；"于臼"作"入臼"。

【串解】钱潢云："大病后，若气虚，则头面皆浮，脾虚则胸腹胀满，此因大病之后，下焦之气化失常，湿热壅滞，膀胱不泻，水性下流，故但从腰以下，水气壅积，膝胫足跗，皆肿重也。以未犯中上二焦，中气未虚，为有余之邪，脉必沉数有力，故但用排决之法，而以牡蛎泽泻散主之。"

牡蛎泽泻散是治实肿阳水的验方，不治虚肿阴水。同时腰以下水肿，是心脏性的居多。钱氏辨虚实的方法，值得我们在临床上参考。

【语译】害大病才好以后，腰部以下又发生水肿，如果系实证，可以服用牡蛎泽泻散。

【**释方**】钱潢云："牡蛎咸而走肾，同渗利，则下走水道，泽泻利水入肾，泻膀胱之火，为渗湿热之要药，栝楼根解烦渴而行津液导肿气。蜀漆能破其癖，为驱痰逐水必用之药，苦葶苈泄气导肿，去十肿水气，商陆苦寒，专于行水治肿满，小便不利，海藻咸能润下，使邪气自小便出也。"

商陆根、葶苈、泽泻，是排水的峻快药，海藻有催促淋巴环流的作用，《医宗金鉴》云："此方施之于形气实者，其肿可随愈也，若病后土虚不能制水，肾虚不能行水，则又当别论，慎不可服也"，这的是经验之谈。

原文 396

大病差后，喜唾，久不了了，胸上有寒，当以丸药温之，宜理中丸。

【**校勘**】《玉函经》、成无己本："胸上"作"胃上"。《玉函经》：并无"以丸药"三字。

【**句释**】"唾"，方有执云："口液也"。"寒"，方有执云："寒以饮言"。

【**串解**】张锡驹云："大病差后喜唾者，脾气虚寒也，脾之津为唾，而开窍于口，脾虚不能摄津，故反喜从外窍而出也，久不了了者，气不清爽也，所以然者，以胃上有寒，故津唾上溢，而不了了也。"

这条胃寒唾多，与"吴茱萸汤证"的吐涎沫（第378条）基本相同，是黏液性慢性胃炎的一类疾病，所以用理中丸来振奋胃机能。

【**语译**】害过大病以后，唾液很多，常常感到胃里和口腔里都不清爽，这是并发慢性胃炎，黏液的分泌增多了的缘故，可以用理中丸一类的方剂来振奋胃机能。

原文 397

伤寒解后，虚羸少气，气逆欲吐，竹叶石膏汤主之。

竹叶石膏汤方

竹叶二把　石膏一斤　半夏半升，洗　麦门冬一升，去心　人参二两　甘草二两，炙　粳米半升

上七味，以水一斗，煮取六升，去滓，内粳米，煮米熟，汤成去米，温服一升，日三服。

【校勘】成无己本："欲吐"下有"者"字。

竹叶石膏汤方。《玉函经》、成无己本：人参作"三两"。

【句释】"羸"，方有执云："病而瘦也"。"少气"，方有执云："谓短气不足以息也"，就是呼吸迫促。

"二把"，《本草·序例》云："凡云一把者，二两为正。"

【串解】成无己云："伤寒解后，津液不足而虚羸，余热未尽，热则伤气，故少气、气逆欲吐，与竹叶石膏汤调胃散热。"

钱潢云："仲景虽未言脉，若察其脉虚数而渴者，当以竹叶石膏汤主之，虚寒者，别当消息也。"

钱氏肯定这条要有热证，这是经验之谈，不能偏执。

【语译】伤寒病才好后，身体自然还羸瘦虚弱，但突现呼吸迫促，有欲吐的感觉，如诊察这时确有里热，可以用"竹叶石膏汤"，一面解热，一面补虚。

【释方】钱潢云："竹叶性寒而止烦热，石膏入阳明而清胃热，半夏蠲饮而止呕吐，人参补病后之虚，同麦冬而大添胃中之津液，又恐寒凉损胃，故用甘草和之，而又以粳米助其胃气也。"

原文 398

病人脉已解，而日暮微烦，以病新差，人强与谷，脾胃气尚弱，不能消谷，故令微烦，损谷则愈。

【校勘】《玉函经》："病人"作"伤寒"；"微烦"下有"者"字；"则愈"作"即愈"。

【句释】"损"，即"除"字和"少"字的意思。

【串解】喻嘉言云："脉已解者，阴阳和适，其无表里之邪可知也，日暮微烦者，日中卫气行阳，其不烦可知也，乃因脾胃气弱，不能消谷所致，损谷则脾胃渐趋于旺，而自愈矣。"

人体到了日暮，体温略有升高，所以这时便感觉微烦。

【语译】病后，症状已消失，脉象也很好，只是到了日暮的时候，有点轻度的发烦，这是因为病才好，多吃了一点饮食，胃的消化机能还不够强，饮食消化不了的缘故，以后把饮食节制一下就行了。

表 40 第 393 至 398 条内容表解

劳复
- 表证
  - 太阳病：脉浮者，以汗解之（394）
  - 少阳病：更发热，小柴胡汤（394）
- 里证
  - 里热：枳实栀子豉汤（393）
  - 里寒：喜唾，不了了，胸上有寒，宜理中丸（396）
  - 里水：从腰以下有水气，牡蛎泽泻散（395）
  - 里实：脉沉实，以下解之（394）
- 虚热证：虚羸少气，气逆欲吐，竹叶石膏汤（397）
- 胃气弱：日暮微烦，不能消谷，损谷则愈（398）

❀ 复习题

1. 什么叫作劳复病？

2. 劳复病应怎样治疗？

附：学习《伤寒论》应首先了解的几个主要问题

一、《伤寒论》版本原委

读《伤寒论》张仲景的自序说："勤求古训，博采众方……为《伤寒杂病论》合十六卷。"是《伤寒论》本来叫作《伤寒杂病论》，《伤寒论》只是《伤寒杂病论》的简称。所以《外台秘要》王焘亦说："仲景之书，一而已矣，判为要略者，盖自王叔和始。"明·徐镕又说："宋时才分《伤寒论》《金匮要略》为二书。"无论分于晋，分于宋，"伤寒"与"杂病"分家，总是仲景以后的事，并不是仲景著有独立的《伤寒论》和《杂病论》两部书。宋朝孙奇、林亿等校《金匮玉函要略方论》的序说："王洙在馆阁日，于蠹简中得仲景《金匮玉函要略方》三卷，上则辨伤寒，中则论杂病，下则载其方并疗妇人。"说明在宋朝也还发现了包括伤寒、杂病在一块，近似仲景《伤寒杂病论》的原书。孙奇等校《金匮玉函要略方论》的结果，"以其伤寒文多节略，故断自杂病以下，终于饮食禁忌，凡二十五篇，除重复合二百六十二方，勒成上中下三卷，依旧名曰《金匮方论》"（见《金匮要略》孙奇等序），这是一般把《金匮要略》当作仲景杂病论的由来，并不是仲景原书的本来面目如此。

《伤寒论》的通行本，目前可以看到两种：一是金成无己的注本，即《注解伤寒论》，一是宋镌治平（公元 1065 年）本，即高保衡等的校刻本，陆渊雷说："成本辗转翻刻，已非聊摄之旧，如《明理论》所引论文，与正文或异，《本草纲目》谓人参、柴胡，惟张仲景《伤寒论》作人蓡、茈胡，今所见《伤寒论》本，未有作蓡作茈者，惟成本释音，有蓡音参，茈音柴之文（按：两字均见卷三释音），则知成本多存古字，李氏所见犹尔。今为浅人改易尽矣。"（《伤寒论今释·叙例》）金本以明嘉靖间汪济明的刊本最好，宋本原刻早已看不到了，现在仅能见到明代赵开美的复刻本。两者比较，成氏注解本，已掺入了不少己见，又经一再翻雕，出入更大；赵开美复刻本，是照宋本复制的，可能逼近治平雕印面目。

赵开美的复刻宋本，坊间还是不易多见，因而许多人对宋本《伤寒论》的具体内容，仍然不太明了，兹介绍如下。全书共分十卷，第一卷：辨脉法、平脉法；第二卷：伤寒例、辨痓湿暍脉证、辨太阳病脉证并治上；第三卷：辨太阳病脉证并治中；第四卷：辨太阳病脉证并治下；第五卷：辨阳明病脉证并治、辨少阳病脉证并治；第六卷：辨太阴病脉证并治、辨少阴病脉证并治、辨厥阴病脉证并治；第七卷：辨霍乱病脉证并治、辨阴阳易差后病脉证并治、辨不可发汗病脉证并治、辨可发汗病脉证并治；第八卷：辨发汗后病脉证并治、辨不可吐、辨可吐；第九卷：辨不可下病脉证并治、辨可下病脉证并治；第十卷：辨发汗吐下后病脉证并治，共二十二篇。成注本卷篇与复宋本是一致的，只是字句有许多出入，并将辨太阳病以下十八篇，合三百九十七法的条文删去就是了。而一般通行本，则去掉了"痓湿暍脉证"前四篇，"辨不可发汗病脉证并治"以后八篇，仅存"辨太阳病脉证并治上"至"辨阴阳易差后病脉证并治"等十篇。

此外，另有一《伤寒论》别本，叫作《金匮玉函经》，共八卷，还是经宋朝高保衡、孙奇、林亿等校刻的。他们在校刻的序文里说："《金匮玉函经》，与《伤寒论》同体而别名，欲人互相检阅，而为表里，以防后世之亡逸，其济人之心，不已深乎！细考前后，乃王叔和撰次之书。缘仲景有《金匮录》，故以'金匮玉函'名，取宝而藏之之义也……其文理或有与《伤寒论》不同者，然其意义，皆通圣贤之法，不敢臆断，故并两存之，凡八卷，依次归目，总二十九篇，一百一十五方。"这书的流行本更不多，目前仅能得见清康熙末年何焯以宋钞本授上海陈世杰的雕版本，因书名和《金匮玉函要略方论》很近似，所以宋朝晁公武的《郡斋读书志》、马端临的《文献通考》、明朝徐镕序《要略》时，都把它混为一谈了。是否真出于王叔和，其中的问题还多，它和《伤寒论》不同的地方，主要是：一是没有仲景自序；二是没有"伤寒例"；三是有"辨脉"，无"平脉"；四是第一卷有证治总例；五是第七卷有方药炮制；六是"痉湿暍篇"列在"辨脉"的前面；七是"厥利呕哕"篇和"厥阴"篇分列成两篇；八是"可不可"等篇，除"汗吐下"外，增加了可温、不可火、可火、不可灸、可灸、不可刺、可刺、不可水、可水、热病阴阳交并生死证等十篇（十篇都载于《脉经》）。其中"证治总例"的内容，大体与《千金要方》"治病略例""诊候"等篇相类似，不仅篇中有引用张仲景的话，说明不是仲景的作品，而且篇中有"地水风火，和合成人，一气不调，百一病生，四神动作，四百四病，同时俱起"等佛经上的话，是它的产生年代，可能还在魏晋以后。

　　《伤寒论》流行版本的原委大略如此，它之所以能够辗转流传，一直为历代医家所崇奉，主要由于它是临床有效的实用典籍，诚如李东垣所说："易水张先生云：仲景药为万世法，号群方之祖，治杂病若神。"（《内外伤辨惑论》），而不是徒存空洞的理论。即是说，它的精粹在平脉辨证，证候方药。这种精粹，全部存在于"辨太阳病脉证并治"以下至"辨阴阳易差后病脉证并治"10 篇中，除此，前后的 12 篇，大多数为重复出，少数为《脉经》家言，于临床上作用不大，有的甚至不可能是临床事实，所以太阳病等 10 篇，最为医学界所传诵，其余 12 篇，仅为极少数人所研习，大多数都白首不一见了。

二、对伤寒病的认识

　　中国在汉唐（公元前 202—公元 907 年）时期，一般热性病都叫作"伤寒"。所以《素问》（公元前 200—公元 100 年）说"今夫热病者，皆伤寒之类也"，又说"人之伤于寒也，则为病热"（《热论》），这无异乎说明了一切热性病都是属于伤寒类疾病的理由是：热病的发热，总是由于伤寒而来的。后来《难经》也说："伤寒有五：有中风、有伤寒、有湿温、有热病、有温病。"这仍然说明"伤寒"是广义的热性病。到了唐朝孙思邈（公元 581—682 年）著《千金要方》引《小品》说："伤寒是雅士之辞，天行温疫是田舍间号耳，不说病之异同也。"可见李唐时候一般所称的"伤寒"，与汉代是没有二样的，仍包括一般热性病而言。张仲景生在《素问》《难经》之后，《千金要方》之前，是他所称的"伤寒"，当亦不能超越这个范围，所以《伤寒论》里"太阳病篇"便有中风、温病、风温等不同的疾病，而且它明白指出"太阳病、发热而渴，不恶寒者，为温病"，即是说"温病"与"伤寒"（广义的，不同于太阳病的伤寒）是二而一，同属于热性疾病，只是所表现的症状有所不同就是了。

为什么要把热性病称作"伤寒"呢？日本惟忠子文氏说："伤寒也者，为邪所伤害也，谓邪而为寒，盖古义也。故寒也者，邪之名也，而邪之伤害人，最多端矣。"（《伤寒之研究·卷1》）我同意惟忠氏的说法，因为"寒"字带有"邪"字的意义是较早的，孟子说"吾退而寒之者至矣"（《孟子·告子章句上》），就是证明，同时孟子也有"有寒疾，不可以风"（《孟子·公孙丑章句下》）的记载。《伤寒例》说："冬时严寒，万类深藏，君子固密，则不伤于寒，触冒之者，乃名伤寒耳，其伤于四时之气，皆能为病，以伤寒为毒者，以其最成杀厉之气也，中而即病者，名曰伤寒，不即病者，寒毒藏于肌肤，至春变为温病，至夏变为暑病，暑病者，热极重于温也。"即是说：四季不同气温的变化，人体不能适应时，都会受到邪气（寒）的伤害，不过所伤害的程度有轻重不同就是了。《品字笺》的"寒"字注说："事之弃而不举，亦可曰寒，《左传》哀十二年，若可寻也，亦可寒也是也。"身体机能不能适应（弃而不举）环境时，便要发生病变，以此解释"伤寒"，亦有它一定的意义。

苏联 **В.И.**克里斯特曼氏说："身体寒冷，即所谓感冒，有很大临床意义，是发生各种疾病的普通原因。感冒可以理解为全身或个别体部突然遇冷，例如足部浸湿或寒冷，咽喉剧烈寒冷等。所谓感冒病，如流行性感冒、鼻感冒、支气管炎、咽峡炎、肺炎等皆属于其中，是某种传染物所引起。身体遇冷——感冒，只能使身体的抵抗力减弱（也是弃而不举的含义），而在各组织及器官中为体内既存的细菌发育上构成较好的条件。由此可知，在此类疾患时，传染物是发病的原因，而感冒是促成感染的诱因。"（《内科学》25 页）广义的伤寒，可能也就是如此。因而它的内容可能包括有其他若干的具体疾病，可能也就是仲景伤寒、杂病连住一块的实际意义。

所以柯韵伯说："按仲景自序，言作《伤寒杂病论》，合十六卷，则伤寒、杂病，未尝分两书也，凡条中不冠伤寒者，即与杂病同义。如太阳之头项强痛，阳明之胃实，少阳之口苦、咽干、目眩，太阴之腹满吐利，少阴之欲寐，厥阴之消渴、气上撞心等症，是六经之为病，不是六经之伤寒，乃是六经分司诸病之提纲，非专为伤寒一证立法也。观五经提纲，皆指内证，惟太阳提纲，为寒邪伤表立；五经提纲，皆指热证，惟太阴提纲，为寒邪伤里立。然太阳中暑，发热而亦恶寒，太阴伤热，亦腹痛而吐利，俱不离太阳主外，太阴主内之定法，而六经分症，皆兼伤寒、杂病也明矣……其他结胸、藏结、阳结、阴结、瘀热发黄、热入血室、谵语如狂等症，或因伤寒，或非伤寒，纷纭杂沓之中，正可思伤寒、杂病合论之旨矣。盖伤寒之外皆杂病，病名多端，不可以数计，故立六经而分司之。伤寒之中，最多杂病，内外夹杂，虚实互呈，故将伤寒、杂病而合参之，正以合中见泾渭之清浊，此扼要法也……仲景约法，能合百病，兼该于六经，而不能逃六经之外，只在六经上求根本，不在诸病名目上寻枝叶。"（《伤寒论翼·全论大法第一》）

于此说明《伤寒论》的"伤寒"是广义的，不仅是一般热病，而且包括身体失去安定性时所遭致的一切疾病。因此，学习《伤寒论》，是学习它对一切疾病的辨证论治方法，并且不限于狭义的伤寒，甚至指"伤寒"为急性热病，仍是狭义的，凡说"伤寒方"不能治杂病，把杂病或温病等与《伤寒论》对立起来，都是极其错误的。

三、"热论"与仲景的三阴三阳基本不同

太阳、阳明等"三阴三阳"的名称来源很早，而其意义各有不同，约大别之为三种。

一是指经络而言。"三阴三阳"各分手足，如手太阳小肠、足太阳膀胱、手阳明大肠、足阳明胃、手少阳三焦、足少阳胆、手少阴心、足少阴肾、手太阴肺、足太阴脾、手厥阴心包、足厥阴肝，共为十二经，这是针灸家所谈的，《灵枢经》《甲乙经》《素问》里的一部分所谈的"三阴三阳"，大半是属于这种性质。

二是指气化而言。子午少阴君火、丑未太阴湿土、寅申少阳相火、卯酉阳明燥金、辰戌太阳寒水、巳亥厥阴风木。少阴司天阳明在泉、太阴司天太阳在泉、少阳司天厥阴在泉、阳明司天少阴在泉、太阳司天太阴在泉、厥阴司天少阳在泉，如此往复加临，循环无已，这是运气家所讲的，王冰附入《素问》的"天元纪大论"，是其专篇。

三是指热病的症候群而言。如"伤寒一日，巨阳（太阳）受之，故头项痛，腰脊强。二日阳明受之，阳明主肉，其脉夹鼻，络于目，故身热目疼而鼻干不得卧也。三日少阳受之，少阳主胆，其脉循胁络于耳，故胸胁痛而耳聋；三阳经络皆受病，而未入于脏者，故可汗而已。四日太阴受之，太阴脉布胃中，络于嗌，故腹满而嗌干。五日少阴受之，少阴脉贯肾，络于肺，系舌本，故口燥舌干而渴。六日厥阴受之，厥阴脉循阴器而络于肝，故烦满而囊缩。

三阴三阳，五脏六腑皆受病，荣卫不行，五脏不通，则死矣。"这是汤液家所说的，《素问·热论》篇是其代表。

仲景的"三阴三阳"，和针灸家、运气家完全不同，这是很显然的，就和"热论"的"三阴三阳"，亦基本是两样，如"热论"的三阳经证候，都是仲景的太阳证；"热论"的三阴经证候，都是仲景的阳明承气证；而仲景的少阳证和三阴证，"热论"里没有谈到。因此，不能把"热论"与《伤寒论》的"三阴三阳"混为一谈，抹煞了临床事实，来作回曲附会之词。所以柯韵伯说："夫热病之六经（按：三阴三阳），专主经脉为病，但有表里之实热，并无表里之虚寒，虽因于伤寒，而已变成热病，故竟称热病，而不称伤寒。要知《内经》热病，即温病之互名，故无恶寒证，但有可汗可泄之法，并无可温可补之例也。观温病名篇，亦称《评热病论》，其义可知矣……夫仲景之六经，是分六区地面，所该者广，虽以脉为经络，而不专在经络上立说，凡风寒温热，内伤外感，自表及里，有寒有热，或虚或实，无乎不包，故以伤寒、杂病合为一书，而总名为《伤寒杂病论》。所以六经提纲，各立一局，不为经络所拘，弗为风寒划定也。"（《伤寒论翼·六经正义第二》）

于此可见仲景的"三阴三阳"，是把一切疾病（包括伤寒、杂病）的症候群分为六类，无以名之，只好权且借用《素问》太阳、少阴等名目来给它命名，于是名则同，而实则异，正如人的姓名相同，同名同姓的人，他们的行为品德是绝对不同的。假如闻其名而不访其人，是会弄坏事情的。

余杭章太炎说："太阳阳明等六部之名，昔人拘于脏腑，不合则指经络，又不合则罔以无形之气，卒未有使人厌服者，近世或专以虚实论，又汗漫无所主。夫仲景自言撰用《素问》，必不事事背古。自有《素问》以至汉末，五六百岁，其间因革损益亦多矣，亦宁有事事牵于旧术哉。余谓少阴病者，心病也，心脏弱，故脉微细，血行懈，故不能逐客邪，而为厥冷，偶有热证，亦所谓心虚者热收于内也。若太阳病，则对少阴为言，心脏不弱，血行有力，故能排其客邪，外抵孙络肌肤，而为发热，此不必为膀胱小肠也（篇中唯桃核承气证为热结膀胱，抵当汤丸证为小肠瘀热，然只其一端）。阳明病者，胃肠病也，胃家实之文，仲景所明著，其极至于燥屎不下。若太阴病则对阳明病为言，以胃肠虚，故腹满而吐，自利益甚，此不必为脾也（篇中有胃气弱之文，又有脾家实之文，知脾本胃之通称）。少阳病者，三焦病也，津液搏于邪而不能化，故口苦咽干，其自太阳转入者，则上中二焦皆肿硬，故干呕胁满，津液与邪相结，邪热被阻，不得外至孙络，故往来寒热。若厥阴病，则以进于少阳为言，消渴，甚于口苦咽干也，吐蛔，甚于干呕也，热厥相间，甚于往来寒热也，或在上，则气上撞心，心中疼热，甚于胁满也，或在下，则下利脓血，是为下焦腐化，甚于上中二焦肿硬也，此不必为肝与心主也。然则少阴、阳明、少阳三者，撰用《素问》，不违其本，太阳、太阴、厥阴三者，但以前者相校，或反或进名之，又不规规于《素问》之义也。"（《伤寒论今释·序》）

章氏之说，个别的地方虽不无可商，但他认为"仲景自言撰用《素问》，必不事事背古，亦宁有事事牵于旧术"，太阳、阳明等六部分的名称，是和"热论"有所不同，这一点是与柯韵伯的意见是一致的。所以学习《伤寒论》的三阴三阳，不与《素问·热论》分别对待，很难融会通达，若张隐庵、陈念祖等既附会手足经络，又拘于标本胜复，把《伤寒论》解释得千疮百孔，其文则是，其义多非，其距离仲景真意以及临床事实，都不下十万八千里了。

四、三阴三阳在临床上的应用

根据以上的说法，仲景的"三阴三阳"，既不同于针灸、运气、热论所言，它的真实意义和作用究竟在哪里呢？

陆渊雷说："伤寒杂病之分，于科学的病理学上，无可据依，然于中医的治疗法上，则有绝大便利，中医治疗流行性热性病，不问其病原为何，皆视其证候而归纳为若干种证候群，于以施药治而知其宜忌。在《伤寒论》，即太阳、少阳、阳明、太阴、少阴、厥阴，所谓六经者是也，六经所用方药，固各有子目，粗工固未易一蹴中肯，然能分辨六经，虽子目稍有蹉错，其药犹有相当效力而不致偾事。夫病变万端，欲详为辨析，虽上智犹所难周，今约其大纲而分为六经，则中人之材，亦所优为，岂非治疗上之绝大便利乎？至于杂病，各有特殊显明之证候，诊察较易，而其疗法，又各有特效药，不若伤寒方之可以广泛应用，故就中医之治疗法言，伤寒有共同性，杂病为个别性，而杂病中若干宜忌，亦与伤寒六经无异，此伤寒杂病之所以分，而学医者，尤须先读《伤寒论》，次读《金匮要略》也。"（《伤寒论今释·卷一》）

不错，《伤寒论》的六经，"有共同性"，能够包括"病变万端"，即是说只要你能掌握认识疾病的"三阴三阳"六大纲，对任何一种疾病，都可以下判断，定治疗，这确是"中人之材，亦所优为"的事，因此"三阴三阳"的真实价值，亦在乎此。

《伤寒论》论病，既是以"三阴三阳"囊括无遗，它的阴阳标准，从何确定呢？它是从两种不同性质的病变来确定的，如正气充实，抗病力强盛的为阳；正气不足，抗病力衰弱的为阴。病情属表、属实、属热的为阳；属里、属虚、属寒的为阴。这样有系统、有条理，既有它的一致性，尤有它的灵活性，所以用于伤寒杂病而皆准。兹将"三阴三阳"六大症候群的主要证候及其基本性质分说于后，而为学习《伤寒论》的先导。

（一）太阳病

主要证候：

1. 太阳之为病，脉浮，头项强痛而恶寒。（第 1 条）

2. 太阳病，发热汗出，恶风，脉缓者，名为中风。（第 2 条）

3. 太阳病，或已发热，或未发热，必恶寒，体痛呕逆，脉阴阳俱紧者，名为伤寒。（第 3 条）

根据以上三条，所谓"太阳病"，就是由脉浮（浮缓、浮紧）、头痛、项强、发热、恶寒（或恶风）、出汗（或无汗）、体痛等症状所构成。这些症状，都是可以从体表诊察得出的疾患，所以它的性质，属于表证，《伤寒论》里所有的表已解、表未解的"表"字，统通是指这等症状而言。脉浮，是血管运动神经亢奋，桡动脉血液充盈的缘故；头项强痛，可能亦是头项部末梢神经受到充血刺激的反射所造成；恶寒，当是在未发热之初，体表末梢血管收缩时的感觉；发热，总是由于产温与散温的失掉平衡；这时如汗腺弛张，便会出汗；如汗腺紧缩，便会无汗。这些"表证"，是一般疾病开始最易见到的，所以《伤寒论》说"伤寒一日，太阳受之"（第 4 条），因而"太阳"便含有"初期"两字的意义。

这里还要注意的另一问题，即太阳病又分作了"中风""伤寒"

两类型。惟此所谓"中风",并不是"脑溢血",只是一般叫"伤风"的意思;所谓"伤寒",也不同于书名《伤寒论》的"伤寒",更不是"肠热症",也只是一般叫"感寒"的意思。这"中风"与"伤寒"都是隶属于太阳病的,都有脉浮、发热、恶寒的症状,不过"中风"的脉浮缓,"伤寒"的脉浮紧,"中风"为恶风,"伤寒"为恶寒。而主要的分别点,还在中风的"有汗",伤寒的"无汗"。这里条文虽没有明白指出伤寒的无汗,但在其他条文里"紧脉"与"无汗"往往是同时出现的,可以证明。

(二)阳明病

主要证候:

1. 阳明之为病,胃家实是也。(第180条)

2. 伤寒三日,阳明脉大。(第186条)

3. 问曰:阳明病外证云何? 答曰:身热汗自出,不恶寒,反恶热也。(第182条)

4. 伤寒若吐若下后不解,不大便五六日,上至十余日,日晡所发潮热,不恶寒,独语如见鬼状,若剧者,发则不识人,循衣摸床,惕而不安,微喘直视,脉弦者生,涩者死,微者但发热谵语者,大承气汤主之,若一服利,则止后服。(第212条)

5. 阳明病,汗出多而渴者,不可与猪苓汤,以汗多胃中燥,猪苓汤复利其小便故也。(第224条)

高烧(身热、恶热、潮热)、便秘(胃家实,不大便五六日,上至十余日)、出汗、谵语、燥渴、脉大等,是阳明病轻重不同的基本症候,这些症状,比太阳病加重了,而且严重地影响了内在的器官,它的性质属于里证。不断地出汗,仍然高烧不止,这是产温和散温机能同时亢奋；出汗太多，脏器缺乏水分的补充，表现在唾腺方面是燥渴，表现在肠道（胃家）方面是便秘；血循环加快，脉搏现大；高热和缺水对大脑的刺激，便出现谵语、直视、循衣摸床等神经症状。这些症状，总的说明了病变和机体抗力两俱极盛，相当于热性病的峰极期，因而它是属于里证的实证和热证，凡属于《伤寒论》里的阳明病，都应作如此看待。

（三）少阳病

主要证候：

1. 少阳之为病，口苦咽干目眩也。（第263条）

2. 伤寒五六日，中风，往来寒热，胸胁苦满，嘿嘿不欲饮食，心烦喜呕，或胸中烦而不呕，或渴，或腹中痛，或胁下痞鞕，或心下悸，小便不利、或不渴，身有微热或咳者，小柴胡汤主之。（第96条）

3. 本太阳病不解，转入少阳者，胁下鞕满，干呕不能食，往来寒热，尚未吐下，脉沉紧者，与小柴胡汤。（第266条）

往来寒热，胸胁苦满，心烦喜呕，口苦、咽干、目眩等症状，是少阳病的基本证候。往来寒热，就是指寒和发热的间代发作，也就是间歇型热；胸胁满（"满"与"懑"通），是肋骨弓下面有困闷的自觉症，可能是胸胁部（胸膜、肋膜）及其附近脏器有炎症的缘故；假若炎症影响了胃机能，便会有心烦、口苦、不欲食等症状。这些症状较阳明病轻，较太阳病重，病变的机势和性质，在太阳表证、阳明里证之间，所以把它叫作"半表半里"，就是既非纯全表证，也非纯全里证的意思，这时的病变机势，如机体的抵抗力强，可以出表而愈，如抵抗力弱，可以入里而剧，因此，少阳病在临床上是具有一种动摇性的含义。

（四）太阴病

主要证候：

太阴之为病，腹满而吐，食不下，自利益甚，时腹自痛，若下之，必胸下结硬。（第273条）

腹满、下利、吐、食不下、腹痛等症状，是太阴病的主要症候。这些症状，可说是胃肠机能衰减，消化不良。肠道里有由于发酵的气体存在，所以腹满；如肠蠕动亢进，便会腹痛；肠道的吸收机能不好，便会下利、吐和食不下，当然是消化不良的具体表现。这种消化系统衰减性的病理变化，它的性质属于里证和寒证，恰与阳明病相反。

（五）少阴病

主要证候：

1. 少阴之为病，脉微细，但欲寐也。（第281条）

2. 少阴病，恶寒身蜷而利，手足逆冷者，·不治。（第295条）

脉细微、但欲寐、恶寒，是少阴病的主要症状，下利、蜷卧、手足逆冷，病剧时亦可以见到，主要是由于心力不振，全身机能衰减的缘故。如体温不足便恶寒；心脏衰弱，脉搏便细微；脑神经贫血而衰弱，势必疲惫而但欲寐；体温不断地低落，以致手足逆冷；胃肠机能减退，则见下利清谷；蜷卧，也就是"但欲寐"进一步的现象。这些症候的性质，同样是里证、寒证、虚证。时或有表证，亦当属表虚证，如第301、302两条都是。

（六）厥阴病

主要证候：

1. 伤寒脉微而厥，至七八日肤冷，其人躁无暂安时者，此为藏厥。（第 338 条）

2. 伤寒发热四日，厥反三日，复热四日，厥少热多者，其病当愈，四日至七日热不除者，必便脓血。（第 341 条）

3. 伤寒厥四日，热反三日，复厥五日，其病为进，寒多热少，阳气退，故为进也。（第 342 条）

厥阴病，是少阴病的进一步发展，也就是到了心脏衰竭的时候，所以它的主要症状就是体温低落而现"厥冷"。这是机体抗力和疾病做斗争，消长进退的生死关头。如热多于厥，便是机体抗力有战胜疾病，恢复其原有机能的希望，所以说"其病当愈"；假使厥多于热，是机体抗力不能战胜疾病，有愈趋愈下的机势；假使但厥无热，体力将一蹶不振，毫无希望了，所以说"其病为进"。因而厥阴病的基本性质仍是里证、寒证、虚证，但在"厥"和"热"互为进退的时候，也有一种半表半里的动摇性质存在。

五、正确认识"传经"

伤寒"传经"之说，历来注家，除柯韵伯而外，都陷于泥泞而不能自拔。张志聪虽不信"一日太阳，二日阳明，三日少阳"之说，但强调"本论中纪日者，言正气也，传经者，言病气也，正气之行，每日相移，邪病之传，一传便止"，"从阴而阳，由一而三"，"从阳而阴，由三而一"等说法，仍是五十步笑百步，所说所云，莫名其妙，其实都是莫须有的附会。

"传"，即是"传变"，即是病机的变换，病程的进行，究竟如何变换，怎样进行，是以机体的强弱，年龄的盛衰，饮食、服御、操作的丰俭种种环境条件的不同而不同，并不是印板式的。明乎此，"传经"的道理是否完全可信，不待辩而自明。

柯韵伯说："旧说伤寒日传一经，六日至厥阴，七日再传太阳，八日再传阳明，谓之再经，自此说行，而仲景之堂，无门可入矣。夫仲景未尝有日传一经之说，亦未有传至三阴而尚头痛者，曰头痛者，是未离太阳可知。"（《伤寒论注·伤寒总论》）

又说："按本论传字之义，各各不同，必牵强为传经则谬。伤寒一日，太阳受之，脉若静者为不传，是指热传本经，不是传阳明之经络。阳明无所复传，始虽恶寒，二日自止，是指寒传本经，不是传少阳之经络。伤寒二三日，阳明少阳证不见者，为不传，皆指热传本经，不是二日传阳明，三日传少阳之谓。太阳病至七日以上自愈者，以行其经尽故也，言七日当来复之辰，太阳一经之病当尽，非日传一经，七日复传太阳之谓，若复传则不当曰尽，若日传一经，则不当曰行其经矣。若欲再作经，是太阳不罢，而并病阳明，使经不传，是使阳明之经，不传太阳之热，非再传少阳之谓也。"（《伤寒论翼·风寒辨惑第四》）

柯氏总的意见是：病机传变是有的，但绝不是次第相传。所以他又说："传者，即《内经》人伤于寒而传为热之传，乃太阳之气生热而传于表，即发于阳者传七日之谓，非太阳与阳明少阳经络相传之谓也。"（《伤寒论注·伤寒总论》）"传经"之说，导源于"热论"，但仲景撰用《素问》，沿其名而不袭其实，因而《伤寒论》的"传经"不能与"热论"相提并论。关于这点，章太炎解释得最透彻，他说："按论云：病有发热恶寒者，发于阳也，无热恶寒者，发于阴也，发于阳者七日愈，发于阴者六日愈。此为全书起例，阳即太阳（举太阳发热恶寒为例，则阳明少阳可推知），阴即少阴（举少阴无热恶寒为例，则太阴厥阴可推知），七日愈，六日愈，则未传经甚明。病有发于阴者，则阴病不必自阳而传又甚明。又云：伤寒一日，太阳受之，脉若静者为不传，颇欲吐若躁烦脉数急者为传也。伤寒二三日，阳明少阳证不见者，为不传也。伤寒三日，三阳为尽，三阴当受邪，其人反能食而不呕，此为三阴不受邪也。是虽撰用《素问》，而实阴破其义，见伤寒不传者多矣。又云：太阳病头痛至七日以上自愈者，以行其经尽故也，若欲作再经者，针足阳明，使经不传则愈。柯氏以为经指经界，非指经脉，世多疑柯氏好奇，然以《素问》《伤寒论》比度观之，彼说日行一经，六日则遍历六经，是一日为一经也，此说七日自愈，为行其经尽，是七日为一经也，所谓再经者，或过经不愈，仍在太阳，或热渐向里，转属阳明，以预防其入阳明，故针足阳明尔。要之，阳病以七日为一经，阴病以六日为一经，一经犹言一候，与病脉义不相涉。至于太阳诸篇标题言辨太阳病脉证并治法而已，并不称太阳经，亦不烦改作经界义也。然人之病也，客邪自有浅深，形体亦各有强弱，或不待一经而愈，或过经仍不愈，或不待一经而传，或始终未尝传，其以七日为一经者，特略说大候，以示别于旧义焉尔。若然者，传经之文虽若与《素问》相合，要其取义绝异，则可知也。阳明有太阳阳明、少阳阳明之别，正阳阳明为胃家实，不由太阳少阳所传。少阳阳明为少阳病发汗利小便，致胃中燥烦实大便难。太阳阳明但举脾约，而后又发为问答云。何缘得阳明病？答曰：太阳病，发汗，若下，若利小便，此亡津液，胃中干燥，因转属阳明，不更衣内实大便难者。此名阳明也，以是见太阳阳明所由致。是则少阳阳明、太阳阳明多由误治而成，其自然转属者独于五苓、承气等证偶见之耳。太阳篇又言，太阳病发汗不彻，转属阳明，若太阳病证不罢者，不可下，此虽转属，犹未尽入阳明也。而正阳阳明，不由传致，阳明又无所复传，此与《素问》绝不相谋，更可知也。夫仲景据积验，故六部各自为病。叔和拘旧义，故六经次第相传。彼之失也，则在过尊轩岐，而不暇与仲景辨其同异，后人诋讥叔和，核正序例六日传遍之义，斯可已。若谓叔和改窜仲景真本，以徇己意，何故于此绝相牴牾之处而不加改窜耶？辨论虽繁，持之不得其故矣。"（《猝病新论·卷五》）

章氏的意见是完全正确的。因为我们在临床上，往往有"太阳"迳传"阳明"，并不经过"少阳"的，又有两经、三经的证候同时俱见的，也有后一经的证候已经发见，而前一经证候还没有终了的，旧说"相沿"，这叫作"合病""并病"。至三阴经，"太阴"传"少阴"，"少阴"传"厥阴"，亦偶尔有，但亦有开始即出现"少阴"的，即所谓"少阴直中"。于此我们知道，所谓"传经"，无非是病理变换的过程，究竟如何"传"如何"变"，完全决定于机体内在和外在的环境条件，并不决定于"一日太阳，二日阳明，三日少阳，四日太阴，五日少阴，六日厥阴"这样不合逻辑的说法，这个疑团不打破，学习《伤寒论》是有困难的。

六、依据临床实验是学习《伤寒论》唯一方法

《伤寒论》是仲景书，尤其是临床的实用书，一般读《伤寒论》的往往过于尊重张仲景，忽视了后面一个实际问题，以致遇到许多不容易解说的条文时，不是牵强附会，便是嫁祸于人——王叔

和。从成无己起，几乎没有一个注家不有这样的偏向，尤其东人之子——山田正珍、丹波元简等，几乎把全部《伤寒论》稍费理解的地方，都嫁祸于王叔和了。仲景既不是天生的"圣人"，他的工夫还是从"勤求古训，博采众方"得来，当然既有他的长处，也有他的短处，既有他独到的地方，也有他见不到的地方，绝不会有十全十美的。何况如柯韵伯所说："著书者往矣，其间几经兵燹，几番播迁，几次增删，几许抄刻，亥豕者有之，杂伪者有之，脱落者有之，错简者有之。"假如不从临床的实用方面去衡量它，便会如柯氏所说："非依样葫芦，则另寻枝叶，鱼目混珠，碔砆胜玉矣。"以上的两个偏向，就是这样产生的。

廖季平说："按：《甲乙》序：汉有华佗、张仲景，华佗性恶矜伐，终以戮死。仲景论广《汤液》为数十卷（当作十数），用之多验（仲景成书在前），下云：近世太医令王叔和，撰次仲景（指《脉经》言），选论甚精，指事施用（按：《脉经》虽云'脉经'，而因病证乃论脉之同异，与仲景书体例相同，《难经》以后脉书，乃专言脉，创为七表、八里、九道、二十四名词，以脉定病），明谓仲景成书在前，行世已久，明效具在，叔和乃编次之，则指《脉经》言，非谓仲景有法无书，待叔和而后编次，法虽传于仲景，而书实成于叔和也。后人不审文义，误读编次二字，遂生荆棘，或借此以攻仲景，以为书非自作，集矢叔和，而仲景书遂有嫌疑之谤。今考《脉经》中，其引仲景者至数卷之多，《伤寒》中序例可不可诸篇，确为叔和集录。盖序例及可不可诸卷，本在《脉经》中，后人取以附入仲景书，遂与《脉经》重复。故今本宋校序云删其重复，其云补其脱漏者，则以祖《难经》之伪附之，今拟取《伤寒》

附入之篇归还《脉经》，伪书五卷，删出别行，离之两美，庶两书不致自相矛盾耳。"（《脉经考》）

这说明王叔和只撰次《脉经》，并没有撰次《伤寒论》，现在学习《伤寒论》的，一遇到读不通的地方，便指责王叔和，遂使王叔和蒙受了 1500 年不白之冤。

例如第 12 条说："太阳中风，阳浮而阴弱，阳浮者，热自发，阴弱者，汗自出，啬啬恶寒，淅淅恶风，翕翕发热，鼻鸣干呕者，桂枝汤主之。"像这样很显然的太阳中风桂枝证，日人山田正珍还是指为王叔和搀入之文，但柯韵伯解释说："阳浮者，浮而有力，此名阳也。风为阳邪，此浮为风脉，阳盛则阴虚，沉按之而弱，阳浮者，因风中于卫，两阳相搏，故热自发，是卫强也；阴弱者，因风中于营，血脉不宁，故汗自出，是营弱也，两自字，便见风邪之迅发。"正由于这条有"阳浮阴弱"两句话，便把山田正珍等人骇退了，其实这是一两千年前中医学术的一般术语，并没有什么可怪的，即据人体的生理机转来理解，这也是很自然的事，血循环亢奋而发热的时候，桡骨动脉也充血，轻轻的便诊察到浮脉，但同时又在不断地排汗，以致虽充血并没有达到最高度，重按脉搏，并不觉得十分有力，前者叫作"阳浮"，后者叫作"阴弱"，"发热"是阳浮的因，"阳浮"是发热的果，"汗出"是阴弱的因，"阴弱"是汗出的果。这是临床的事实，这在临床上是可以理会的，无论是仲景的，叔和的，都是合理的，何必另寻枝叶，恶意的强责叔和呢？

又如第 326 条说："厥阴之为病，消渴，气上撞心，心中疼热，饥而不欲食，食即吐蚘，下之利不止。"从柯韵伯起，都说这是厥阴病的提纲，但后面第 337 条说："凡厥者，阴阳气不相顺接，便为厥，厥者，手足逆冷者是也。"临床上却很少见到"阴阳气不相顺接，手足逆冷"这样严重的厥阴病变，仅吐两条蛔虫便完事，一剂寒热杂投的"乌梅丸"，在这生死关头（厥不止者，死），即有起死回生之功，这条文虽没有人说不是仲景的，而临床上不是事实，仍然没有多大价值。

所以我们要强调说：以临床事实为依据，是学习《伤寒论》的最高准绳。"何者为仲景言，何者是叔和笔"（柯韵伯语），这并不是学习《伤寒论》的关键。也正如仲景著《伤寒论》一样，"撰用《素问》《八十一难》"，并不是关键，关键在"并平脉辨证"，通过他的临床经验，亦只有通过临床实践，才可能成为流传 1700 多年不磷不缁的经典著作。

❀ 复习题

1.《伤寒论》的伤寒病，具有怎样的性质？

2.三阴三阳根据临床应作怎样理解？为什么说《伤寒论》的"三阴三阳"与《素问·热论》的"三阴三阳"有所不同？

3."传经"究应作如何理解？有它的临床价值吗？

方剂索引